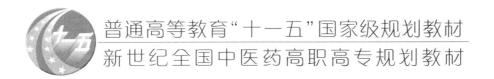

普通高等教育"十一五"国家级规划教材

新世纪全国中医药高职高专规划教材

中医儿科学

（供中医药类专业用）

主　编　郁晓维（南京中医药大学）

副主编　丁　樱（河南中医学院）

　　　　王雪峰（辽宁中医学院）

　　　　安笑然（长春中医学院）

　　　　陈运生（江西中医学院）

主　审　汪受传（南京中医药大学）

U0335418

中国中医药出版社

·北 京·

图书在版编目（CIP）数据

中医儿科学/郁晓维主编. —北京：中国中医药出版社，
2006. 6 (2015.5重印)

普通高等教育"十一五"国家级规划教材
ISBN 978 – 7 –80231 –014 – 8

Ⅰ．中⋯　Ⅱ．郁⋯　Ⅲ．中医儿科学 – 高等学校：
技术学校 – 教材　Ⅳ．R272

中国版本图书馆 CIP 数据核字（2006）第 046145 号

中 国 中 医 药 出 版 社 出 版
北京市朝阳区北三环东路 28 号易亨大厦 16 层
邮政编码　100013
传真　010 64405750
河北欣航测绘院印刷厂印刷
各地新华书店经销
*
开本　787×1092　1/16　印张　21.25　字数　399　千字
2006 年 6 月第 1 版　2015 年 5 月第 6 次印刷
书号　ISBN 978 – 7 – 80231 – 014 – 8
*
定价：26.00 元
网址　www.cptcm.com

全国高等中医药教材建设
专家指导委员会

李庆生（云南中医学院院长　教授）

李连达（中国中医科学院研究员　中国工程院院士）

李佃贵（河北医科大学副校长　教授）

吴咸中（天津医科大学教授　中国工程院院士）

吴勉华（南京中医药大学校长　教授）

张伯礼（天津中医药大学校长　中国工程院院士）

肖培根（中国医学科学院教授　中国工程院院士）

肖鲁伟（浙江中医药大学校长　教授）

陈可冀（中国中医科学院研究员　中国科学院院士）

周仲瑛（南京中医药大学　教授）

周　然（山西中医学院院长　教授）

周铭心（新疆医科大学副校长　教授）

洪　净（国家中医药管理局科技教育司副司长）

郑守曾（北京中医药大学校长　教授）

范昕建（成都中医药大学党委书记、校长　教授）

胡之璧（上海中医药大学教授　中国工程院院士）

贺兴东（世界中医药学会联合会　副秘书长）

徐志伟（广州中医药大学校长　教授）

唐俊琦（陕西中医学院院长　教授）

曹洪欣（中国中医科学院院长　教授）

梁光义（贵阳中医学院院长　教授）

焦树德（中日友好医院　教授）

彭　勃（河南中医学院院长　教授）

程莘农（中国中医科学院研究员　中国工程院院士）

谢建群（上海中医药大学常务副校长　教授）

路志正（中国中医科学院　教授）

颜德馨（上海铁路医院　教授）

秘书长　　　　王　键（安徽中医学院党委书记、副院长　教授）

　　　　　　　　洪　净（国家中医药管理局科技教育司副司长）

办公室主任　　王国辰（中国中医药出版社社长）

办公室副主任　范吉平（中国中医药出版社副社长）

前　言

随着我国经济和社会的迅速发展，人民生活水平的普遍提高，对中医药的需求也不断增长，社会需要更多的实用技术型中医药人才。因此，适应社会需求的中医药高职高专教育在全国蓬勃开展，并呈不断扩大之势，专业的划分也越来越细。但到目前为止，还没有一套真正适应中医药高职高专教育的系列教材。因此，全国各开展中医药高职高专教育的院校对组织编写中医药高职高专规划教材的呼声愈来愈强烈。规划教材是推动中医药高职高专教育发展的重要因素和保证教学质量的基础已成为大家的共识。

"新世纪全国中医药高职高专规划教材"正是在上述背景下，依据国务院《关于大力推进职业教育改革与发展的决定》要求："积极推进课程和教材改革，开发和编写反映新知识、新技术、新工艺和新方法，具有职业教育特色的课程和教材"，在国家中医药管理局的规划指导下，采用了"政府指导、学会主办、院校联办、出版社协办"的运作机制，由全国中医药高等教育学会组织、全国开展中医药高职高专教育的院校联合编写、中国中医药出版社出版的中医药高职高专系列第一套国家级规划教材。

本系列教材立足改革，更新观念，以教育部《全国高职高专指导性专业目录》以及目前全国中医药高职高专教育的实际情况为依据，注重体现中医药高职高专教育的特色。

在对全国开展中医药高职高专教育的院校进行大量细致的调研工作的基础上，国家中医药管理局科教司委托全国高等中医药教材建设研究会于 2004 年 6 月在北京召开了"全国中医药高职高专教育与教材建设研讨会"，该会议确定了"新世纪全国中医药高职高专规划教材"所涉及的中医、西医两个基础以及 10 个专业共计 100 门课程的教材目录。会后全国各有关院校积极踊跃地参与了主编、副主编、编委申报、推荐工作。最后由国家中医药管理局组织全国高等中医药教材建设专家指导委员会确定了 10 个专业共 90 门课程教材的主编。并在教材的组织编写过程中引入了竞争机制，实行主编负责制，以保证教材的质量。

本系列教材编写实施"精品战略"，从教材规划到教材编写、专家审稿、编辑加工、出版，都有计划、有步骤地实施，层层把关，步步强化，使"精品意识"、"质量意识"始终贯穿全过程。每种教材的教学大纲、编写大纲、样稿、全稿都经专家指导委员会审定，都经历了编写启动会、审稿会、定稿会的反复论证，不断完善，重点提高内在质量。并根据中医药高职高专教育的特点，在理论与实践、继承与创新等方面进行了重点论证；在写作方法上，大胆创新，使教材内容更为科学化、合理化，更便于实际教学，注重学生实际工作能力的培养，充分体现职业教育的特色，为学生知识、能力、素质协调发展创造条件。

在出版方面，出版社严格树立"精品意识"、"质量意识"，从编辑加工、版面设计、装帧等各个环节都精心组织、严格把关，力争出版高水平的精品教材，使中医药高职高专教材的出版质量上一个新台阶。

在"新世纪全国中医药高职高专规划教材"的组织编写工作中，始终得到了国家中医药管理局的具体精心指导，并得到全国各开展中医药高职高专教育院校的大力支持，各门教材主编、副主编以及所有参编人员均为保证教材的质量付出了辛勤的努力，在此一并表示诚挚的谢意！同时，我们要对全国高等中医药教材建设专家指导委员会的所有专家对本套教材的关心和指导表示衷心的感谢！

由于"新世纪全国中医药高职高专规划教材"是我国第一套针对中医药高职高专教育的系统全面的规划教材，涉及面较广，是一项全新的、复杂的系统工程，有相当一部分课程是创新和探索，因此难免有不足甚至错漏之处，敬请各教学单位、各位教学人员在使用中发现问题，及时提出宝贵意见，以便重印或再版时予以修改，使教材质量不断提高，并真正地促进我国中医药高职高专教育的持续发展。

全国中医药高等教育学会
全国高等中医药教材建设研究会
2006 年 4 月

编 写 说 明

为了适应 21 世纪对中医药高职高专人才知识、能力、素质的要求，满足新世纪中医药高职高专教育发展的需要，由国家中医药管理局统一规划、宏观指导，全国高等中医药教材建设研究会主办，开办中医药高职高专教育的院校联合编写新世纪全国中医药高职高专规划教材《中医儿科学》（第一版），供中医类高职高专教学使用。

《中医儿科学》是中医药高职高专主干课程之一，在编写过程中，我们参照了普通高等教育"十五"国家级规划教材、新世纪全国高等中医药院校规划教材《中医儿科学》以及继续教育教材《中医儿科学》等。根据高职高专学生服务方向不同、培养目标不同、学制不同的教育特点，教材内容充分突出了适应岗位的需求，注重强化临床应用性，加强学生实践技能的培养。

为了更多地集中各院校在长期中医儿科学高职高专教学中积累的经验，本教材由全国 12 所高等中医药院校及医学高等专科学校的中医儿科专家编写，在以往《中医儿科学》教材的基础上，注重吸取近年来的中医儿科学术进展，适应新时期中医儿科临床的实际需要，努力使其成为新世纪高职高专教育的精品教材。

全书共分八章。第一章包括中医儿科学的任务、范围和特点，中医儿科学基础知识（年龄分期、生理及病因病理特点、儿科四诊概要、儿童保健）；第二至八章包括新生儿病证、肺系病证、脾系病证、心肝病证、肾系病证、时行病证、其他病证等 7 类 30 余种病证。每个病证的治疗措施充分体现中医辨证施治的特点，并且介绍了具有中医特色的食疗、推拿、针灸、外治、养生康复、保健预防等内容。附录包括小儿推拿疗法；7 岁以下儿童体重、身高、胸围、头围正常值；常见急性传染病的潜伏期、隔离期和检疫期；计划免疫程序；儿科常用临床检验正常值；临床常用方剂；临床常用中成药等。各高职高专院校可根据地区的不同，对教材内容进行适当增减。

教材中第一章的中医儿科学发展简史、小儿年龄分期、生长发育与生理特点以及第四章脾系病证中的泄泻、腹痛以及第八章其他疾病中的维生素 D 缺乏性佝偻病由郁晓维编写；第一章的病因病理特点、儿科论法概要、儿科治法概要以及儿童保健由陈运生编写；第二章新生儿病证、小于胎龄儿以及附录部分由王明明编写；第三章肺系病证中的感冒、咳嗽、肺炎喘嗽和哮喘由李新民编写；第四章脾系病证中的鹅口疮、口疮和厌食由王济生编写；第四章脾系病证中积滞、疳证和营养性缺铁性贫血由李书香编写；第五章心肝病证中汗证、病毒性心肌炎、注意力缺陷多动症和多发性抽动症由王雪峰编写；第五章心肝病证中惊风、癫痫和第六章肾系病证中的五迟、五软、性早熟由安笑然编写；第六章肾系病证中小儿水肿、尿频和遗尿症由丁樱编写；第七章时行病证中麻疹、奶麻、风痧、丹痧由张葆青编写；第七章时行病证中水痘、手足口病、痄腮由吴泽湘编写；第七章时行病证中小儿暑温、顿咳及第三章肺系病证中反复呼吸道感染由张云洲编写；第八章其他疾病中的夏季热、紫癜及皮肤黏膜淋巴结综合征由陈佑林编写。

由于作者水平有限，教材中难免有不足之处，希望各院校在使用本教材的过程中，提出宝贵意见，以便我们不断总结经验，将教材进一步修订提高。

《中医儿科学》编委会

2006 年 6 月

目　　录

第一章

儿科学基础

中医儿科学，是以中医学理论体系为指导，研究从胎儿至青春期的生长发育、生理病理、喂养保健、疾病预防和治疗的临床医学学科。

第一节　中医儿科学发展简史

历代医家为了中华民族的繁衍昌盛，为了新一代的健康成长，作出了卓越的贡献。随着中医学的发展，中医儿科学逐步形成了自己的理论和实践体系，并不断充实发展。中医儿科学荟萃了中华民族数千年来小儿养育的丰富经验，同时也积累了防治小儿疾病的有效处方。中医儿科学的发展历史，可以划分为四个主要阶段。

一、中医儿科学的萌芽时期（远古至南北朝）

中医儿科学的起源很早，在公元前50至公元前30世纪及战国时期，前人就已经认识到小儿疾病的诊治和预防的重要性，并有了儿科医以及最早的儿科文献记载，可以说这一时期是中医儿科学的发展萌芽时期。

前商代殷墟出土的甲骨文中，记载了20余种病名，其中涉及儿科疾病的有"龋"（龋齿）、"蛊"（寄生虫病），直接记载小儿疾病的卜辞有"贞子疾首"，是指商王武丁之子头部生病。春秋战国时期，中医儿科学已经发展到了一定的水平。西汉中叶，司马迁编著的《史记·扁鹊仓公列传》中记载："扁鹊……入咸阳，闻秦人爱小儿，即为小儿医。"扁鹊原名秦越人，是战国时期的民间医生，精通各科，相传发明了切脉诊法，在秦国治疗小儿疾病非常有名气，这是记载小儿医的最早文献。现存的医学专著《黄帝内经》，对人体胚胎发育过程作了比较具体的描述，另外还有关于小儿体质特点、生理特点、先天因素致病，以及泄泻、喘鸣等病证的诊断及预后的记载。如《灵枢·逆顺肥瘦》指出："婴儿者，其肉脆血少气弱。"《素问·奇病论》又说:"人生而有病颠疾者,病名曰何?安所得之?岐伯曰:病名为胎病,此得之在母腹中时,其母有所大惊,气上而不下,精气并居,故令子发为颠疾也。"上述经文,是小儿体质特点及儿科疾病病因病理的最早记载,说明当时已经有了儿科理论的萌芽。

此外,长沙出土的西汉墓《五十二病方》中有"婴儿病痫"、"婴儿瘛"的记述。张仲景的《伤寒杂病论》以六经辨证治疗外感病、以脏腑辨证论治杂病,对后世儿科学辨证体系的形成也产生了重要的影响。此时儿科虽未形成专业,但对小儿疾病的认识和防治已有医案记载,如西汉名医淳于意曾以"下气汤"治婴儿"气鬲病"、东汉名医华佗曾以"四物女宛丸"治2岁小儿"下利病"。《隋书·经籍志》记载的南北朝医药书中专门列出了儿科、产科等医事分科,同时也出现了儿科医学著作,如王末钞的《小儿用药本草》2卷、徐叔响的《疗少小百病杂方》37卷等。

这些有关儿科学术方面的记载,大多包含在内、外科文献中,虽然十分简略,或早已散佚,但还是可以看出在隋代之前,儿科尚未形成独立学科之时,已经为儿科学的发展奠定了基础。

二、中医儿科学的形成时期(隋朝至宋朝)

隋唐至宋朝时期,是我国医药学迅速发展的时期。随着中医药学的发展,中医儿科学也不断发展、壮大,逐渐形成独立的学科。

隋唐时期涉及小儿疾病的著作逐渐增多,如巢元方主持编撰的《诸病源候论》,其中论小儿杂病诸候6卷255候,并阐述了小儿疾病病因证候;将外感病分为伤寒、时气两大类,内伤病以脏腑辨证为主;并提出了"不可暖衣,……宜时见风日,……常当节适乳哺"等正确的小儿养育观。

唐代杰出医学家孙思邈,本着"生民之道莫不以养小为大,若无于小,卒不成大"的观点,重视小儿优生,指出先天十月怀胎的胎养是保证下一代健康聪慧的重要条件。他在《备急千金要方》《千金翼方》中将妇人、小儿方列于卷首,从初生将护至伤寒杂病分九门专论小儿,载方380首,是儿科学的重要历史文献,也是最早记载儿科理法方药的专著。

相传至今最早的儿科专著《颅囟经》,流行于唐末宋初,现存版本是从明代《永乐大典》中辑出,共2卷。书中提出小儿"纯阳"之说,故后世儿科医家将小儿时期体质称为"纯阳"之体。书中还阐述小儿脉法、囟门诊察法;论述了惊、痫、疳、痢、火丹等疾病的证治;内服药多采用丸散剂,共载56方,其中外治方达28首,广泛用于小儿内、外、五官诸科疾病。

北宋钱乙,字仲阳,是中医儿科发展史上一位杰出医家。他的学术建树由其弟子阎季忠收集整理，编著成《小儿药证直诀》3卷，上卷论脉证治法，中卷列医案23则，下卷为方剂。该书刊于公元1119年，比西方最早的儿科著作要早350年。书中将小儿生理病理特点概括为"脏腑柔弱、易虚易实、易寒易热"，对儿科临床具有直接指导意义。钱乙在儿科临床四诊中尤其重视望诊，对"面上证"、"目内证"以及痘疹类出疹性疾病的鉴别诊断记述详细且实用。该书在张仲景辨证论治思想的影响下，首创儿科五脏辨证体系，提出心主惊、肝主风、脾主困、肺主喘、肾主虚的辨证纲领，成为中医儿科辨证学中重要的方法之一。钱乙治疗小儿疾病从五脏补虚泻实出发，既注重柔润清养、运补兼施，又根据小儿体质特点，攻不伤正、补不滋腻。他善于化裁古方，如在张仲景金匮肾气丸的基础上，根据小儿的生理特点，研制了六味地黄丸，还创制了异功散、泻白散、导赤散、七味白术散等135方，其中丸剂71方、散剂45方、膏剂6方、汤剂6方、外用方7方，许多方剂至今仍在临床中使用。钱乙对中医儿科学体系的形成作出了突出贡献，因而被誉为"儿科之圣"。对于钱乙的功绩，《四库全书·目录提要》说"小儿经方，千古罕见，自乙始别为专门，而其书亦为幼科之鼻祖，后人得其绪论，往往有回生之功"，实非过誉。

北宋年间，天花、麻疹等时行疾病流行，与钱乙同时期的山东名医董汲擅用寒凉法治疗麻、痘、斑、疹。他撰写的《小儿斑疹备急方论》是论述小儿麻、痘、斑、疹的第一部专著，书中记录了用白虎汤及青黛、大黄等药物治疗天花、麻疹，为后人提供了具有实用价值的临床经验。

南宋刘昉等编著《幼幼新书》40卷，627门，记载了育婴方法、新生儿疾病及发育异常的症状，汇集了前代方书和民间流传的小儿验方，尤其对"惊风"和小儿脾胃病证的治疗，记载精详，是当时世界上最完备的儿科学专著，具有较高的学术及文献价值。同时期还有《小儿卫生总微论方》20卷，此书重视辨证，详细描述疗养与护理方法，对小儿从初生到年长的内外五官各类疾病广泛收录论述。书中明确指出初生儿脐风的病因是断脐不慎所致，和成人破伤风为同一病原，提出忌用冷刀断脐，主张用烙脐饼子按脐上烧灼脐带，再以封脐散裹缚，这种方法不仅起到了预防效果，并且为初生儿开辟了新的给药途径。

南宋陈文中编著《小儿痘疹方论》《小儿病源方论》传世，他力倡固养小儿元阳，以擅用温补扶正见长，对痘疹类时行疾病因阳气虚寒而产生的逆证，用温补托毒救急而效，开拓了治疗痘疹的新思路。陈文中不仅擅长治疗痘疹，对小儿杂病的证治也屡收奇效。陈文中主温补与钱乙、董汲主寒凉两种学术思想的争鸣，促进了中医儿科学的发展，为儿科疾病辨证论治提供了全面的理论依据和丰富的治疗方法，形成了中医儿科学系统、完整的学术体系。

隋唐时期，医学教育事业的兴办，促进了儿科学的发展，据《唐·六典》

记载"元嘉 20 年（公元 443 年），太医令秦承祖奏置医学，以广教授"；公元624 年，唐高祖时，朝廷设立"太医署"，由"医博士"教授医学，其中专设少小科，与体疗（内科）、疮肿（外科）、耳目口齿（五官科）等并列。少小科培养专门的儿科医生，学制 5 年，这种医学教育制度，促进了儿科专业的发展。

两宋年代，中医儿科专业得到巩固与发展，宋太医局将医学分为 9 科，其中设小方脉，并已产生专业儿科医家和专科著作，其理论体系和临床疾病的防治也日趋成熟。

总之，宋代医学在小儿生长发育、喂养保健、生理病理、辨证论治等方面都有比较完整的论述，已经形成独立的体系。

三、中医儿科学的发展时期（元朝至中华人民共和国成立前）

金元时期中医儿科学发展比较迅速，既有儿科专业医生的总结，又有其他包括儿科内容的医药、针灸等书籍的各种汇编，极大地丰富了中医儿科学理论与临床治疗的内容。此时医学分科逐渐增多，唐代原为五科，宋代为九科，元代更增加到十三科，皆专列小儿科。这一时期，儿科专著大量出版，儿科理论更加完善，临床治疗更加充实。

金元四大家之一的刘完素在《宣明论方·小儿科论》中说："大概小儿病者纯阳，热多冷少也。"主张用辛苦寒凉法治疗小儿热性病，如将凉膈散灵活应用于儿科临床。张从正治热性病善用攻下。李东垣的脾胃学说对促进小儿脾胃病研究有重要影响，他创制的补中益气汤、清暑益气汤至今仍为儿科临床广泛运用。朱丹溪提出的小儿"阳常有余，阴常不足"观点，对儿科阴虚体质及热病伤阴而采用滋阴法治疗具有很大影响。

元代有影响的儿科名医曾世荣从医 60 年，编著《活幼口议》20 卷及《活幼心书》3 卷。《活幼口议》详细论述了小儿初生诸疾，是中医初生儿学较早的集中论述。《活幼心书》对多种儿科疾病证候分类治法作了简练详实而具有指导意义的论述，如将急惊风归纳为四证八候，提出镇惊、截风、退热、化痰治法，立琥珀抱龙丸、镇惊丸等疗惊方，沿用至今。曾世荣还将小儿病因病机诊治等内容汇编成七言四句歌诀，并加以注解，以便初学者理解和记诵，对中医儿科学知识的普及应用起到了促进作用。

明代儿科医家鲁伯嗣著《婴童百问》，将 100 种儿科病证列为 100 条，每条专论一病证，详述病源、证候及疗法，博采众说而又有己见，附方 800 余首，在儿科界自成一家。

明代薛铠、薛己父子精于儿科，著《保婴撮要》20 卷，论儿科病证 221 种，列医案 1540 则。针对当时新生儿破伤风病死率很高的状况，采用火烧断脐法预防新生儿破伤风。书中除小儿内科病外，还论及小儿外、皮肤、骨伤、眼、耳鼻咽喉、口齿、肛肠等诸科病证70余种。根据脏腑、经络辨证用药，内治、外治、手术兼备，对中医小儿外科学的形成作出了重大贡献。

明代儿科世医万全，字密斋，湖北罗田县大河岸人，万氏家传三代名医，尤以儿科辨治，享有盛誉。万全著述立说一百多万言，多系幼科心法，育婴秘诀，详明切要，缜密周全。万全指出："学者若能因人而治，相时而行，用之合宜，可使婴幼疾去康强，苗壮成长。"他就儿童养育的不同阶段，倡导"育婴四法"，即"预养以培其元，胎养以保其真，蓐养以防其变，鞠养以慎其疾"，形成了中医儿童保健学的观点。万全提出了五脏有余不足学说，即肝常有余、脾常不足、心常有余、肺常不足、肾常不足，这一学说高度概括了小儿时期的体质特征，进一步完善了小儿生理病理学说。万全在治疗方面提出"首重保护胃气"；"五脏有病，或泄或补，慎勿犯胃气"。他的处方用药精炼而切合病情，并将推拿疗法用于儿科。这些学术观点和临床经验，丰富了中医儿科学的学术内容。

王肯堂的《证治准绳·幼科》综合概括整理明代以前有关儿科诸家论述，结合医疗实践阐明己见，内容广博，辨析透彻，条理分明，博而不杂，详要分明。张介宾《景岳全书》有"小儿则"等儿科8卷，提出小儿辨证重在表里寒热虚实，并重视母乳与婴儿之间的关系，"大抵保婴之法……既病则审治婴儿，亦必兼治其母为善"。治疗上认为"脏气清灵，随拨随应"，用药注重甘温扶阳。

清代儿科医家夏禹铸重视望诊，著《幼科铁镜》，提出"有诸内而形诸外"的著名论点，并指出小儿诊治可从望面色、审苗窍来辨别脏腑的寒热虚实。他运用"灯火十三燋"治疗脐风等证，对惊风的治法提出"疗惊必先豁痰，豁痰必先祛风，祛风必先解热，解热必先祛邪"的理论有其独到之处，并重视推拿疗法在儿科的应用。《医宗金鉴·幼科心法要诀》由清代朝廷组织编写，立论精当，条理分明，既适用于临床，又适用于教学。清雍正年间陈梦雷编辑《医部全录·儿科》上、下两册，共100卷，收录历代儿科医学文献120余种，内容极其丰富。谢玉琼的《麻科活人全书》是一部麻疹专著，综合各家治疗麻疹心得，加上自己的丰富临床经验，详细阐述了麻疹各期及合并症的辨证和治疗，是一部比较有影响的麻疹专著。王清任的《医林改错》记载了小儿尸体解剖学资料，提出"灵机记性不在心在脑"的观点，阐发了活血化瘀法在儿科紫癜风、疳证、小儿痞块等病证中的应用。书中所载补阳还五汤、通窍活血汤、膈下逐瘀汤等活血化瘀方剂，都以桃仁、红花、川芎、黄芪为主，用于治疗小儿疳证、夜啼等病症，近年来应用这些方剂治疗小儿克山病并发的脑血栓形成，有一定的疗效。

陈复正是清代具有代表性的儿科名家，他的《幼幼集成》是一部集大成的儿科专著，对指纹诊法颇有见地，将虎口指纹辨证概括为"浮沉分表里、红紫辨寒热、淡滞定虚实",并观察指纹判断疾病预后,指出"风轻、气重、命危"。陈复正对指纹诊法的阐述切合临床实际,故为后世临床医生所采纳。

吴瑭在撰《温病条辨·解儿难》一卷中,提出了"小儿稚阳未充,稚阴未长者也"的生理特点;"易于感触,易于传变"的病理特点;"稍呆则滞,稍重则伤"的用药特点;六气为病、三焦分证、治病求本等观点。对儿科外感、内伤疾病的辨证论治具有指导意义。

明清时期,由于天花、麻疹等时行疾病流行,当时儿科医家十分重视痘疹的防治。仅1368~1840年400多年间,可以查考的儿科专籍有200余种、600余卷,其中痘疹专书就占了120余种、320余卷。这一时期,应用人痘接种预防天花已广泛传播。《博集稀痘方论》载有稀痘方,《三冈识略》载有痘衣法。《痘疹金镜赋集解》记载,明隆庆年间(1567~1572年)宁国府太平县的人痘接种法已盛行各地,并流传到俄罗斯、朝鲜、日本、土耳其及欧洲各国,较英国琴纳发明牛痘接种(1796年)早200多年,在世界医学史上开创了免疫法的先河。

清朝后期,随着西医学传入我国,儿科界也开始有人提出宜中西医合参。何炳元《新纂儿科诊断学》中除传统中医内容外,引入检诊一项,即检查口腔、温度、阴器等变化。民国时期儿科温热病流行,许多医家勤求古训,融会新知,如近代儿科名医徐小圃擅用温阳药回阳救逆,救治了许多时行病危重变证患儿,由此而闻名遐迩。

四、中医儿科学的新时期(中华人民共和国成立后)

1949年中华人民共和国成立后,在中国共产党的中医政策和"继承、发扬、整理、提高"的方针指导下,中医儿科从自我封闭的体系中解脱出来,逐步走上了与现代科学技术相结合的中医、中西医结合的发展道路,取得了前所未有的新进展。古代所称的儿科麻、痘、惊、疳四大要证中,天花已经被消灭,麻疹也成为强弩之末的散发性疾病。由于普遍推广计划免疫,由时行疾病引起的惊风的发病率也大为降低。在预防医学方面,对胎黄、胎怯的预防取得了新成果;对反复呼吸道感染、哮喘、肾病综合征的防治进行了深入研究;通过中药保健药品、食品,外用药物的开发应用,对增强体质,保护易感儿,降低发病率,发挥了积极作用。在临证医学方面,科研成果不断涌现,诊疗水平日益提高,如对小儿暑温、哮喘、肺炎喘嗽、厌食、泄泻、癫痫、性早熟等疾病的研究不断深入,对新生儿硬肿症、病毒性心肌炎、注意力缺陷多动症、维生素D缺乏性佝偻病、肾病综合征、皮肤黏膜淋巴结综合征等疾病的中西医结合治疗研究取得成果。研制推广了大批中成药,如雷公藤制剂等,并研制了一批中药注射剂,如双黄连、清开灵、穿琥宁、鱼腥草、醒脑静、参麦注射液等,成为小儿急重症常用药。

现代中医儿科基础理论研究的学术争鸣活跃，在许多问题上认识渐趋一致。儿科诊法方面，对色诊定量、舌诊微观化、闻诊声音分析、脉图分析等进行了研究，并利用血液化学、超声影像等现代技术方法，使微观辨证资料与四诊宏观辨证资料相结合，丰富了传统四诊内容，发展了儿科辨证学。

医学教育方面，也取得了长足的进展，20世纪50年代开始了现代中医中等及高等教育，70年代开始中医儿科学硕士生教育，80年代开始中医儿科学博士生教育，90年代又开始进行在职医师的继续教育，不仅培养了大批中医儿科人才，而且使中医儿科队伍素质不断提高，成为学科发展的有力保证。这一时期，编写了不同层次的中医儿科学教材、教学参考资料、各种类型题库，整理出版了历代儿科名著，挖掘了一大批对临床具有理论指导和实践应用价值的可贵资料，出版了大批中医儿科著作。如王伯岳、江育仁主编的《中医儿科学》，是20世纪下半叶出版的第一部现代大型学术专著，系统论述了中医儿科学基础理论和临床常见病的辨证论治。江育仁、张奇文主编的《实用中医儿科学》，分基础篇、临床篇、治法篇，是一部紧密结合临床、具有实用价值的学术著作。这些现代中医儿科学术著作，不仅比较系统、完整地反映了中医儿科学的发展，而且适合现代医疗、科研、教学的实际需要，推动了学科的学术进步。

1983年9月成立了中国中医药学会儿科专业委员会，各省、市、自治区相继建立了中医儿科专业委员会，对于促进全国中医儿科界的团结和学术交流、推动中医儿科学发展，起到了积极的作用。

随着现代自然科学、社会科学的高速发展与现代技术的进步，学科间交叉渗透，中医儿科学在保持其自身体系的基础上，应用现代科技手段研究和不断提高，已开始了中医儿科学现代化的历程。历代中医儿科重要著作见下表（表1-1）：

表1-1　　　　　　　历代中医儿科重要著作简表

书　名	年代	作　者	书　名	年代	作　者
颅囟经	唐末宋初	佚　名	景岳全书·小儿则	1624	张介宾
小儿药证直诀	1119	钱乙（阎季忠编集）	幼科折衷	1641	秦昌遇
小儿斑疹备急方论	1093	董　汲	幼科指南	1661	周　震
幼幼新书	1150	刘　昉	幼科铁镜	1695	夏禹铸
小儿卫生总微论方	约1150	佚　名	种痘新书	1741	张　琰
小儿痘疹方论	1241	陈文中	医宗金鉴·幼科心法	1742	吴谦等
小儿病源方论	1254	陈文中	麻科活人全书	1748	谢玉琼
活幼心书	1294	曾世荣	幼幼集成	1750	陈飞霞
全幼心鉴	1468	寇　平	幼科要略	1764	叶天士

续表

书 名	年代	作 者	书 名	年代	作 者
颅囟经	唐末宋初	佚 名	景岳全书·小儿则	1624	张介宾
婴童百问	1506	鲁伯嗣	幼科释谜	1773	沈金鳌
保婴撮要	1555	薛铠、薛己	解儿难	1811	吴 瑭
博集稀痘方论	1577	郭子章	医原·儿科论	1861	石寿棠
育婴家秘	1579	万 全	保赤汇编	1879	金玉相
幼科发挥	1579	万 全	保赤新书	1936	恽铁樵
小儿按摩经	1604	四明陈氏	中医儿科学	1984	王伯岳、江育仁等
证治准绳·幼科	1607	王肯堂	实用中医儿科学	1995	江育仁、张奇文等

第二节　小儿年龄分期

小儿从生命活动的开始到长大成人，始终处在生长发育的动态过程中，不同年龄阶段的小儿，在形体、生理、病理方面各有其特点。由于受不同的环境、气候、生活条件等影响，各年龄组小儿患病种类、病理变化、临床表现也各有差异，因而对养育、保健、疾病防治等都有着不同的要求。为了便于研究和实际工作的需要，将生长发育过程划分为若干年龄期，这种划分是人为按生物学分期方法而定的，各期之间并无严格界限，而且相互之间有着密切联系。

古代医家对小儿年龄的划分有许多种，大致上经历了由简到繁的过程，如《灵枢·卫气失常》中提出"人年……十八已上为少，六岁已上为小"，可以说是最早的对小儿年龄分期论述。《素问·上古天真论》指出："……女子七岁肾气盛，齿更发长；二七而天癸至，任脉通，太冲脉盛，月事以时下，故有子。……丈夫八岁肾气实，发长齿更；二八肾气盛，天癸至，精气溢泻，阴阳和，故能有子。"这种年龄分期是以儿童肾气充盛及生长发育的性别、年龄规律为依据。此后历代医家对小儿年龄的区分逐渐明确，《小儿卫生总微论方·大小论》则明确儿科范围"当以十四岁以下为小儿治"。明代《幼科发挥·原病式》提出："初生曰婴儿，三岁曰小儿，十岁曰童子。儿有大小之不同，病有浅深之各异。"这里不仅区分了小儿的年龄，更指出了区分年龄的临床意义。《寿世保元》对小儿年龄作了更为细致的区分，以半周岁两岁为婴儿、三四岁为孩儿、五六岁为小儿、七八岁为龆龀、九岁为童子、十岁为稚子等，这些都为现代小儿的年龄分期奠定了基础。

现代医学将年龄18岁以内患者都划为儿科就诊范围。为了儿科临床工作的需要，以便更好地指导儿童养育和疾病防治，将整个小儿时期划分为七个阶段。

一、胎儿期

从受精卵形成到小儿出生统称为胎儿期，在母体子宫内约经过280天。此期的特点是胎儿完全依靠母体生存。孕母的健康、营养、工作、环境、疾病等对胎儿的生长发育影响极大。

孕育期间，胎儿与其母借助胎盘脐带相连，完全依靠母体气血供养，在胞宫内生长发育。整个孕期内，尤其在妊娠早期12周的胚胎期，从受精卵细胞至器官的分化形成，基本形成胎儿，最易受到各种病理因素，如感染、药物、劳累、物理、营养缺乏，以及不良心理因素等伤害，而导致流产、死胎或先天畸形。妊娠中期15周，胎儿各器官迅速增长，功能也渐成熟。妊娠晚期13周，胎儿以肌肉发育和脂肪积累为主，体重增长快。后两个阶段若胎儿受到伤害，易发生早产。因此，做好妇女孕期保健，不仅是为了保护孕妇，更是为了保护未曾出生易受伤害的胎儿，保障胎儿健康孕育成长。

古代医家很重视胎儿保健，为此提倡护胎、养胎、胎教，并提出了许多切实可行的措施，这些论述至今对于做好胎儿期保健仍然具有指导意义。

目前国内将胎龄满28周（体重≥1000g）至出生后足7天，定为围生期。围生期又称围产期，这一时期从胎儿晚期经娩出过程至新生儿早期，经历十分巨大的变化，是生命面临最大危险的时期。临床实践和流行病学调查都证明围生期死亡率（包括这一时期内死胎、死产和活产新生儿死亡数）较高，围生期死亡率是衡量产科和新生儿科质量的重要指标，因而应特别重视围生期的保健。围生期保健包括胎儿及新生儿的生长发育观察和疾病防治，孕母产妇的生理卫生和适当处理，分娩时胎儿监测技术，高危新生儿的集中监护和治疗，某些先天性疾病的筛查和及早治疗等，并形成了"围生期医学"。

二、新生儿期

自出生后脐带结扎时起至生后足28天，称新生儿期。此期的特点是小儿刚脱离母体，内外环境发生了巨大变化，而新生儿的生理调节和适应能力不够成熟，容易发生各种疾病。

新生儿脱离母体独立生存，需要在短暂的时期内适应内外环境的变化。肺脏开始呼吸，脾胃开始受盛化物、输布精微和排泄糟粕，心主神明、肝主疏泄、肾主生长的功能开始发挥作用。新生儿大脑皮层主要处于抑制状态，除吮乳时间外，多数时间处于睡眠状态。新生儿期小儿体质尤其稚嫩，各种生理功能尚未健全，极易受到损伤，患病后反应性差，感染容易扩散，所以应当高度重视新生儿保健，以降低其发病率和死亡率。

新生儿期的保健措施重点是合理喂养，最好选用母乳喂养，保护隔离，预防感染，近年来强调产妇与新生儿出生后立即接触并于数小时内开始哺乳，不仅可以促进母乳分泌，而且对建立母婴相依感情有重要作用。

三、婴儿期

从出生至满 1 周岁为婴儿期，又称乳儿期。此期的特点是小儿生长发育最为迅速，各系统和器官继续发育和完善，因此需要热量和营养素特别高，如不能满足易引起营养缺乏。但此时婴儿消化功能尚不完善，与需要高摄入的要求相矛盾，易发生消化紊乱与营养不良。

婴儿期已初步适应了外界环境，生长发育特别迅速，所以有人将这一时期称为人生中的第一个飞跃期。1 周岁与初生时相比，小儿体重增至 3 倍，身长增至 1.5 倍，头围增大 1/3 左右，脏腑功能也在不断发育完善。这一时期处于乳类喂养并逐渐添加辅食的阶段，机体发育快，营养需求高。但此时婴儿脾胃运化力弱，肺卫娇嫩未固，受之于母体的免疫能力逐渐消失，自身免疫力又尚未健全，因而容易发生肺系病证、脾系病证及部分时行病，故必须加强对这些疾病的预防和婴儿保健工作。

四、幼儿期

1 周岁后至 3 周岁之前为幼儿期。此期的特点是生长发育的速度较前一时期减慢，智能发育较前突出，语言、思维和应人应物的能力增强，自身免疫力仍低。学会了走路，接触周围事物的机会增多，智力发育迅速，语言、思维和感知、运动的能力增强。同时，因为断乳后食物品种转换，容易发生各种脾系病证；活动增加，接触面扩大，时行疾病的发病率增高；幼儿识别危险、自我保护能力差，易发生意外事故。

幼儿期应注意断奶前后的合理喂养，做好预防保健工作，培养小儿良好的生活习惯，并重视幼儿的早期教育。

五、学龄前期

3 周岁后至入小学前（6~7 岁）为学龄前期，也称幼童期。此期的特点是体格发育较前进一步减慢，但稳步增长，而智能发育更趋完善，求知欲强，好奇、好问、喜模仿，防病能力有所增强。

学龄前期的小儿体格发育稳步增长，智力发育渐趋于完善，动作和语言能力均逐步提高。这一时期已确立了不少抽象的概念，如数字、时间等，能跳跃、登楼梯、唱歌、画图，开始认字并用比较复杂的语言表达自己的思维和感情。好奇、多问是该时期小儿性格特点，因此，要加强思想品德教育，根据该年龄段儿童的智能发育特点开展早期教育。学龄前期儿童容易发生溺水、烫伤、坠床、错服药物以致中毒等意外伤害，应注意防护。幼童期发病率有所下降，但也要注意加强对该年龄段好发疾病的防治。

六、学龄期

从入小学起（6～7岁）到青春期（女12岁，男13岁）开始之前称学龄期，又称儿童期。此期的特点是除生殖系统外，其他器官的发育已接近成人水平。其体格发育仍稳步增长，乳牙脱落，换上恒牙，脑的形态发育已基本与成人相同。智能发育更趋完善，自控、理解分析、综合等能力均进一步增强，是长知识、接受教育的重要时期。这时要因势利导，使他们入学之后在德智体三个方面都能得到发展。

学龄期小儿对各种传染病的抵抗力增强，疾病的种类及表现基本接近于成人，发病率进一步下降，应由家长与学校配合做好保健和预防工作。

七、青春期

女孩自11～12岁到17～18岁，男孩自13～14岁到18～20岁进入青春期。一般女孩比男孩约早2年。青春期受地区、气候、种族等影响，年龄有一定差异，近几十年来，小儿进入青春期的平均年龄有提早的趋势。此期的最大特点是生殖系统迅速发育，体格生长也明显加快，女孩子月经初潮，男孩有精液排出。

青春期是从儿童向成人过渡的时期，其生理特点是肾气盛、天癸至、阴阳和。形体增长出现第二次高峰，由于内分泌调节尚不稳定，可引起心理行为的疾病。进入青春期，随着对外界认识的不断提高，生活经验的不断积累，生活空间不断扩大，思想不断进步，青少年要求在心理、物质和精神上的独立，尊重自己，不受父母约束，与社会有更广泛交往，要求在学校里有一席用武之地，对未来生活充满憧憬。这时若不能很好地对自己及周围事物做出恰当评价，很容易出现心理问题，或自傲或自卑或自负。儿科医生应做好该期好发疾病的防治工作，以及保障青春期的身心健康。

第三节　小儿生长发育与生理特点

生长发育是小儿特有的生理现象，也是不同于成人的基本特点。一般以"生长"表示形体的增长，"发育"表示各种功能的演进。生长主要反映量的变化，发育主要反映质的变化。生长发育的整个过程是形态、功能不断成熟和完善的过程。

生长和发育两者密切相关，同时与社会条件、气候、地理、营养、疾病等密切联系。遗传虽然可以起到一定的作用，但后天环境对小儿生长发育具有重大影响。

儿童时期的生长发育对成年后的影响很大，通过定期体格检查可以发现个体或集体儿童的生长发育是否正常，如果不正常，就应找出其营养、所处环境和生活方式等有何缺陷并予以纠正；或检查有无隐匿的疾病而予以治疗。此外，在不同的地区、不同的集体儿童间还可以进行比较，找出存在问题，以利于儿童保健工作的进一步发展。

一、生长发育

（一）体格生长

体格生长是健康小儿生长发育规律的总结，是用来衡量小儿健康状态的标准。关于小儿体格生长，有各项生理常数。这些生理常数，是通过大规模实际测量的数据加以统计得出的，用于衡量和判断儿童生长发育水平，并为某些疾病诊断和临床治疗用药提供依据。

1．体重　　体重是小儿机体量的总和。小儿体重的增长不是匀速的，在青春期之前，年龄愈小，增长速度愈快。出生时体重约为3kg，出生后的前半年平均每月增长约0.7kg，后半年平均每月增长约0.5kg，1周岁以后平均每年增加约2kg。临床可用以下公式推算小儿体重：

1～6个月　　体重（kg）＝3＋0.7×月龄

7～12个月　　体重（kg）＝7＋0.5×（月龄－6）

1岁以上　　　体重（kg）＝8＋2×年龄

体重可以反映小儿体格生长状况和衡量小儿营养情况，并且是临床计算用药量的主要依据。体重增长过快，超过正常均值的30%，应注意有无肥胖症；体重低于正常均值的15%者为营养不良。在正常情况下，同一年龄小儿的体重可有一定的差异，其波动范围不超过正常体重的 10%。测量体重，应在清晨空腹、排空大小便、仅穿单衣的状态下进行。

2. **身高（长）** 身高是指从头顶至足底的垂直长度，一般 3 岁以下小儿立位测量不易准确，应仰卧位用量床测量，称为身长。立位与仰卧位测量值相差 1～2cm。

出生时身长约为 50cm。生后第一年身长增长最快，约 25cm，其中前 3 个月约增长 12cm。第二年身长增长速度减慢，约 10cm。2 周岁后至青春期身高（长）增长平稳，每年约 7cm。进入青春期，身高增长出现第二个高峰，其增长速率约为学龄期的 2 倍，持续 2～3 年。临床可用以下公式推算 2 岁后至 12 岁儿童的身高：

身高（cm）＝70＋7×年龄

身高（长）是反映骨骼发育的重要指标之一，身高（长）增长与种族、遗传、体质、营养、运动、疾病等因素有关。身高的显著异常是疾病的表现，如身高低于正常均值的 70%，应考虑侏儒症、克汀病、营养不良等。测量身高时，应脱去鞋袜，摘帽，取立正姿势，枕、背、臀、足跟均紧贴测量尺。

此外，还有上部量和下部量的测定。上部量是从头顶至耻骨联合上缘的长度，下部量是从耻骨联合上缘至足底的长度。上部量与脊柱增长关系密切，下部量与下肢长骨的生长关系密切。12 岁前上部量大于下部量，12 岁以后下部量大于上部量。

3. **囟门** 囟门有前囟、后囟之分。前囟是额骨和顶骨之间的菱形间隙，后囟是顶骨和枕骨之间的三角形间隙。前囟的大小是指囟门对边中点间的连线距离。

前囟应在小儿出生后的 12～18 个月闭合。部分小儿后囟在出生时就已闭合，未闭合者应在生后 2～4 个月内闭合。

囟门反映小儿颅骨间隙闭合情况，对某些疾病的诊断有一定意义。囟门早闭且头围明显小于正常者，为头小畸形；囟门迟闭及头围大于正常者，常见于解颅（脑积水）、佝偻病等。

4. **头围** 用软卷尺自双眉弓上缘处，经过枕骨结节，绕头一周的长度为头围。

足月儿出生时头围为 33～34cm，出生后前 3 个月和后 9 个月各增长 6cm，1 周岁时约为 46cm，2 周岁时约为 48cm，5 周岁时约增长至 50cm，15 岁时接近成人，为 54～58cm。

头围的大小与脑的发育有关，头围小者提示脑发育不良，头围增长过速则常提示为脑积水。

5. 胸围 胸围的大小与肺和胸廓的发育有关。测量胸围时，3 岁以下小儿可取立位或卧位，3 岁以上取立位。被测者应处于安静状态，两手自然下垂或平放（卧位时），两眼平视；测量者立于被测者右前侧，用软尺由乳头向背后绕肩胛角下缘 1 周，取呼气和吸气时的平均值。测量时软尺应松紧适中、前后左右对称。

新生儿胸围约 32cm；1 岁时约 44cm，接近头围；2 岁后胸围渐大于头围。一般营养不良或缺少锻炼的小儿胸廓发育差，胸围超过头围的时间较晚；反之，营养状况良好的小儿，胸围超过头围的时间较早。

6. 牙齿 人一生有两副牙齿，即乳牙（20 颗）和恒牙（32 颗）。生后 4~10 个月乳牙开始萌出，出牙顺序是先下颌后上颌，自前向后依次萌出，唯尖牙例外。乳牙在 2~2.5 岁出齐。出牙时间推迟或出牙顺序混乱，常见于佝偻病、呆小病、营养不良等。6 岁左右开始萌出第 1 颗恒牙，自 7~8 岁开始，乳牙按萌出先后顺序逐个脱落，代之以恒牙，最后一颗恒牙（第三磨牙）一般在 20~30 岁时出齐，也有终生不出者。

2 岁以内乳牙颗数可用以下公式推算：

乳牙数 = 月龄 - 4（或 6）

7. 呼吸、脉搏 呼吸、脉搏的检测应在小儿安静时进行。对小儿呼吸频率的检测可观察其腹部的起伏状况，也可用少量棉花纤维放置于小儿的鼻孔边缘，观察棉花纤维的摆动次数；对小儿脉搏的检测可通过寸口脉或心脏听诊完成。各年龄组小儿呼吸、脉搏的正常值见表 1-2。

表 1-2　　　　　　各年龄组小儿呼吸、脉搏次数（次/分钟）

年龄	呼吸（次）	脉搏（次）	呼吸:脉搏
新生儿	45~40	140~120	1:3
≤1 岁	40~30	130~110	1:(3~4)
2~3 岁	30~25	120~100	1:(3~4)
4~7 岁	25~20	100~80	1:4
8~14 岁	20~18	90~70	1:4

8. 血压 测量血压时应根据不同年龄选择不同宽度的袖带，袖带宽度应为上臂长度的 2/3，小儿年龄愈小血压愈低。

不同年龄小儿血压正常值可用公式推算（注：kPa = mmHg ÷ 7.5）：

收缩压（mmHg）= 80 + 2 × 年龄

舒张压 = 收缩压 × 2/3

9. 追赶生长 人类生长具有轨迹现象。在正常环境下，健康儿童的生长是沿着自身的特定轨道向遗传所确定的目标前进。当营养不良、疾病或激素缺乏时，儿童的生长就会逐渐偏离其生长轨道，导致生长滞后，一旦这些阻碍生长的因素被去除，儿童将以超过相应年龄正常的速度加速生长，以恢复到原有的生长轨道上，这一现象称为追赶生长。

追赶生长的程度与生长受损害的原因、时间、严重程度及年龄有关，追赶生长是 2 岁前小儿的正常现象。出生体重较低的婴儿，为了接近遗传所确定的生长轨道，就要采取追赶生长以回归到正常的范围之内，追赶生长的最佳时期是生后的第一年，尤其是前半年。

（二）智能发育

智能发育与体格生长一样，是反映小儿发育正常与否的重要指征。智能发育指神经心理发育，包括感知、运动、语言、性格等方面。智能发育除与先天遗传因素有关外，还与后天所处环境及所受的教育等密切相关。

1. 感知发育

（1）视感知发育：新生儿视觉在 15～20cm 距离处最清晰，可短暂地注视和反射地跟随近距离内缓慢移动的物体；3 个月时头眼协调好；6 个月时能转动身体协调视觉；8～9 个月时出现视深度感觉，能看到小物体；1 岁半时能区别各种形状；2 岁时能区别垂直线与横线，目光跟踪落地的物体；5 岁时可区别各种颜色；6 岁时视深度已充分发育。

（2）听感知发育：新生儿出生 3～7 天听觉已相当良好；3～4 个月时头可转向声源，听到悦耳声时会微笑；5 个月时对母亲语声有反应；8 个月时能区别语声的意义；9 个月时能寻找来自不同方向的声源；1 岁时能听懂自己的名字；2 岁时能听懂简单的吩咐；4 岁时听觉发育完善。

2. **运动发育**　小儿运动发育有赖于视感知的参与，与神经、肌肉的发育有密切的联系。发育顺序是由上到下、由粗到细、由不协调到协调。新生儿仅有反射性活动（如吮吸、吞咽等）和不自主的活动；1 个月小儿睡醒后常作伸欠动作；2 个月时扶坐或侧卧时能勉强抬头；4 个月时可用手撑起上半身；6 个月时能独坐片刻；8 个月会爬；10 个月可扶走；12 个月能独走；18 个月可跑步和倒退行走；24 个月时可双足并跳；36 个月会骑小三轮车。

手指精细运动的发育过程：新生儿时双手握拳；3～4 个月时可自行玩手，并企图抓东西；5 个月时眼与手的动作取得协调，能有意识地抓取面前的物品；5～7 个月时出现换手与捏、敲等探索性的动作；9～10 个月时可用拇指、示指拾东西；12～15 个月时学会用匙，乱涂画；18 个月时能摆放 2～3 块方积木；2 岁时会粗略地翻书页；3 岁时会穿简单的衣服。

3. 语言发育　语言是表达思维、意识的一种方式。小儿语言发育要经过发音、理解与表达三个阶段。新生儿已会哭叫；2个月能发出和谐喉音；3个月发出咿呀之声；4个月能发出笑声；7~8个月会发复音，如"妈妈"、"爸爸"等；1岁时能说出简单的生活用语，如吃、走、拿等；1岁半时能用语言表达自己的要求；2岁后能简单地交谈；5岁后能用完整的语言表达自己的意思。

4. 性格发育　性格是指人在对事、对人的态度和行为方式上所表现出来的心理特点，如英勇、刚强、懦弱、粗暴等。

从人的个体性格发展过程来看，小儿性格的形成、变化是在社会生活和教育条件的影响下，经过不断地量变和质变而发展起来的。小儿的性格表现在新生儿期就有相应的反映，比如每当母亲将小儿抱在怀里时，小儿会有积极的探寻母乳的表现；在出生后的第二个月，就能对照顾他的人发出特有的"天真快乐反应"，注视照顾人的脸，手脚乱动，甚至表现出微笑的样子。这种最初的性格表现是多变而不稳定的，个体特征也是不鲜明的。随着小儿不断的成长发育，小儿性格的个体特征逐渐鲜明稳定。

由于每个人的生活环境、心理特征不同，因而表现在对人、对事的兴趣、能力、适应程度等方面的性格特点也各不相同。小儿性格特征的形成和建立，是随着小儿的生长发育逐步完成的。

婴儿时期由于一切生理需要必须依赖于成人的照顾，因而随之建立的是以相依情感为突出表现的性格。2~3个月的小儿以笑、停止啼哭、伸手、眼神或发出声音等表示见到父母的愉快；3~4个月会对外界感到高兴的事情表现出大笑；7~8个月会对不熟悉的人表现出认生；9~12个月会对外界不同的事情作出许多不同的面部表情反映；18个月的小儿逐渐建立了自我控制能力，在成人附近可以较长时间独自玩耍。

幼儿时期由于已经能够行走，并且具备了一定的语言表达能力，性格的相依性较前减弱。但由于幼儿的行为能力和语言表达能力都非常有限，仍对成人有很大的依赖性，因此表现为相依情感与自主情感或行为交替出现的性格特征。小儿在2岁左右就表现出对父母的依赖性减弱，不再认生，较前易与父母分开；3岁后可与小朋友做游戏，能表现出自尊心、害羞等。

遗传、性别、孕母状况、营养状况、疾病、生活环境等因素都会影响小儿的生长发育，如小儿生长发育的特征、潜力、趋向、限度等都受父母双方遗传因素的影响。由于性别不同，男女孩生长发育各有其特点；同时胎儿宫内发育受孕母环境、营养、情绪、疾病等各方面的影响而表现出一定的差异；合理和充足的营养是小儿健康生长的最重要的物质基础，良好的卫生条件、居住环境可促进小儿正常发育；有些疾病对小儿生长发育的阻碍作用很明显。

内分泌腺的功能对生长发育起重要的调节作用，其中甲状腺、脑下垂体、性腺的作用尤为突出。

二、生理特点

小儿无论是在形体、生理方面，还是在病因、病理及其他方面，都与成人有着显著的差异，因此，不能简单地将小儿当作是成人的缩影。有关小儿的生理特点，历代医家论述颇多，归纳起来生理方面主要表现为脏腑娇嫩，形气未充；生机蓬勃，发育迅速。掌握小儿生理特点，对于指导儿童保健和疾病防治，有着重要的意义。

（一）生机蓬勃，发育迅速

小儿的机体，无论是在形态结构方面，还是在生理功能方面，都在不断地、迅速地发育成长。如小儿的身长、胸围、头围随着年龄的增加而增长，小儿的思维、语言、动作能力随着年龄的增加而增强。年龄越小，这种蓬勃的生机就越明显。

古人以"纯阳"阐明小儿"生机蓬勃、发育迅速"的生理特点。"纯阳"一词首见于《周易》，《周易》中曰"纯阳卦为乾，其象天，其性健，健者，元亨利贞也"，这是指事物持续不断地向着有利于自身方向发展的特性。纯阳之体理论运用于医学领域始于《颅囟经》，其曰"凡孩子三岁以下，呼为纯阳，元气未散"。阳主升发，是生长发育的动力，小儿初生，禀受母体胎元之气，尚未耗伤，在纯阳之元气作用下，后天饮食之精尽化为先天元精元气，充养机体。在阴充阳长的过程中，无论体格、智力，还是脏腑功能，都能迅速趋向完善和成熟，正是具备了"纯阳"之"健"。《晋书·郭璞传》云："时在岁首，纯阳之月。"此处的"纯阳之月"指一年之首的万物生机旺盛、欣欣向荣的春季，小儿初生即不断向着成熟完善的方向发展，且年龄越小，生长发育越快，恰似一年之春，如岁之首，如日东升，生机盎然。所以说"纯阳"揭示了小儿时期生机蓬勃、发育迅速的生理特点，从整体上说明了小儿机体不断完善的过程。此理论是祖国医学阴阳学说在儿科领域的体现，对认识小儿生理病理特点及疾病的治疗有着十分重要的指导意义，因而备受历代医家重视。

（二）脏腑娇嫩，形气未充

脏腑，是指五脏六腑；娇嫩，指娇弱柔嫩，不耐攻伐；形，指形体结构、四肢百骸、精血津液等；气，指各种生理功能；充，指充实旺盛。脏腑娇嫩，形气未充，是概括地说明小儿处于生长发育时期，其机体脏腑的形态尚未成熟、各种生理功能尚未健全。脏腑柔弱，对病邪侵袭、药物攻伐的抵抗和耐受能力都较低。如小儿与成人相比易于感受风寒或风热邪气，出现发热、鼻塞流涕、咳嗽等症；又如用于小儿的攻伐药，与成人相比用量应小、禁忌多。小儿形气均未充盛，如小儿的语言能力、行为能力都较成人差，生殖能力至青春期才能逐步具备等。

小儿的脏腑娇嫩，虽是指小儿五脏六腑的形与气皆属不足，但其中又以肺、脾、肾三脏不足更为突出。不仅是由于小儿出生后肺、脾、肾三脏皆成而未全、全而未壮所致，更是因为小儿不仅与成人一样，需要维持正常的生理活动，而且处于生长旺盛、发育迅速的阶段，对水谷精气的需求，较成人相对迫切，因此，相对于小儿的生长发育需求，经常会出现肺、脾、肾气之不足，表现出肺脏娇嫩、脾常不足、肾常虚的特点。

形气未充，常常表现为五脏六腑的功能状况不够稳定、未臻完善。如肺主气，开窍于鼻，职司呼吸，外合皮毛，小儿肺脏娇嫩，卫外不固，则表现为呼吸较促、息数不匀，易患感冒、咳喘。肺之气赖脾之精微充养，脾胃健旺，则肺卫自固，但小儿脾常不足，故肺气亦弱。

脾为后天之本，主运化水谷精微，为气血生化之源。小儿脾常不足，表现为运化力弱，因而摄入的食物宜软而易消化。小儿生长发育全赖脾胃源源不断地运化水谷精微以滋养。一方面小儿生机蓬勃，发育迅速，较成人而言，对饮食精微的需求量增加；另一方面"成而未全，全而未壮"的脏腑功能决定了"小儿肠胃嫩弱"。娇嫩的胃肠功能又限制了水谷精微的化生和吸收，从而形成一供需矛盾。钱乙在《小儿药证直诀·腹中有癖》提出"脾胃虚衰，四肢不举，诸邪遂生"、"脾主困"等学说，就是强调了脾胃在疾病的发病和治疗中的重要地位。明代名医万全进一步阐发了上述观点，他将这对供需矛盾形象地称为"脾常不足"，并提出小儿饮食乳哺要有节制，否则易患食积、吐泻。

肾为后天之本，藏精、主水，肾中元阴元阳是生命之根，关系到人的禀赋体质与生长发育，各脏之阴取之于肾阴的滋润，各脏之阳依赖于肾阳的温养。小儿生长发育、抗病能力以及骨髓、脑髓、发、耳、齿等的正常发育和功能都与肾关系密切。小儿正处在生长发育时期，肾气未盛，气血未充，此即小儿"肾常虚"之义。小儿肾常虚，还表现为肾精未充，肾气不盛，青春期前的女孩无"月事以时下"、男孩无"精气溢泻"，婴幼儿二便不能自控或自控能力较弱等。

此外，小儿心、肝两脏同样未臻充盛，功能尚不健全。心主血脉、主神明，小儿心气未充、心神怯弱，表现为脉数，易受惊吓，思维及行为的自我约束能力较差。所谓"心常有余"不是指"心火亢盛"，而是指小儿发育迅速，心气旺盛有余，呈生机蓬勃之象，故《万氏家藏育婴秘诀·五脏证治总论》说"心亦曰有余者，心属火，旺于夏，所谓壮火之气也"。心居阳位而主火，为阳中之阳脏，所以其火热常充盛有余；心又旺于夏，夏主长，而小儿生长旺盛，亦是心气有余之象，所以说小儿心常有余。

肝主疏泄、主风。"肝常有余"，不是指小儿"肝阳亢盛"，主要是指小儿时期肝主疏泄，具有升发疏泄全身气机的功能，同时是指小儿生长发育迅速，全赖肝生发之气的旺盛，这是生理状态的有余之象。正如《幼科发挥·五脏虚实补泻之法》中说："云肝常有余，脾常不足者，此却是本脏之气。盖肝乃少阳之气，人之初生，如木之方萌，乃少阳生长之气，以渐而壮，故有余也。"因小儿肝气尚未充实、经筋刚柔未济，故表现为好动，易发惊搐、抽风等症。

清代医家吴鞠通运用阴阳理论，将小儿的生理特点概括为"稚阳未充，稚阴未长"。这里的"阴"，是指体内的精、血、津液物质及筋、肉、骨骼、五脏六腑、四肢百骸。"阳"是指人体的各种生理功能活动。"稚阴稚阳"是指小儿时期机体各器官组织的形态发育和生理功能是幼稚的、不成熟和不完善的，五脏六腑的形气都是相对不足的。

稚阴稚阳是吴鞠通对历代儿科医家论述小儿生理特点的高度概括和进一步完善。《灵枢·逆顺肥瘦》说："婴儿者，其肉脆血少气弱。"《诸病源候论·养小儿候》说："小儿脏腑之气软弱。"《小儿药证直诀·变蒸》则指出："小儿五脏六腑成而未全，……全而未壮。"《小儿病源方论·养生十法》又提出："小儿一周之内，皮毛、肌肉、筋骨、脑髓、五脏六腑、营卫、气血，皆未坚固。"《育婴家秘》则说："小儿气血未充，肠胃脆弱，……神气怯弱。"吴鞠通在前人论述的基础上，在《温病条辨·解儿难》中进一步提出："男子……十六而精通，可以有子，三八二十四真牙生而精足，筋骨坚强，可以任事，盖阴气长而阳气亦足矣。女子……二七十四而天癸至，三七二十一岁而真牙生，阴始足，阴足而阳充也。"吴鞠通的稚阴稚阳理论，从阴阳学说方面进一步阐明了小儿时期的机体，无论在形体方面还是生理功能方面，都处于相对不足的状态，都需要随着年龄的不断增长而不断生长发育，才能逐步趋向完善和成熟。

"纯阳"与"稚阴稚阳"学说，都是古代医家用来说明小儿生理特点的理论，"稚阴稚阳"在理论上是"纯阳"学说的发展，说明小儿体质除生机蓬勃、发育迅速之外，还存在脏腑娇嫩、形气未充的一面。"纯阳"与"稚阴稚阳"在阴阳学说范畴内，从不同角度反映了小儿生理特点，同时也为阐明小儿病因病理特点，指导临床治疗提供了重要的理论依据。

三、变蒸学说

变蒸是古代医家阐述婴幼儿生长发育规律的一种学说。变蒸学说始见于西晋王叔和的《脉经》，所谓"变蒸"：变者，变其情智，发其聪明；蒸者，蒸其血脉，长其百骸。前人认为，两岁以内的小儿，生长发育特别迅速，每隔一定的时间，即有一定的变化，智慧逐渐聪明，表情逐渐活泼，身体逐渐长高，筋骨逐渐坚强。在此期间有一个变化和蒸发的过程，针对这种过程，前人提出了"变蒸"学说。

变蒸的日数，是由出生之日算起，32 日为一变，64 日再变，变且蒸。即两变一蒸，合 320 日为十变五小蒸。小蒸之后，又 64 日一大蒸，大蒸后，又 64 日复大蒸，复大蒸后，又 128 日再复大蒸，计 256 日三大蒸。至此，小蒸 320 日，大蒸 256 日，共计 576 日，约一岁零七个月左右，变蒸完毕。小儿在变蒸过程中，不仅形体不断地成长，而且脏腑功能也不断地成熟完善，因而形成了小儿形与神之间的协调发展。

变蒸学说不仅说明婴幼儿生长发育规律是符合实际的，并且也比较准确地说明了小儿生长发育的规律。变蒸过程反应了婴儿时期总体纵向生长发育过程，揭示了生长发育的连贯性、阶段性，揭示了生长发育由量变到质变的规律，揭示了各系统脏器发育的不平衡性，揭示了生长发育的个体差异性。变蒸学说坚持用形神（身心）统一的观点来观察婴幼儿时期的生长发育过程，不仅看到小儿体格生长迅速的特点，而且还注意到情智发育变化的现象，古代医家对每一变蒸周期出现的形态、情智变化的描述，为我们留下了婴幼儿生长发育情况的客观资料，对于我们认识小儿的生长发育特点、研究当代儿童生长发育规律有着重要的借鉴价值。

第四节 小儿病因病理特点

小儿疾病发生的原因一是机体正气不足，抗御外邪能力低下，二是由于机体对某些病邪的易感性所致。引起小儿发病的因素与成年人大致相同，但是，由于小儿具有自身的生理特点，小儿发病常起病急、来势凶，缺乏局限能力；婴幼儿患传染性或感染性疾病常伴有呼吸、循环衰竭及水电解质紊乱或中毒性脑病；新生儿或体弱儿患严重感染疾病后，往往表现为各方面反应差，如体温不升、拒食、神情呆滞，并常无定性定位症状及体征。此外，小儿发病过程中病情易反复、波动，症状变化多端，因而对不同病因发病的情况和易感程度与成年人相比有着明显的差别。

由于小儿脏腑柔弱，不仅容易发病，而且变化迅速，邪正之间、寒热虚实之间，易于消长转化，反映出易寒易热、易虚易实的病理特点。同时小儿生机蓬勃，发育迅速，患病后如能及时诊治，机体易趋康复，这是小儿的另一病理特点。

一、病因特点

小儿病因，以外感六淫、饮食损伤和先天因素居多，情志、意外和其他因素也值得注意。在小儿自身的群体中，不同年龄对不同病因的易感程度也有所不同，但普遍对六淫邪气的易感性较高，六淫致病，在儿科临床中占第一位。此外，年龄越小因乳食而伤的情况亦越多。

（一）外感因素

外感六淫邪气与疫疠之气，均易侵害小儿而致病。

1. 风邪　风为阳邪，善行而数变。风邪袭人，发病多急，传变较快。风为百病之长，常挟热邪，或挟寒邪伤人，产生感冒、咳嗽、肺炎喘嗽、哮喘等肺系疾病。风邪外袭，初起多属表证，邪在卫分，若未能及时疏解，邪易由表入里，化热动风，表现为感冒挟惊，既有发热恶寒、鼻塞流涕等肺经表证，又有烦躁不安，或山根青色，或四肢抽搐等肝风症状。小儿感受风邪，易与乳食相挟为患，表里合病，表现为感冒挟滞证，既有发热恶风、鼻塞流涕、喷嚏咳嗽等肺经表证，又有恶心呕吐，或食欲不振，或腹胀腹泻等脾胃症状。如风、寒、湿邪合而致病，则易发为痹证。

2. 寒邪　寒为阴邪，其性凝滞，易伤阳气。小儿感于寒邪，寒邪犯肺，寒凝痰聚，痰饮内停，则易发生冷哮，临床可见恶寒、鼻流清涕、咳喘哮鸣、痰多清稀、苔白脉浮等。若因于饮食生冷所伤，寒邪直中，损伤脾胃，则为寒泻，见大便稀薄或泻下不消化食物、臭气不甚、腹痛喜按、四肢欠温、口不渴，舌淡脉细等。初生婴儿感受寒邪，易致阳虚，不能温煦肌肤，而致气血运行不畅，临床出现体温不升，皮下脂肪硬化水肿，产生新生儿硬肿症。

3. 暑邪　暑为阳邪，其性炎热，小儿感受暑邪，可发生高热不退、昏迷抽搐的暑风、暑痉等危重证候，出现热、痰、风、惊的病理变化。暑为夏季之气，部分小儿体质虚弱，不能适应夏令暑热，可因感受暑气，发为夏季热，出现入夏后长期发热，多饮多尿，少汗或汗闭等症。

4. 湿邪　湿性黏滞，湿邪袭人，脾先受困。小儿脾常不足，脾失健运，水湿不化，湿阻脾胃，导致食欲不振，产生腹泻；湿与热合，流注经络，则可发生痿证。

5. 燥邪　燥为秋天的主气，感受燥邪，易耗津液。秋燥之气，从口鼻而入，致肺失清肃，可见呛咳少痰、咽干不舒、手心灼热、舌质红赤、苔黄少津等肺燥阴伤之证。

6. 疫疠 疫疠之邪又称为戾气，是具有传染性的病邪。感受疫疠之气引发的疾病，常起病急骤，病情较重，症状相似，但传变迅速，如麻疹、水痘、丹痧、痄腮、顿咳等。疫疠之邪为阳邪，加之小儿体属"纯阳"，感受戾气，容易化热化火，生风动血，发生昏迷抽搐、发斑出血等。

（二）乳食因素

乳食因素常有饥饱失常、饮食不洁、饮食偏嗜等三个方面：

1. 饥饱失常 小儿乳食喂养，贵在有序有时有节，但小儿不知饥饱，易于饥饱失常，导致脾胃运化功能失常。如喂养不当，母乳不足，或断乳过早，乳食食入量偏少，气血生化不足，可导致营养不良，则产生疳证等；如乳食过多，致脾胃受损，不能运化水谷，化生精微，则产生食积、呕吐、腹痛、腹泻等，正如《幼科发挥》所言"太饱伤胃，太饥伤脾"。

2. 饮食不洁 小儿缺乏卫生知识，易误食一些被污染的食物，引发呕吐、腹泻、痢疾等肠胃疾病，或肠道寄生虫病，严重者可致食物中毒，危及生命。

3. 饮食偏嗜 小儿饮食不能自控、自调，易造成挑食、偏食等不良习惯，如过食寒凉易于伤阳、过食辛热易于伤阴、过食肥甘厚腻则损伤脾胃等，致使营养缺乏，日久脾胃虚弱，气血化生乏源，可见食欲不振、形体消瘦、面色少华等气血不足，脾胃虚弱之证。

（三）胎产损伤

导致小儿发病的原因，除上述外感因素及内伤饮食外，胎禀因素及产时损伤也都可以导致疾病的发生。如孕妇营养不良，可影响胎儿生长发育，婴儿出生时常为低体重儿，甚至造成流产或早产；若妇女妊娠时感染水痘、风疹等病毒，病毒可直接通过胎盘传给胎儿，给胎儿造成明显的损伤；孕妇妊娠期间，因使用某些药物，或接触放射线，可导致胎儿畸形，或致残；分娩产程过长，或胎吸、产钳等助产不当，可致胎儿头颅血肿、斜颈、青紫窒息、不乳、不啼等症；严重者可出现抽风惊厥、尖叫尖啼；产程过短或急产娩出的婴儿，可因突然离开母体，导致婴儿出生后短时间反应消失，不会啼哭，产生五迟、五软、痴呆等病证；如断脐或脐带结扎过程中，未重视清洁卫生，则可发生新生儿破伤风、新生儿丹毒等疾患。

（四）禀赋因素

禀赋因素是指小儿出生之前已作用于胎儿的致病因素。遗传病因是小儿禀赋因素中的主要病因，父母的基因缺陷可导致小儿先天畸形、生理缺陷或代谢异常等。如癫痫病，在《素问·奇病论》中就有"此得之在母腹中时"的记载；哮喘、溶血性黄疸以及某些出血性疾病，其发病与胎禀和母体遗传有一定关系。妇女受孕以后，不注意养胎护胎，如饮食失节、情志不调、劳逸失度、感受外邪、服药不当，房事不节等，都可能损伤胎儿而导致疾病。此即如《格致余论·慈幼论》所云："儿之在胎，与母同体，得热则俱热，得寒则俱寒，病则俱病，安则俱安。"

（五）情志因素

小儿心神怯弱，惊恐是导致小儿情志疾病最常见的病因。小儿乍见异物或骤闻异声时，容易惊伤心神，出现夜啼、惊惕、抽风等病证；长时间的所欲不遂，缺少关爱，容易导致思虑损伤心脾，出现厌食、呕吐、腹痛、孤独忧郁等病证；家长过于溺爱，使儿童心理承受能力差，或者学习负担过重、家长期望值过高，易使小儿发生精神行为障碍类疾病。

（六）意外因素

意外因素包括各种物理、化学和生物等因素。意外伤害是由于运动、热量、电或放射等能量交换在机体组织无法耐受的水平上发生而造成的损伤。小儿缺乏生活自理能力，没有或者缺乏对周围环境安全或危险状况的判断能力，因而容易受到意外伤害，如误触热水烫伤、或火烛烧伤、或跌仆损伤、或误食毒物中毒、或误吸异物导致窒息等。

（七）其他因素

临床所见环境污染，或食品污染，或农药、激素类超标等因素，已成为被大家普遍关心的致病因素。因环境污染或食品污染不仅可以伤害儿童，还可能伤害胎儿，导致流产、畸形等。医源性损害，包括治疗、护理不当、院内感染等，亦有增多的趋势，均须引起儿科工作者的注意。

二、病理特点

小儿病理特点，主要表现在两个方面，即发病容易，传变迅速；脏气清灵，易趋康复。

（一）发病容易，传变迅速

小儿脏腑柔弱，发病容易，邪正相争，寒热虚实，易于转化。小儿体属

"稚阴稚阳"，对病邪的抗御能力较弱，年龄越小，脏腑娇嫩的表现就越为突出，发病率越高。发病容易是指小儿容易感染病邪而发病，小儿寒暖不能自调，乳食不能自节，故外易为六淫所侵，内易为饮食所伤，以及胎产禀赋因素，导致小儿易于感触，容易发病。

小儿肺常不足，卫表未固，卫外功能薄弱，邪气无论从口鼻而入，或由皮肤侵袭，均能影响肺的功能，故有"形寒饮冷则伤肺"及"温邪上受，首先犯肺"之说。六淫外邪，易先犯肺，引发感冒、咳嗽、肺炎喘嗽、哮喘等肺系病证，是儿科发病率最高的一类疾病。

小儿脾常不足，运化力弱，当乳食失节、食物不洁时容易乳食停滞，导致脾运失健，产生呕吐、泄泻、腹痛、积滞、厌食、疳证等脾系病证及肠道寄生虫病，其发病率在儿科仅次于肺系病证而居第二位。小儿脾常不足，饮食水谷不能化为精微，气血化生乏源，久易导致气血两虚等病证。

小儿肾常虚是指肾精不足，包括先天之精与后天之精，先天之精属肾，后天之精属脾。胎儿未生之前，依靠先天之精促进后天；已生之后，则后天养抚先天，即依靠脾胃摄取水谷精微贮存于肾。肾常虚在病理上的表现是指小儿容易发生先天元精不足而引起各种疾患，如临床常见的五迟五软、解颅、胎怯胎弱，以及遗尿、水肿等病证。亦有因于脾胃之精摄取不足，影响肾之藏精而产生佝偻病等疾患。

小儿"肝常有余"，既是生理上的标志，也有着病理特点含义，如万全在《万氏家藏育婴秘诀·五脏证治总论》中提出"有余为实，不足为虚"。故后世医家将肝火上炎、肝阳上亢等出现的实证，以及高热动风的证候均责之为肝常有余。

小儿心经发病容易出现烦躁惊厥、神志昏迷，或啼哭不宁等，这既有心气不足、心神怯弱的一面，又有心常有余、心火亢旺的特点。

小儿疾病中传变迅速，表现在寒热虚实的迅速转化的病理特点上，由于内脏精气不足，稚阴易损，稚阳易伤，所以小儿生病之后，病情变化迅速，往往表现为易虚易实、易寒易热的病机转变。

虚实是指人体正气的强弱，与疾病邪气的盛衰。《素问·通评虚实论》中提出："邪气盛则实，精气夺则虚。"易虚易实是指小儿患病之后，容易虚实转化，表现为邪气易盛，正气易虚。疾病之初常见邪气盛实，由于其正气易伤，则迅速出现正气受损的虚证或虚实相兼之证。如小儿感受外邪而患感冒，常可发展成为肺炎喘嗽，出现咳嗽、气急、鼻煽、涕泪俱无等肺气闭塞之象，若不及时开宣肺气，失治误治，则可迅速出现正虚邪陷，心阳暴脱的虚证，表现为骤然面色苍白、口唇紫绀、呼吸困难或呼吸浅促、额汗不温、四肢厥冷、虚烦不安等。又如小儿泄泻原为外感时邪或内伤乳食的实证，如不及时治疗，则易迅速出现气阴两伤或阴竭阳脱的虚证，见皮肤干燥、目眶前囟凹陷、啼哭无泪、小便短少或面色苍白、神疲气弱、四肢厥冷。

寒热是疾病病理变化性质不同的证候。小儿患病后"易寒易热"，由于小儿"稚阴未长"，故易见阴伤阳亢，表现为热证；又由于小儿"稚阳未充"，故易见阳气易虚，表现为寒证。小儿的易寒易热常常与易实易虚交错出现，形成寒证、热证迅速转化或是兼挟并见。如外感风寒，可郁而化热，热极生风，出现高热、抽搐的实证、热证，又可因为正不敌邪，瞬间出现面色苍白、汗出肢冷等阴盛阳衰的虚证、寒证。

另外，小儿又易感疫疠之邪，肺卫受袭，导致麻疹、痄腮、水痘等时行病的发生；脾胃受邪，形成痢疾、霍乱、肝炎等疾病的流行。

总之，小儿寒热虚实的变化，比成人更为迅速而复杂，故对小儿疾病诊治，尤其应该辨证清楚，诊断正确，治疗及时。

（二）脏气清灵，易趋康复

小儿患病之后，虽然表现为疾病的传变迅速，寒热虚实变化错综复杂，但小儿体禀纯阳，生机蓬勃，精力充沛，机体组织的再生和修补能力较强，且病因单纯，疾病过程中情志因素的干扰和影响相对较少；同时脏腑之气清灵，随拨随应，对各种治疗反应灵敏，因此，临床轻病容易治愈，重病能得到及时诊治，护理得宜，多能获得痊愈。小儿宿疾较少，病因相对单纯。一般说来，小儿病情好转的速度较成人为快，疾病治愈的可能性较成人为大。如小儿感冒、咳嗽、泄泻等病证虽然有发病急、传变快的特点，但病程短，向好转方面的变化也快；小儿哮喘、疳证、肾病等病证虽病情缠绵，但其预后较成人相对为好。正如张景岳在《景岳全书·小儿则》中对小儿脏气清灵，易趋康复病理特点的概括："其脏气清灵，随拨随应，但能确得其本而撮取之，则一药可愈。"

第五节　儿科诊法概要

小儿疾病的诊断方法，与临床其他各科一样，也是采取望、闻、问、切四种不同的诊察手段。由于儿科自古就有"哑科"之称，乳婴儿在诊病时不会自己表达疾病的痛苦，又因啼哭吵闹影响气息脉象，较大儿童虽会语言，但不能正确表述自己的病情，给疾病的诊断带来了一定的困难。因此，历代儿科医家对于小儿诊法，多主张望、问、闻、切，四诊合参，尤为重视望诊。正如《幼科铁镜·望形色审苗窍从外知内》所言："而小儿科，则惟以望为主，问继之，闻则次。"

一、望　诊

望诊是医生运用视觉，通过对患儿全身或局部的观察，获得与疾病有关辨证资料的一种诊断方法。小儿肌肤柔嫩，反应灵敏，外感六淫，内伤乳食，以及脏腑自身功能失调，或气血阴阳的偏盛偏衰，易从面部、口唇、舌象等苗窍形诸于外，其反应病情的真实性较成人更为明显，不易受到患儿主观因素的影响。通过望诊观察患儿的局部症状和全身情况，可获得与疾病有关的辨证印象。如夏禹铸在《幼科铁镜·望形色审苗窍从外知内》中指出："小儿病于内，必形于外，外者内之著也。望形审窍，自知其病。"

望诊内容可分为总体望诊和分部望诊两个方面，总体望诊包括望神色、望形态，分部望诊包括审苗窍、辨斑疹、察二便、看指纹。

（一）望神色

神是指小儿的精神状态，色是指小儿的面部气色，望神色就是望小儿精神气色。通过对小儿目光、神态、表情、反应等方面的综合观察，了解患儿的五脏精气，脏腑气血的盛衰，邪气之所在和病情的轻重及其预后。

精神振作，二目有神，表情活泼，面色红润，呼吸调匀，反应敏捷是有神，这是气血调和，神气充沛的表现，表示小儿身体健康或病情轻浅。精神委顿，二目无神，表情呆滞，面色晦暗，呼吸不匀，反应迟钝则是无神，均为气血失调，体弱有病的表现，属病情较重之象。

面部望诊是小儿望神色中的重要组成部分，如《灵枢·邪气脏腑病形》所言"十二经脉，三百六十五络，其血气皆上于面而走空窍"。常用的面部望诊方法有五色主病和五部配五脏，其中五色主病是望神察色诊病的主要方法。

1. 五色主病　又称五色诊，即按面色红、青、黄、白、黑五种不同颜色的偏向表现来诊察疾病。

（1）面呈白色：多为寒证、虚证。面白浮肿为阳虚水泛，常见于阴水；面色苍白，四肢厥冷，多为滑泄吐利，阳气暴脱，可见于脱证；面白少华，唇色淡白，多为血虚。

（2）面呈红色：多为热证。面红耳赤，咽喉疼痛，脉浮有力为风热外感；午后颧红，潮热唇红为阴虚内热，虚火上炎；两颧艳红如妆，面白肢厥，冷汗淋漓为虚阳上越，是阳气欲脱的危重证候。新生儿面色嫩红，或小儿面色白里透红，为正常肤色。

（3）面呈黄色：多为脾虚证或有湿浊。面色萎黄，形体消瘦为脾胃功能失调，常见于疳证；面黄无华，脐周阵痛，夜间磨牙多为肠寄生虫；面目色黄而鲜明，为湿热内蕴之阳黄；面目黄而晦暗，为寒湿阻滞之阴黄；出生后 2 ~ 3 天或 24 小时内出现的黄疸为胎黄，有生理性黄疸与病理性黄疸之分。

（4）面呈青色：多为寒证、痛证、瘀证、惊风。面白带青，表情愁苦皱眉，多为里寒腹痛；面青晦暗，神昏抽搐，常见于惊风和癫痫发作之时；面青唇紫，呼吸急促，为肺气闭塞，气血瘀阻。面呈青色，病情一般较重，应注意观察。

（5）面呈黑色：多为寒证、痛证、瘀证、水饮证。面色青黑，手足逆冷多为阴寒里证；面色黑而晦暗，兼有腹痛呕吐，可见于药物或食物中毒；面色青黑晦暗为肾气衰竭，不论新病久病，皆属危重。

2. 五部配五脏　五部指左腮、右腮、额上、鼻部、颏部，根据小儿面部不同部位出现的各种色泽变化，结合所属脏腑来推断病变的部位与性质，就是五部配五脏的望诊方法。五部与五脏的关系及主病，最早见于《小儿药证直诀·面上证》"左腮为肝，右腮为肺，额上为心，鼻为脾，颏为肾。赤者，热也，随证治之"可供临床参考。

（二）望形态

形指形体，态指动态。望形态是观察病儿的形体和姿势动态等变化，以推断疾病的性质。

1. 望形体　形体望诊，包括头囟、躯体、四肢、肌肤、毛发等。发育正常、筋骨强健、肌丰肤润、毛发黑泽、神态活泼者，是胎禀充足，营养良好，多属健康；生长迟缓、筋骨软弱、肌瘦形瘠、皮肤干枯、毛发萎黄、囟门逾期不合、神态呆滞者，为胎禀不足，营养不良，多属有病。头方发稀、囟门宽大、胸廓高耸、形如鸡胸，见于佝偻病；头大颌缩、前囟宽大、头缝开解、眼睑下垂，见于解颅；前囟及眼窝凹陷见于婴幼儿泄泻阴伤液脱；肌肉松弛、面色萎黄，见于厌食、偏食、反复感冒者；形体消瘦、头发稀疏、肚腹胀大、青筋显现者，多属疳积，为气血虚亏的表现。

2. 望动态　是指身体各部分的动静姿态变化，不同疾病有不同的姿态。通过动态观察，可以判断不同的姿态所显示的疾病。如：小儿喜伏卧者，多为乳食内积；喜蜷卧者多腹痛；颈项强直、手指开合、四肢拘急、角弓反张者，多属惊风；翻滚不安、呼叫哭吵、两手捧腹者，多为腹痛所致；端坐呼吸、哮鸣喘促者，多属哮喘；咳逆鼻煽、胁肋凹陷如坑、呼吸急促者，多属肺炎喘嗽。

（三）审苗窍

苗窍是指口、舌、目、鼻、耳及前后二阴。苗窍与脏腑关系密切，舌为心之苗，肝开窍于目，肺开窍于鼻，脾开窍于口，肾开窍于耳及前后二阴。审察苗窍可以测知脏腑病情。

1. **察舌** 主要观察舌体、舌质和舌苔三个方面。正常小儿舌体柔软、淡红润泽、伸缩自如，舌面有干湿适中的薄苔，小儿舌质较成人红嫩。新生儿舌红无苔和哺乳婴儿的乳白苔，均属正常舌象。

（1）舌体：舌体胖嫩，舌边齿痕显著，多为脾肾虚弱，或有水饮痰湿内停；舌体肿大，色泽青紫，可见于气血瘀滞；舌体强硬，多为热盛伤津；急性热病中出现舌体短缩、舌干绛者，则为热甚津伤，经脉失养；舌体肿大、板硬麻木、转动不灵，甚则肿塞满口，称为木舌，由心脾积热，火热循经上行所致；舌下红肿突起、形如小舌，称为重舌，属心脾火炽，上冲舌本所致；舌体不能伸出唇外、转动伸缩不灵、语音不清，称为连舌，因舌系带过短所致；舌伸出唇外来回拌动、掉转不灵，称为弄舌，多为大病之后，心气不足之象，或属智力低下；舌吐唇外、缓缓收回，称为吐舌，常为心经有热所致，吐舌不收，心气将绝；时时舌舔口唇、唇周灰暗或有脱屑作痒，称舔舌，多因脾经伏热所致。

（2）舌质：舌质淡白为气血虚亏；舌质绛红、舌有红刺，为温热病邪入营入血；舌红少苔，甚则无苔而干，为阴虚火旺；舌质紫暗或紫红，为气血瘀滞；舌起粗大红刺，状如杨梅者，常见于丹痧、皮肤黏膜淋巴结综合征。

（3）舌苔：苔白为寒，苔黄为热，苔白腻为寒湿内滞，或有寒痰食积。苔黄腻为湿热内蕴，或乳食内停；热性病见剥苔，多为阴伤津亏所致；舌苔花剥，状如地图，时隐时现，经久不愈，有热病史者多属胃之气阴不足所致，无热病史者见于脾胃气虚证；舌苔厚腻垢浊不化，状如霉酱伴便秘腹胀者，为宿食内积，中焦气机阻滞。当出现异常苔色时，要询问是否吃过某种食物或药品，注意是否系染苔。如：橄榄、乌梅、铁剂等可使苔色染黑；服青黛可使苔色染青；吃牛奶、豆浆可使苔色染白；吃橘子、蛋黄可使苔色染黄；吃有色糖果可染成糖果色等，均不可误认为是病苔。

2. **察目** 黑睛等大等圆，目珠灵活，目光有神，开合自如，是肝肾气血充沛之象。若眼睑浮肿，多为水肿之象；眼睑开合无力，是元气虚惫；寐时眼睑张开而不能闭合，是脾虚气弱之露睛；寤时眼睑不能闭，是肾虚之睑废；两目呆滞，转动迟钝，是肾精不足，或为惊风之先兆；两目直视，瞪目不活，是肝风内动；白睛黄染，多为黄疸；目赤肿痛，是风热上攻；目眶凹陷，啼哭无泪，是阴津大伤；瞳孔缩小或不等或散大，对光无反应，病情危殆。

3. **察鼻** 主要观察鼻内分泌物和鼻形的变化。鼻塞清涕，为风寒犯肺；鼻流黄浊涕，为风热客肺；长期鼻流浊涕，气味腥臭，为肺经郁热；鼻孔干燥，为肺经燥热伤阴；鼻衄鲜红，为肺热迫血妄行；鼻翼煽动，伴气急喘促，为肺气郁闭。

4．**察口**　主要观察口唇、口腔、齿龈、咽喉的颜色、润燥及外形变化。唇色淡白为气血不足；唇色淡青为风寒束表；唇色红赤为热；唇色红紫为瘀热互结；唇色樱红，为暴泻伤阴；唇白而肿，是为唇风；全身出现皮疹，而面颊潮红，口唇周围苍白，是丹痧征象。口腔黏膜色淡白为虚为寒，色红为实为热；口腔破溃糜烂，为心脾积热之口疮；口内白屑成片，为鹅口疮；两颊黏膜有针尖大小的白色小点，周围红晕，为麻疹黏膜斑；上下白齿间腮腺管口红肿如粟粒，按压后腮腺管口无脓液流出者为痄腮，有脓液流出者为发颐。

齿为骨之余，龈为胃之络。牙齿萌出延迟，为肾气不足；齿衄龈痛，为胃火上炎；牙龈红肿，为胃热熏蒸。新生儿牙龈上有白色斑块斑点，称为板牙、马牙。咽喉为肺胃之门户，是呼吸与饮食通道。咽红、恶寒、发热是外感之象；咽红、乳蛾肿痛为外感风热或肺胃之火上炎；乳蛾溢脓，是热壅肉腐导致的烂乳蛾；乳蛾大而不红，多为瘀热未尽，或气虚不敛；咽痛微红，有灰白色假膜，不易拭去，为白喉之症。

5．**察耳**　小儿耳壳丰厚，颜色红润，是先天肾气充沛的表现。耳壳薄软，耳舟不清，是先天肾气未充的证候；耳内疼痛流脓，为肝胆火盛之证；以耳垂为中心的腮部漫肿疼痛，是腮腺炎的表现。

6．**察二阴**　男孩阴囊不紧不松是肾气充沛的表现。阴囊松弛，多为体虚或发热；阴囊中睾丸肿大透亮不红，为水疝；阴囊中有物下坠，时大时小，上下可移，为小肠下坠之狐疝；阴囊水肿，常见于阳虚阴水；女孩前阴部潮红灼热，常见于湿热下注，亦须注意是否有蛲虫病。小儿肛门潮湿红痛，多属尿布皮炎；肛门脱出为中气下陷之脱肛；肛门裂开出血，多因大便秘结，热迫大肠所致。

（四）辨斑疹

斑和疹是见于皮肤黏膜的两种疾病体征，凡形态大小不一，不高出皮面，颜色红紫，压之不褪色的称为斑；形小如粟米，高出皮面，周围有红晕，压之褪色的称为疹。一般来说，斑属血分，为热入血分或气不摄血所致；疹属气分，风热郁于肺胃，发于肌肤，同时扰动营血所致。斑与疹在儿科多见于外感时行疾病，如麻疹、奶麻、风痧、丹痧、水痘等；也见于杂病，如紫癜等，是温热邪毒外透的一种表现。斑疹宜松活而不宜紧束，宜散在稀疏而不宜紧集成片。

1．**斑**　小儿温病发斑，可见于流行性脑脊髓膜炎、流行性出血热、败血症等疾病中。斑色红艳、摸之不碍手、压之不褪色，多为热毒炽盛，病在营血；斑色紫暗、面色苍白、肢冷脉细，为气不摄血，血溢脉外。

2．**疹**　包括细疹、疱疹、风团等。

（1）细疹：皮疹细小状如麻粒，色红，可发于全身，主要见于麻疹、奶麻、风痧、丹痧等。发热 3～4 天出疹，口腔颊黏膜出现麻疹黏膜斑者为麻疹；发热 3～4 天，热退出疹，皮疹细小，色淡红，常见于奶麻；皮疹细小，呈浅红色，身热不甚，枕部淋巴结肿大，常见于风痧；肤红如锦，疹点密布，身热，舌红起刺如杨梅，常见于丹痧。

（2）疱疹：疹点高起，隆如小疱，内含浆液，根脚红晕，多发于头面肢体，主要见于天花、水痘、脓疱疮。天花，古称天痘，现已绝迹。水痘初为细小丘疹，继而隆起如小疱，黄豆大小，中间有透明液体，根脚红晕，最后疱疹结痂，此起彼伏。脓疱疮，疱疹色浑浊，有脓液，根脚红赤，脓液流溢于外可引起周围皮肤再发。

（3）风团：即荨麻疹，皮疹高出皮面，大小不一，可融合成块成片，如云出没，瘙痒难忍。

（五）察二便

胎儿出生后 3～4 天内，大便黏稠，糊状褐色，多无臭气，日行 2～3 次，是为胎粪；单纯母乳喂养之婴儿大便呈卵黄色，稠而糊状，酸臭气味，日行 3 次左右；牛乳、羊乳为主喂养者，大便淡黄，便质较干，臭气明显，日行 1～2 次。当小儿饮食过渡到与成人接近时，大便亦与成人相似；大便燥结，为内有实热或阴虚内热；大便稀薄，夹有白色凝块，为内伤乳食；大便稀薄，色黄秽臭，为肠腑湿热；下利清谷，洞泄不止，为脾肾阳虚；大便赤白黏冻，为湿热积滞，可见于痢疾；婴幼儿大便呈果酱色，伴阵发性哭闹，见于肠套叠；大便色泽灰白不黄，多系胆道阻滞。小便清澈量多为寒；小便色黄量少为热；尿色深黄为湿热内蕴；黄褐如浓茶，多为湿热黄疸；尿色红如洗肉水或镜检红细胞增多者为尿血。尿血鲜红为血热妄行；尿血淡红为气不摄血；尿血红褐色为瘀热内结；尿血暗红色为阴虚内热。

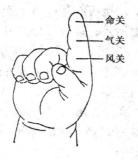

图 1-1　指纹三关图

（六）看指纹

小儿 3 岁以下常以察指纹作为望诊内容之一。

指纹分三关（图 1-1）。自虎口向指端，第 1 节为风关，第 2 节为气关，第 3 节为命关。指纹的辨证纲要，可以归纳为"浮沉分表里，红紫辨寒热，淡滞定虚实，三关测轻重"。"浮"为指纹浮现，显露于外，主病邪在表；"沉"为指纹沉伏，深而不显，主病邪在里。指纹色鲜红浮露，多为外感风寒；指纹色紫红，多为邪热郁滞；指纹色淡红，多为内有虚寒；指纹色青紫，多为瘀热内结；指纹色深紫，多为瘀滞络闭，病情深重。指纹色淡，推之流畅，主气血亏虚；指纹色紫，推之滞涩，复盈缓慢，主实邪内滞，如瘀热、痰湿、积滞等。纹在风关，示病邪初入，病情轻浅；纹达气关，示病邪入里，病情较重；纹入命关，示病邪入里，病情加重；纹达指尖，称透关射甲，若非一向如此，则示病情重危。察指纹时，应结合患儿无病时的指纹状况，以及患病后的证候表现，全面分析。当指纹与病证不相符时，应"舍纹从证"。病情轻者指纹的变化一般不著，故也可"舍纹从证"，或"舍纹从脉"，不必拘泥。

二、闻　诊

闻诊是运用听觉和嗅觉来辅助诊查疾病的方法。儿科听声音主要包括听小儿的啼哭、呼吸、咳嗽、语言等声音的高亢低微；嗅气味包括嗅小儿口中之气味及大小便、痰液、汗液、呕吐物等的气味。

（一）听声音

1. **啼哭声**　啼哭是婴儿的语言，更是新生儿的一种本能。新生儿乃至婴幼儿常以啼哭表达要求和痛苦。若喂养不当，护理不善也会引起啼哭。此类啼哭主要表现为啼哭声调一致，哭声洪亮而长，目有泪状。哺乳饮水或更换潮湿尿布衣着后，抱起亲昵，顺其心意，啼哭即停。若因饥饿引起的啼哭多绵长无力，口作吮乳之状。腹痛引起的啼哭声音尖锐，忽缓忽急，时作时止；肠套叠引起的啼哭声音尖锐阵作，伴呕吐及果酱样或血样大便；夜卧啼哭，睡眠不安，白天如常者为夜啼。一般说来，小儿啼哭以洪亮为实证；哭声微细而弱为虚证；哭声清亮和顺为正常或病轻；哭声尖锐或细弱无力为病重。

2. **呼吸声**　正常小儿的呼吸均匀调和。乳儿呼吸稍促，用口呼吸者，常因鼻塞所致；呼吸气粗有力，多属外感而致的肺蕴痰热实证；呼吸急促，喉间哮鸣，邪壅气道者，是属哮喘；呼吸急迫，甚则鼻煽，咳嗽频作者，是为肺气闭郁；呼吸窘迫，面青不咳或呛咳，可见异物堵塞气道；呼吸微弱及吸气如哭泣样，为肺气欲绝之状。

3. **咳嗽声**　咳嗽是肺系疾病的主症之一，从咳嗽声和痰鸣声可辨别其表里寒热。干咳无痰或痰少黏稠，多为燥邪犯肺，或肺阴受损；咳声清高，鼻塞声重，多为外感；咳嗽频频，痰稠难咯，喉中痰鸣，多为肺蕴痰热，或肺气闭塞。咳声嘶哑如犬吠者，常见于白喉、急喉风。连声咳嗽，夜咳为主，咳而呕吐，伴鸡鸣样回声者为顿咳。

4. **语言声**　小儿语言以清晰响亮为佳。语声低弱，为气虚的表现；呻吟不休，多为身体不适；突然语声嘶哑，多为外感；高声尖叫，多为剧痛所致；谵语妄言，声高有力，兼神识不清，为热闭心包；语声謇涩，多为温病高热伤津，或痰湿蒙闭心包。

（二）嗅气味

嗅气味包括嗅病儿口中之气味及大小便、呕吐物等的气味。注意排除因食用某些食物后引起的特殊气味。

1．口中气味 口气秽臭，多为肺胃积热，伤食积滞，浊气上蒸；口气血腥，多见于齿龈、肺部出血；口气腐臭，兼吐脓痰带血，多属肺痈。

2．大小便气味 大便酸腐，多因伤食；臭味不著，完谷不化，多为脾肾虚寒。小便气味臊臭，多因湿热下注；小便清长如水，多属脾肾阳虚。

3．呕吐物气味 吐物酸腐，多因食滞化热；呕吐物臭秽如粪，多因肠结气阻，秽粪上逆。

三、问　诊

问诊是收集病情病史的一个重要方面。由于婴幼儿不会说话，较大儿童也难以用语言准确表达自己的症状，因此，除年长儿可由自己陈述外，儿科问诊主要靠询问家长或保育员。小儿问诊的内容除与成人相同者外，要注意询问年龄、个人史以及预防接种等，并结合儿科疾病的发病特点询问。

（一）问年龄

询问年龄对诊断疾病具有重要意义，儿科某些疾病往往与年龄有密切关系，儿童用药的剂量也应按年龄的大小而定。问年龄要询问实足年龄，新生儿应问明出生天数；2 岁以内的小儿应问明实足月龄；2 岁以上的小儿应问明实足岁数及月数。1 周内新生儿易患硬肿症、胎黄、脐湿、脐疮等；新生儿和乳婴儿易患鹅口疮、脐突、夜啼；婴幼儿易患泄泻；6 个月以后的小儿易患麻疹，1 岁左右的婴幼儿易患幼儿急疹等传染病；学龄前小儿易患水痘、百日咳等传染病；12 岁以后疾病谱已基本接近成人。

（二）问病情

包括询问病情的症状及持续时间，病程中的病情变化，发病的原因等。重点询问以下内容：

1．问寒热 主要问清寒热的微甚进退，发作时间与持续时间，温度高低最好用体温计测量。为了辨别寒热性质，也需结合观察、触摸、询问等。通过观察其姿态，如依偎母怀，蜷缩而卧，喜暖避冷，测知有畏寒存在。通过患儿头额、胸腹、四肢、手足心等部位的触摸，或哺乳时的感觉，呼吸时鼻气温度来测知小儿是否发热。小儿恶寒发热无汗，多为外感风寒；发热有汗，多为外感风热；寒热往来，多为邪郁少阳；但热不寒为里热，但寒不热为里寒；大热、大汗、口渴不已为阳明热盛；发热持续、热势鸱张、面黄苔厚为湿热蕴滞；夏季高热，持续不退，伴有无汗、口渴、多尿，秋凉后自平，常为夏季热；午后或傍晚低热，伴盗汗者，为阴虚燥热；夜间发热，腹壁手足心热，胸满不食者，多为内伤乳食。

2. 问出汗 小儿肌肤嫩薄，腠理疏松，清阳发越，易于出汗。常见入睡之时，头额汗出，若汗出不多，又无他症者，不属病态。若因天气炎热、室温过高、穿衣盖被过多、快速进热食、剧烈运动后汗出过多，也属正常生理现象。

问汗主要询问汗出的多少、部位和时间等。汗出较多，稍动尤甚，身不发热，或入睡则汗，汗不粘手者，为气虚卫外不固的自汗；入睡则汗出，醒后汗止，汗出粘手者，多为阴虚或气阴两虚的盗汗。热病中汗出热不解者，为表邪入里；口渴多饮，烦躁大汗，脉数有力，为里热实证；若大汗淋漓，呼吸喘促，肢冷脉伏者，为阳气将绝，元气欲脱之危象；头部汗出者多见表虚里热，或阳热上蒸；上半身汗出者较全身出汗病证为轻，全身出汗者病证属重；前半夜出汗者多营不内守；后半夜出汗者多阴虚阳浮。

3. 问头身 较大儿童能诉说头痛、头晕及身体其他部位的疼痛和不适。头痛兼发热恶寒者为外感风寒；头痛呕吐，高热抽搐，为邪热入营，属急惊风。头晕而兼发热多因外感；头晕而兼面白乏力，多为气血不足。肢体酸痛而兼发热，多为外感，或邪阻经络。

4. 问二便 患儿大小便的数量、性状、颜色及排便时的感觉，有些可从望诊中获悉，亦可通过问诊了解。如大便稀薄，泡沫多见，臭气不甚者，属风寒泄泻；食后欲泻者，多为脾虚运化失职；泄泻日久，形瘦脱肛者，多为中气下陷；便时哭闹不安，多为腹痛。小便频急哭闹，或见尿血鲜红，或排出砂石者，为湿热蕴结，灼伤血络；夜间遗尿，量多清长者，多为肾气不足，下元虚冷。

5. 问饮食 不思饮食，或所食不多，兼见面白神疲，为脾胃虚弱；若腹部胀满，纳食不下，或兼呕恶，为乳食积滞；嗜食异物，多为疳证、虫证。渴不欲饮，或饮而不多，多为湿热内蕴；壮热烦渴，渴欲冷饮者，多为热病伤津。

6. 问睡眠 小儿睡眠总以安静为佳。年龄越小，睡眠时间越长。睡眠不宁、辗转反侧、喜俯卧者，多为气血失和，肠胃食积；寐而不宁、肛门瘙痒，多见蛲虫病；入夜恐惧难寐，多为心神失养；睡中惊惕、梦中呓语，多为肝旺扰神，或因胃不和而寐不安。睡中露睛，多为久病脾虚；睡中磨牙，多为胃气不和，肝火内盛，或因虫积；寐不安宁、多汗惊惕，常见于佝偻病脾虚肝旺证。

（三）问个人史

包括胎产史、喂养史、生长发育史、预防接种史等。

1．胎产史　要问清胎次、产次，是否足月、顺产或难产，有否流产以及接生方式、出生地点、出生情况、孕期母亲的营养和健康情况等。

2．喂养史　包括喂养方式和辅助食品添加情况，是否已经断奶和断奶的情况。对年长儿还应询问饮食习惯，现在的食物种类和食欲等。

3．生长发育史　包括体格生长和智能发育，如坐、立、行、语、齿等开始的时间；出牙和囟门闭合的时间；体重、身长增长情况；对已入学小儿还应了解学习成绩，推测智力情况。

4．预防接种史　包括卡介苗、麻疹减毒活疫苗、脊髓灰质炎减毒活疫苗、白喉类毒素、百日咳菌苗、破伤风类毒素混合制剂、乙型脑炎疫苗、流行性脑膜炎菌苗，以及甲型肝炎、乙型肝炎、伤寒等病疫苗的预防接种情况，记录接种年龄和反应等。

（四）其他方面

问诊中尚需注意问清疾病中的主要痛苦症状，发病时间及经过，病因及治疗情况，即主诉及现病史；以往曾患何种疾病、治疗效果，即既往史；家庭人员健康状况，即家族史等。

四、切　诊

切诊包括脉诊和按诊两个方面，也是诊断儿科疾病的重要手段之一。

（一）脉诊

小儿脉诊与成人有所不同。因小儿寸口部位较短，对较小儿童采用一指定三关的方法。即医者用示指或拇指同时按压寸、关、尺三部，再根据指力轻、中、重的不同，取浮、中、沉，来体会小儿脉象的变化。较大儿童可采用成人三指定寸关尺三部的切脉方法，视患儿寸关尺脉位的长短以调节三指的距离。诊脉时，医者宜先调匀呼吸，然后集中思想切脉。切脉时间应在 1 分钟以上，最好在小孩安静或入睡时进行。小儿脉象较成人软而稍数，年龄越小，脉搏越快。注意因恐惧、活动、啼哭等影响脉象。一般认为，以成人一息 6～7 至为常度，5 至以下为迟，7 至以上为数。

小儿脉象，主要分浮、沉、迟、数、有力、无力六种，同时，应注意结、代、细、弦、滑、不整脉等病脉。浮为病在表，沉为病在里；迟为寒，数为热；

有力为实，无力为虚。结脉为心气伤；代脉为脏气损；细脉为阴虚；弦脉为肝旺或为痛为惊；滑脉为痰食中阻。脉律不整，时缓时数，为心之气血失和。《小儿药证直诀·小儿脉法》说："脉乱不治，气不和弦急，伤食沉缓，虚惊促急，风浮，冷沉细。"可谓小儿脉法之纲领。

（二）按诊

1. **按头囟** 按察小儿头囟的大小、凹凸、闭合的情况，头颅的坚硬程度等。囟门隆凸，按之紧张，为囟填，多为风火痰热上攻，肝火上亢，热盛生风；囟门凹陷，为囟陷，常因阴津大伤；若兼头颅骨软者为气阴虚弱，精亏骨弱；颅骨按之不坚而有弹性感，多为维生素 D 缺乏性佝偻病。

2. **按颈腋** 正常小儿在颈项、腋下部位可触及少许绿豆大小之臀核（淋巴结），活动自如，不痛，不属病态。若臀核增大，按之疼痛，或肿大灼热，为痰热之毒；若仅见增大，按之不痛，质坚成串，则为瘰疬。

3. **按胸腹** 左侧前胸心尖搏动处古称"虚里"，是宗气会聚之所。若搏动太强，节律不匀，为宗气内虚外泄；若搏动过速，伴喘促，是宗气不继之证。胸廓高耸如鸡之胸，后凸如龟之背是为骨疳；肋骨串珠亦为虚羸之证。按察腹部，右上腹胁肋下触及痞块，或按之疼痛，为肝肿大；左上腹胁肋下触及有痞块，为脾肿大，俱多为气滞血瘀之征。剑突下疼痛多属胃脘痛；脐周按之痛，可触及团块、推之可散者，多为虫证。大凡腹痛喜按，为虚为寒；腹痛拒按，多为实为热；腹部胀满，叩之如鼓者为气胀。

4. **按四肢** 高热时四肢厥冷为热深厥甚；平时肢末不温为阳气虚弱；手足心热多为阴虚内热，亦可见于食积内热。四肢肌肉结实者体壮，松弛软弱者为脾气虚弱。

5. **按皮肤** 肤冷汗多为阳气不足；肤热无汗为热闭于内；肤热汗出，为热蒸于外；皮肤干燥失去弹性，为吐泻阴液耗脱之证。肌肤肿胀，按之随手而起，属阳水水肿；肌肤肿胀，按之凹陷难起，属阴水水肿。

第六节 儿科治法概要

儿科疾病的治疗原则基本与成人一致，但由于小儿在生理、病理、病因、病种上与成人有所不同，故在治疗方法、给药剂量、给药途径的运用上也有其特点。中药汤剂内服因吸收快，加减运用灵活，便于喂服而最为常用；中药成药易贮存携带，服用方便；药物外治使用简便，易为患儿接受，避免了小儿服药困难，具有良好的治疗效果，已成为儿科重要研究课题。此外，推拿、艾灸、针刺、饮食等治疗手段，均可根据病证特点及患儿的个体情况加以选择应用。

一、内治法

内治法是使药物直接进入体内的治疗方法，也是儿科最基本的治疗方法。具体应用时要注意掌握以下几个方面。

（一）用药原则

1．治疗要及时、正确和审慎 由于小儿生理病理上具有脏腑娇嫩、形气未充，发病容易、变化迅速的特点，因此要掌握疾病治疗的有利时机，采取有效措施，及时控制病情的发展变化。例如，小儿感冒初起只有发热咳嗽之表证，若不能及时治疗，用药不够正确，则邪气内侵，可演变为肺炎喘嗽；泄泻日久，或暴泻急迫，容易出现伤阴伤阳之变证。因此，当病邪在表，且有外解之机时，当因势利导，引邪外达，从表而解。不可凉遏而使表邪留恋，或发汗太过耗损卫阳；不可骤然固涩而闭邪留寇。

2．处方轻巧灵活 小儿脏气清灵，随拨随应，在治疗时，处方也应轻巧灵活。根据病儿的体质特点、病情轻重及脏腑功能，在处方选药时应轻巧、灵活，不可呆滞、重浊，不得妄加攻伐。《温病条辨·解儿难》中指出："其用药也，稍呆则滞，稍重则伤，稍不对证，则莫知其乡，捉风捕影，转救转剧，转去转远。"指出了儿科用药的难点和注意点。对于大苦、大寒、大辛、大热、峻下、毒烈之品，均当慎用，即便有是证而用是药，也应注意中病即止，或衰其大半而止，不可过剂，以免耗伤小儿正气。

3．注意顾护脾胃 脾胃为后天之本，气血生化之源。脾胃对于小儿的生长发育和疾病防治，都具有重要的作用。小儿脾常不足的生理特点，造成了小儿好发脾胃疾病的内在因素，也使小儿脾胃疾病的病理变化有其自身的特点，临床上应根据小儿脾胃本身的特点，以及它在疾病传变转化中所起到的作用，因势利导，促进疾病的早日痊愈和脾胃功能的尽快恢复。临床上应注意两点：①宜扶脾不宜伐脾，《诸病源候论》指出小儿"肠胃脆嫩，不胜药势"；《小儿药证直诀》则进一步指出"小儿易虚易实，下之既过，胃中津液耗损，渐令疳瘦"。在运用攻邪治疗时，不可损伤脾胃，而应该护卫、扶助脾胃之气，才不致使脾胃既伤于病，再伤于药。②健脾贵在运不在补，小儿脾胃生生之气旺盛，宜助运而不宜壅补，"脾宜升则健，胃宜降则和"，健脾贵在运，不能将健脾单纯地理解为补脾，且补脾之品往往甘厚壅中，容易使小儿娇嫩的脾胃负担加重。

4．重视先证而治 由于小儿发病容易，传变迅速，虚实寒热的变化较成人为快，故应见微知著，先证而治。尤其是外感热病，病情发展迅速，如医者在诊病之后，处方用药之时，应考虑到病家从取药煎煮，直到汤药喝下发挥药效为止需有一段时间，而在这一段时间内，患儿病情可能发生变化。因而，医者应把握这种变化，揭示病情的演变规律，提前一步，在相应的证候出现之前预先落实治疗措施，先发制病，药先于证，先证而治，顿挫病势，防止传变，从而达到治病防变的目的。即使是内伤杂病，虚则补之，实则泻之，寒者热之，热者寒之，已成定理，然而补虚致滞，泻实伤正，寒祛热生，热清寒至之变不可不知。故用补益的同时，应注意兼以消导，免生中满；运用攻下时注意扶正，免耗正气；运用温热药时注意病情热化而稍佐以寒凉；运用寒凉药时应防止中寒内生而适当伍以温热，这些都是先证而治的实例。

5. 不可乱投补益　补益之剂对体质虚弱的小儿有增强机体功能，资助生长发育的作用。但是，由于药物每多偏性，正如朱丹溪所说："虽参芪之辈，为性亦偏。"故虽补剂也不可乱用。小儿生机蓬勃，只要哺乳得当，护养适宜，自能正常生长发育。健康小儿不必靠药物来补益，长期不恰当的补益可能导致性早熟。若小儿偶受外邪，或痰湿食滞，未能觉察，继续服用补益之剂，则是闭门留寇，邪留不去，为害不浅。故补益之剂切不可滥用。

6. 掌握用药剂量　小儿用药剂量常随年龄大小、个体差异、病情轻重、方剂组合、药味多少、医师的经验而异。由于小儿服药时常有浪费，所以中药的用量相对较大，尤其是益气健脾、养阴补血、消食和中一类药性平和之剂更是如此。但对一些辛热有毒、苦寒攻伐和药性猛烈的药物，如麻黄、附子、细辛、乌头、大黄、芒硝等，应用时则需要注意。为方便计算，可采用下列比例用药：新生儿用成人量的1/6，乳婴儿用成人量的1/3，幼儿用成人量的1/2，学龄儿童用成人量的2/3或接近成人用量。

一般病例可按上述比例拟定药物剂量，但若病情急重则不受此限制。如治疗小儿暑温所用清热解毒药中，生石膏、板蓝根等的用量也有超过成人一般剂量的。此外，尚可按处方中药味的多少、方剂配伍要求决定其剂量。

（二）给药方法

目前常用的内治给药方法有以下几种：

1. 口服给药法　汤剂及各种内服中成药均可口服。汤剂的煎煮，药汁不宜太多，年龄越小药汁的量越少，并可采取少量多次喂服的方法，不必限制于一日2次服。对抗拒服药的小孩，可固定小儿头部，用小匙将药汁送至舌根部，将小匙竖起，轻压舌根部，使之自然吞下药汁。切勿捏鼻灌服，以防呛入气管。另外，可在药汁内稍加食糖矫味，使之便于服下。丸剂、片剂可研成细末，加糖水调服；颗粒及浸膏可用温开水溶解稀释后喂服。对幼童，服药时最好还是做好说服教育工作，争取患儿主动配合服药治疗。

2．鼻饲给药法 对于昏迷或吞咽困难的患儿，可采取鼻饲给药的方法，取消毒鼻饲管轻轻由鼻腔插入食管至胃中，用针筒吸取药液，徐徐注入鼻饲管内。

3．蒸气及气雾吸入法 用蒸气吸入器械或气雾吸入器，使水蒸气或气雾由病儿口鼻吸入，常用于治疗肺炎喘嗽、哮喘、感冒、咳嗽等。使用中药作气雾吸入，不可直接用汤剂、口服液类药剂，只能用注射液类药剂，如鱼腥草注射液、双黄连注射液等。吸入时可将蒸气对准口鼻，或将管口含于口中，通常每次吸入20分钟左右。

4．吹鼻法 用药末吹入鼻腔内取嚏，或将药物滴入鼻腔内，可治疗惊风高热、神昏等病症。

5．直肠给药法 取导尿管作常规消毒后，轻轻插入肛门直肠中，用针筒吸入药液缓缓注入直肠；或将药液倒入点滴瓶中，接上输液管，使药液徐徐滴入直肠中，从直肠吸收以治疗疾病。此法一定程度上避免了小儿服药难的问题，而且对于外感发热、肠胃疾病、水毒内闭等病证，有较好的疗效。

6．注射给药法 将中药注射制剂，按要求给予肌内注射、静脉注射或静脉点滴。如用清开灵注射液加在 10% 葡萄糖注射液中，静脉点滴，以治疗外感发热。

（三）常用内治法

在辨清证候、审明病因、分析病机之后，应针对性地采取一定的治疗方法，其中"汗、吐、下、和、温、清、补、消"是最基本的治法。程钟龄在《医学心悟·医门八法》中提出："论病之源，以内伤、外感四字括之；论病之情，则以寒、热、虚、实、表、里、阴、阳八字统之；而论治病之方，则又以汗、和、下、消、吐、清、温、补八法尽之。"按照八法原则，根据儿科临床特点，可组合成以下多种治法：

1．疏风解表法 主要适用于外邪侵袭肌表所致的表证。由于外邪郁闭肌表，开合失司，故可出现发热、恶风、汗出或无汗等。可用疏散风邪的药物，使郁于肌表的邪毒从汗而解。风寒外感可用疏风散寒的方药，如麻黄汤、荆防败毒散、葱豉汤等；风热外感可用辛凉解表的方药，如银翘散、桑菊饮等。

2．止咳平喘法 主要适用于邪郁肺经，痰阻肺络所致的咳喘。寒痰内伏可用温肺散寒，化痰平喘的方药，如小青龙汤、射干麻黄汤等；热痰内蕴可用清热化痰，宣肺平喘的方药，如定喘汤、麻杏石甘汤等；咳喘久病，每易由肺及肾，出现肾虚证候，可在止咳平喘的方剂中，加入温肾纳气药物，如参蛤散等。

3. **清热解毒法**　主要适用于邪热炽盛的实热证，如温热病、湿热病、斑疹、痢疾、血证等。其中又可分为甘寒清热、苦寒清热、苦泄降热、咸寒清热等，应按邪热之在表、在里、属气、属血、入脏、入腑等，分别选方用药。病邪由表入里而表邪未尽者，可用栀子豉汤、葛根黄芩黄连汤等清热透邪；证属阳明里热者，可用白虎汤清热生津；湿热化火或湿热留恋，可用白头翁汤、茵陈蒿汤、甘露消毒丹等清热化湿；温热之邪入于营血，发为神昏、斑疹，可用清营汤、犀角地黄汤、神犀丹等清热凉血；出现丹毒、疔疮走黄、下利脓血等火热实证者，可用黄连解毒汤、泻心汤等清火解毒；肝胆火旺时，可用龙胆泻肝汤等清肝泻火。

4. **凉血止血法**　主要适用于各种出血的证候，如鼻衄、齿衄、尿血、便血、紫癜等。常用方剂如犀角地黄汤、玉女煎、小蓟饮子、槐花散等，单味三七、白及、仙鹤草，以及中成药云南白药等，均有较好的止血作用。小儿血证常由血热妄行，血不循经引起，用清热凉血法治疗居多；但是，气不摄血、脾不统血、阴虚火旺等原因引起的出血在临床也不少见，可用益气健脾，养阴清热等法治疗。

5. **安蛔驱虫法**　主要适用于小儿肠道虫证，如蛔虫病、蛲虫病等。其中尤其以蛔虫病变化多端，可合并蛔厥（胆道蛔虫症）、虫瘕（蛔虫性肠梗阻）等，发生这些情况，当先安蛔缓急止痛为主，方用乌梅丸等，待病势缓和后，再予驱虫。常用驱蛔方剂，有追虫丸、下虫丸等。常用驱蛔虫药如使君子、苦楝根皮等；驱姜片虫药用槟榔等；驱蛲虫可用大黄与使君子，配合百部煎剂灌肠等法。

6. **消食导滞法**　主要适用于小儿饮食不节，乳食内滞之证，临床见呕吐、腹痛、食积、伤食泄泻、疳证等。小儿脾胃薄弱，若饮食不节，恣食无度，则脾胃运化无权。轻则呕吐泄泻、厌食腹痛；重则为积为疳，影响生长发育。常用方药如保和丸、消乳丸、鸡内金粉、枳实导滞丸等。在消食导滞药物中，麦芽擅消乳积，山楂能消肉食积，神曲善化谷食积，莱菔子擅消麦面之积。

7. **镇惊开窍法**　主要适用于小儿惊风、癫痫等证。小儿暴受惊恐，神志不安，可用朱砂安神丸、磁朱丸等安神镇惊；高热不退，烦躁不安，四肢抽搐，可用小儿回春丹清热除烦，安神止惊；热极生风，项强抽搐，可用羚角钩藤汤、紫雪丹镇惊息风；热入营血而神昏、惊厥，可用安宫牛黄丸、至宝丹、牛黄清心丸等镇惊开窍，清热解毒；痰浊上蒙，惊风抽搐，可用苏合香丸等豁痰开窍；感受时邪秽浊之气而吐泻昏厥，可用行军散、玉枢丹等辟秽开窍。

8. **利水消肿法**　主要适用于水湿停聚，小便短少而水肿的患儿。若湿邪内蕴，脾失健运，水湿泛于肌肤者，则为阳水；若脾肾阳虚，不能化气行水，水湿内聚为肿，则为阴水。常用方剂，阳水可用麻黄连翘赤小豆汤、五苓散、五皮饮、越婢加术汤等；阴水可用实脾饮、真武汤等。此外，车前子、荠菜花、玉米须等，也有较好的消肿利尿作用。

9．健脾益气法 主要适用于脾胃虚弱，气血不足的小儿，如泄泻、疳证及病后体虚等。常用七味白术散、异功散、四君子汤、补中益气汤等。单味淮山药粉调服，有良好的健脾止泻作用。气虚与脾虚关系密切，治气虚时多从健脾着手，健脾时多借助益气，故两者常配合运用。

10．培元补肾法 主要适用于小儿胎禀不足，肾气虚弱及肾不纳气之证，如解颅、五迟、五软、遗尿、哮喘等。常用方剂如六味地黄丸、金匮肾气丸、调元散、参蛤散等。

11．活血化瘀法 主要适用于各种血瘀之证。如肺炎喘嗽、哮喘见口唇青紫、肌肤有瘀斑瘀点，以及腹痛如针刺、痛有定处、按之有痞块等。常用桃红四物汤、血府逐瘀汤、少腹逐瘀汤、桃仁承气汤等。基于"气为血之帅，气行则血行"的原则，活血化瘀方中常辅以行气的药物。

12．回阳救逆法 主要适用于小儿元阳虚衰欲脱之危重证候。临床可见面色苍白、神疲肢厥、冷汗淋漓、气息奄奄、脉微欲绝等，此时必须用峻补阳气的方药加以救治。常用方剂如四逆汤、参附龙牡救逆汤等。

二、外治法

（一）外治法的优点

小儿大多服药怕苦，打针怕痛，特别是婴幼儿内治给药尤为困难，往往影响临床疗效。而小儿肌肤柔嫩，脏气清灵，中医外治，作用迅速，能在无损伤的治疗中取得疗效，自古就有"良医不废外治"的说法。临床实践证明，采用各种外治方法治疗小儿常见病、多发病，易为小儿所接受，应用得当，也有较好的疗效，可以单用或与内治法配合应用。

外治诸法，其理与内治诸法相通，也需视病情之寒热虚实进行辨证论治。外治法通常按经络俞穴选择施治部位。《理瀹骈文·略言》说："外治之理，即内治之理；外治之药，亦即内治之药，所异者法耳。"可见外治与内治的药效机理是一致的。

（二）外治法的种类

目前儿科临床上的外治方法，主要使用药物进行敷、贴、熏、洗、吹、点、灌、嗅等。

1．熏洗法 这是利用中药的药液及蒸气熏洗人体外表的一种治法。如夏日高热无汗，可用香薷煎汤擦洗，发汗退热；麻疹出疹初期，可用生麻黄、浮萍、芫荽子、西河柳煎汤后，加黄酒擦洗头部和四肢，并将药液放在室内煮沸，使空气湿润，体表亦能接触药气，有助透疹。

2. **涂敷法** 是将新鲜的中草药捣烂，或用药物研末加入水或醋调匀后，涂敷于体表的一种外治法。如用鲜马齿苋、大青叶、青黛、紫金锭等，任选一种，调敷于腮部，治疗流行性腮腺炎；用吴茱萸粉涂敷于足底涌泉穴，治疗滞颐等。

3. **罨包法** 是将药物置于皮肤局部，并加以包扎的一种外治法。如用皮硝包扎于脐部，以消食积；用五倍子粉加食醋调罨包脐内，治疗盗汗等。

4. **热熨法** 是将药炒熟后，用布包裹以熨肌表的一种外治法。如炒热食盐熨腹部，治疗腹痛；用生葱、食盐炒热，熨脐周围及少腹，治疗尿闭等。

5. **敷贴法** 是将药物制成软膏、药饼，或研粉撒于普通膏药上，敷贴于局部的一种外治法。如用丁香、肉桂等药粉，撒于普通膏药上贴于脐部，治疗寒证泄泻。再如在夏季三伏天，用延胡索、白芥子、甘遂、细辛研末，以生姜汁调成药饼，中心放少许丁香末，敷于肺俞、膏肓、百劳穴上，治疗哮喘等。

6. **擦拭法** 是用药液或药末擦拭局部的一种外治方法。如用冰硼散擦拭口腔，或用淡盐水、金银花甘草水拭洗口腔，治疗鹅口疮、口疮等。

7. **药袋疗法** 选用山柰、苍术、白芷、砂仁、丁香、肉桂、甘松、豆蔻、沉香、檀香等芳香药物，根据病情，选药配合成方，研成粉末，制成香袋、肚兜、香枕等。经常佩带使用，具有辟秽解毒，增进食欲，预防感冒，治疗鼻炎的作用。

6. **滴鼻法** 是将中药煎成汤液，经浓缩后滴于鼻内的外治法。常用麻黄、苍耳子、菊花、藿香等治疗小儿鼻部疾患，如鼻塞、鼻窒、鼻渊等。

7. **气雾法** 是用气雾吸入器，将药液形成气雾状由患儿口鼻吸入的外治法，常用于治疗小儿鼻、咽及肺部疾患。

8. **佩带法** 是将某些芳香性药物研成粉末，装入布袋，佩带于小儿胸前，用以防治疾病的外治法。如用雄黄、朱砂、菖蒲、白芷研成细末佩带，可防治感冒；用雄黄、苍术、细辛、干姜、白芷研末佩带，可防治咳喘。

9. **灌塞法** 是将中药药液灌肠，或将药物研末加赋形剂，制成栓剂塞入肛门的一种外治法。如用百部煎汤保留灌肠治疗蛲虫病。将中药制成固体塞入肛门的疗法，又称药栓疗法，需根据病情选药，加入赋形剂，制成栓剂后应用。

三、其他治法

推拿疗法、针灸疗法、灯火燋法、拔罐疗法、割治疗法等治疗方法，也属于外治法，常用于治疗小儿泄泻、腹痛、厌食、痿证、斜颈等疾病，疗效确切。

（一）推拿疗法

推拿疗法有促进气血循行、经络通畅、神气安定、脏腑调和的作用，能达到驱邪治病的目的。临床常用于5岁以下小儿泄泻、腹痛、厌食、痿证、斜颈等疾病的治疗。年龄越小，治疗效果越好。其手法应轻快柔和，取穴和操作方法与成人有所不同。常用推、拿、揉、掐等手法，取穴主要有手部的六腑、天河水、三关，掌部的大肠、脾土、板门，背部的大椎、七节、龟尾，腹部的脐中、丹田等穴。

捏脊疗法是儿科常用的一种推拿方法，此法通过对督脉和膀胱经的按摩，调和阴阳，疏理经络，行气活血，恢复脏腑功能以防治疾病。具体操作方法：患儿俯卧，医者两手半握拳，两示指抵于背脊之上，再以两手拇指伸向示指前方，合力夹住肌肉提起，而后示指向前，拇指向后退，作翻卷动作，两手同时向前移动，自长强穴起，一直捏至大椎穴止，如此反复3~5次，捏到第3次后，每捏3把，将皮肤提起1次（又称捏3提1法）。每日1次，6天为1疗程。脊背有皮肤感染、紫癜等疾病的患儿禁用此法。

（二）针灸疗法

针灸疗法包括针法与灸法。儿科针灸疗法常用于治疗遗尿、哮喘、泄泻、痢疾、痹证等疾病。小儿针灸所用的经穴基本与成人相同，但也有其特点，例如小儿针刺一般采用浅刺、速刺的针法，又常用腕踝针、耳针、激光穴位照射治疗；小儿灸治常用艾条间接灸法，与皮肤保持适当距离，以皮肤微热微红为宜。

刺四缝疗法是儿科针法中常用的一种方法。四缝是经外奇穴，它的位置在示指、中指、无名指及小指四指中节横纹中点，是手三阴经所经过之处。针刺四缝具有清热、除烦、通畅百脉、调和脏腑等功效，常用于治疗疳证和厌食。具体操作方法：皮肤局部消毒后，用三棱针刺约1mm深，刺后用手法挤出黄白色黏液少许。

（三）灯火燋法

本法古称"神火"。操作时用灯芯蘸麻油，燃火，烧灼所选的穴位或部位，手法必须迅速，一触及皮肤随即离去。古人用于治疗脐风、惊痫、风痰闭阻、猝死等。《幼科铁镜》中取囟门、眉心、人中、承浆、两手大指少商、脐心、脐轮，共十三燋，治疗脐风。现代用灯火燋角孙穴治疗流行性腮腺炎有一定的疗效，但是，对邪已入里的实热证、久病体弱、久热消渴、阴虚火旺等证，均不宜采用此法。

（四）拔罐疗法

拔罐疗法有促进气血流畅、营卫运行、祛风散寒、舒筋止痛等作用，常用于肺炎喘嗽、哮喘、腹痛、遗尿等病证。儿科拔罐采用口径较小的竹罐或玻璃罐，留罐时间较短。取罐时注意先以示指按压罐边皮肤，使空气进入罐内，火罐即自行脱落，不可垂直用力硬拔。若是高热惊风、肌肤浮肿、吐衄出血、形体消瘦、皮肤过敏、皮肤感染的小儿，不可运用拔罐疗法。

（五）饮食疗法

饮食疗法是中医治疗疾病的一大特色，食物同药物一样，具有寒热温凉和升降浮沉等基本性能，故往往作为治疗疾病的必要辅助措施。膳食烹制主要有炖、焖、煨、蒸、煮烧、卤、熬、煮粥等方法。

1. **炖** 炖是将食物或食物加药物同时下锅，加水适量，置于武火上烧沸，去浮沫，再置于文火上烧至酥烂的烹制方法。

2. **焖** 焖是在锅内加菜油适量，将食物或食物加药物同时放入，再加入葱、姜、花椒、盐等调味品和少量汤汁，盖紧锅盖，用文火焖熟的烹制方法。

3. **煨** 煨是将食物或食物加药物，用文火或有余热的柴草灰煨至熟透的烹制方法。

4. **蒸** 蒸是将食物或食物加药物以调料拌好，装入碗中，置蒸笼内，用蒸气蒸熟的烹制方法。

5. **煮烧** 煮烧是将食物或食物加药物放入锅内，加汤汁或清水适量，并用武火烧沸，再用文火烧熟的烹制方法。

6. **卤** 卤是先将食物或食物加药物初步加工，按一定的方式配合后放入卤汁内，用中火逐步加热烹制，使其渗透卤汁直至成熟的烹制方法。

7. **熬** 熬是将食物或食物加药物初步加工后，倒入锅内，加入水和调料，置武火上烧沸，再用文火烧至汁稠味浓、食物烂熟的烹制方法。

8. **煮粥** 煮粥是将大米与药物（一般为既可单独食用，又可当作药物配方的食物）放入锅内，加汤或清水适量，先用武火煮沸，再移至文火上熬至浓稠的烹制方法。

第七节　儿童保健

儿童保健的目标是根据儿童生长发育特点，提供医疗、预防和保健服务，维护身心健康，降低疾病发生率和死亡率，提高养育质量，促进儿童身体全面发展。

小儿对外界刺激反应性强，但适应能力差，对病邪的抵抗力薄弱，因而容易受外界不良因素影响。为了保证小儿正常的生长发育，应根据不同年龄的小儿生理特点，有重点地进行保健，在运动、消化、呼吸等各方面给予合理安排，应避免负担过重。

一、胎儿期保健

胎儿期保健，我国古代称之为"养胎护胎"、"胎养胎教"，历来认为这是儿童保健的第一步。先天之本，是一生的根基，胎儿保健，对于后天体质强弱、智力高低、疾病寿夭，有着深远的影响。胎儿期间，母体与胎儿息息相关，正如《格致余论·慈幼论》所说："儿之在胎，与母同体，得热则俱热，得寒则俱寒，病则俱病，安则俱安。"指明胎儿的强弱，禀受于父母，胎儿期保健，必须依靠胎前及妊娠期孕妇的保健来实现。孕母的精神体质、饮食营养、生活起居、疾病用药、居住环境等，均会影响胎儿的生长发育。胎儿保健，首先要从择偶婚配开始，近亲之间血缘相近，不可通婚，以免导致后代体质变弱及罹患遗传性疾病。

男女双方应在国家法定的年龄结婚生育，一般男子 24~32 岁，女子 21~28 岁，是婚育的合适年龄。结婚之前，应作婚前检查，查明有无不宜婚育，或可能影响后代健康的疾病。在男女身体健康，阴阳和谐的情况下婚配受孕，才能为胎儿健康打下良好的基础。养胎护胎包括以下主要内容：

（一）饮食调养

胎儿的生长发育，全赖母体的气血供养，孕妇脾胃仓廪化源充盛，才能气血充足，涵养胎儿。孕妇的饮食，应当富有营养，清淡可口，易于消化，进食按时，饮食适量。胎儿正常生长发育所需的重要营养素是蛋白质、矿物质和维生素，因此，孕妇必须保证充足的饮食营养，避免过食大冷大热、甘肥黏腻、辛辣炙煿等食物，从而酿生胎寒、胎热或胎肥等病证。不同孕期的饮食安排应有所区别，如妊娠早期营养要全面，按孕妇的口味调配饮食，不要吃可能加重妊娠反应的刺激性食品；妊娠中期胎儿迅速增长，必须多进富含各种营养成分的食品；妊娠后期是胎儿生长的高峰期和胎儿脑发育的关键期，同样需要营养丰富，但也不能营养过度，以免胎儿过大过肥。

饮食调养还包括戒除烟酒，烟酒对男性精子和女性卵子都有伤害，可使受精卵发育障碍，造成流产、或先天性畸形、智能低下等；孕妇吸烟也会伤胎而造成流产、早产，或导致婴儿低出生体重、智力低下、先天性心脏病等。

（二）寒温调摄

妇女怀孕之后，气血聚以养胎，卫气不足，卫外不固，易为虚邪贼风所侵。怀胎十月，要经历3~4个不同的季节，气候变化很大，孕妇应比常人更加注意寒温的调摄，顺应气温的变化，天寒取暖，天热降温，出门避风，勿淋雨雪，尽量避免气候骤变造成的伤害；另外，注意居室空气流通，保持空气新鲜，避免空气环境的污染。

（三）防感外邪

孕妇在调摄寒温的同时，更要注意防止感受外邪。妊娠期间感受外邪会损伤胎儿，或造成流产、早产等。现代研究表明，各种感染性疾病，尤其是病毒感染，包括风疹病毒、流感病毒、巨细胞病毒、单纯疱疹病毒、水痘病毒、肝炎病毒等，都可能导致先天性畸形、流产或早产。妊娠早期胚胎形成，器官分化，最易受到损害。例如，孕妇妊娠早期感染风疹病毒，可造成小儿先天性白内障、先天性心脏病、耳聋、小头畸形及智力发育障碍等，称为先天性风疹综合征。

（四）避免外伤

妊娠期间，孕妇要防止各种有形和无形的外伤，以保护自己和胎儿。孕妇要谨防跌仆损伤，不宜攀高涉险、提挈重物、摸爬滚打、跳跃颠簸等。要注意保护腹部，避免受到挤压和冲撞。现代社会无形损伤的机会日益增多，噪声会损害胎儿的听觉，放射线能诱发基因突变，造成染色体异常，可能导致流产或胎儿发育畸形。妊娠期间要控制房事，节欲保胎。房事不节，易于伤肾而致胎元不固，造成流产、早产，也易因交合而酿成胎毒，使孕妇及胎儿宫内感染的机会增多。妊娠3个月内和最后1个半月，应停止房事。

（五）劳逸结合

孕妇必须保持经常而有适度的活动，才能使全身气血流畅，胎儿得以长养，生产顺利。古代医家就很重视劳逸过度对于母子的危害，如《万氏妇人科·胎前》说："妇人受胎之后，常宜行动往来，使血气通流，百脉和畅，自无难产。

若好逸恶劳，好静恶动，贪卧养娇，则气停血滞，临产多难。"当然，孕妇不可过劳和进行剧烈的体育运动，以免损伤胎元，引起流产或早产；而应当动静相兼，劳逸结合，在妊娠的不同时期各有侧重点。一般说来，妊娠1~3个月应适当静养，谨防劳伤，以稳固胎元；4~7个月可增加一些活动量，以促进气血流通，适应此期胎儿迅速生长的需要；妊娠后期只能做较轻的工作，体力劳动者要有工间休息，不做夜班，脑力劳动者要保证每日仍有一定的活动；足月之后，又转入以静为主，静待分娩，每日安排一定时间的散步；分娩前两周可停止工作。现代还编有适用于孕期不同阶段的妊娠期保健操，可以学习后坚持去做。

（六）调节情志

孕妇情志过极不仅损害自身的健康，而且会因气血逆乱，影响胎儿的正常发育。孕妇应精神内守，保持情绪稳定，喜怒哀乐适可而止，避免强烈的精神刺激，以保证安养胎儿。古代周文王之母太任怀孕时恪守胎教，坐立寝食俱有规矩，观礼听乐，精神内守而又心情愉快，使周文王出生后聪明贤能，健康长寿。历代医家总结胎教的经验提出，妇女妊娠期要保持情绪安定，心态平和，可以聆听优美的音乐，进行健康的娱乐活动，这样，不仅可以陶冶孕妇的情操，更有利于胎儿的孕育成长。现代研究表明，胎儿具有听觉、感知和反应的能力，可以对音乐产生反应，目前全国各地已经推广胎教音乐的实际应用。

（七）谨慎用药

关于孕妇用药，有病固然应治疗，但又要注意中病即止。中医学历来对孕妇用药十分审慎，认为无病不可妄投药物，有病也要谨慎用药，中病即止。古人提出的妊娠禁忌中药主要分为以下三类：毒性药类，如乌头、附子、南星、野葛、水银、轻粉、铅粉、砒石、硫黄、雄黄、斑蝥、蜈蚣等；破血药类，如水蛭、虻虫、干漆、麝香等；攻逐药类，如巴豆、牵牛子、大戟、芫花、皂荚、藜芦、冬葵子等。这些药物用于孕妇，可引起中毒，损伤胎儿，造成胚胎早期死亡或致残、致畸等。现代各种化学合成药物的大量应用，尤其是多种抗生素如四环素类、链霉素、卡那霉素，激素如黄体酮、甲基睾丸素、己烯雌酚、可的松，激素拮抗剂如丙基硫氧嘧啶、他巴唑，抗肿瘤药如氨甲喋呤、环磷酰胺、苯丁酸氮芥，抗惊厥药如盐酸氯丙嗪、苯妥英钠、丙咪嗪等，都可能损伤胎儿。20世纪60年代，欧洲曾发生过孕妇服用"反应停"造成数以万计肢体畸形胎儿出生的悲剧，这一事件提高了人们对孕妇用药的警惕性。

二、新生儿期保健

小儿初生，乍离母腹，如嫩草之芽，气血未充，脏腑柔弱，胃气始生，全赖悉心调护，若稍有疏忽，易致患病，甚至夭折，因而，新生儿期保健值得高度重视。新生儿有几种特殊生理状态，不可误认为病态，如新生儿上腭中线和齿龈部位有散在黄白色、碎米大小隆起颗粒，称为"马牙"，可在数周或数月内自行消失，不需挑刮；女婴生后 3~5 天乳房隆起如蚕豆到鸽蛋大小，可在 2~3 周后消退，不应处理或挤压；女婴生后 5~7 天阴道有少量流血，持续 1~3 天自止者，是为假月经，一般不必处理；新生儿两侧颊部各有一个脂肪垫隆起，称为"螳螂子"，有助吮乳，不能挑割；新生儿生理性黄疸等。

（一）拭口洁眼

小儿出生离腹，必须及时做好体表皮肤黏膜的清洁护理。应用消毒纱布探入口内，轻轻拭去小儿口中秽浊污物，包括羊水、污血及胎粪等，以免小儿啼声一发，吞咽入腹，或呛入气管。同时，要轻轻拭去眼睛、耳朵中的污物，新生儿皮肤上的胎脂有一定的保护作用，不要马上拭去；但皮肤皱折处及二阴前后应当用纱布醮消毒植物油轻轻擦拭，去除多余的污垢。

（二）断脐护脐

胎儿在腹，脐带是母体与胎儿气血经络相通的纽带。婴儿降生，啼声一发，口鼻气通，百脉流畅，小儿开始独立生存，婴儿出生后随即需要断脐。我国古代已认识到，新生儿断脐护脐不可不慎，若处理不洁会因感染邪风而患脐风；新生儿娩出 1~2 分钟，就要结扎脐带后剪断，处理时必须无菌操作，脐带残端必须无菌处理，然后用无菌敷料覆盖；若在特殊情况下未能保证无菌处理，则应在 24 小时内重新消毒，处理脐带残端，以防止脐部感染，甚至脐风的发生。

断脐后还需护脐。脐部要保持清洁和干燥，让脐带残端在数天后自然脱落，在此期间，要注意勿让脐部被污水、尿液及其他脏物所侵，洗澡时勿浸湿脐部，避免脐部污染，预防脐风、脐湿、脐疮等疾病。

（三）祛除胎毒

胎毒，指胎中禀受之毒，主要指热毒。胎毒重者，出生时常表现为面目红赤、多啼声响、大便秘结等，易于发生丹毒、痈疖、湿疹、胎黄、胎热、口疮等病证，或造成以后好发热性疾病的体质。自古以来，我国有给新生儿祛除胎毒的传统方法，常用的方法有：

1. **金银花甘草法**　金银花6g，甘草2g，煎汤后用此药液拭口，并以少量喂服，适用于胎热偏重者。

2. **豆豉法**　淡豆豉10g，浓煎取汁，频频喂服，适用于脾胃虚弱者。

3. **大黄法**　生大黄3g，沸水适量浸泡或略煮，取汁滴儿口中，胎粪通下后停服，脾虚气弱者勿用。

（四）洗浴衣着

小儿出生后，即用消毒纱布拭去体表的血迹，次日给小儿洗澡。洗澡水要用开水，待水温降至比小儿体温略高时使用，也可在浴汤中加入1枚猪胆之汁以助解毒。洗浴时将小儿托于左手前臂，右手持纱布，蘸水后轻轻擦拭小儿体表，不要将小儿没入水中，以免浸湿脐部，洗毕可在体表涂以少量消毒色拉油或鱼肝油，并将全身拭干，皮肤皱折潮湿处扑以松花粉或滑石粉。洗浴时注意动作轻柔，防止冒受风寒。

（五）保暖

小儿刚刚出生，必须注意保暖，尤其是早产儿。寒冷季节更需做好保暖工作，室内可采用暖气，或热水袋，或辐射式保暖床，或暖箱等方法保暖。新生儿衣着要适宜，衣服应柔软宽松，容易穿脱，不用纽扣或松紧带。临产前应将给婴儿准备的衣服取出吹晒，放衣服的箱子里不可放樟脑丸。婴儿褟褓包扎松紧要适宜，过松易被蹬开，过紧则妨碍活动。尿布也要柔软而且吸水性强，尿布外不可加用塑料或橡皮布包裹。

（六）生后开乳

产妇分娩之后，应将小儿置于母亲身边，给予爱抚。生后应尽早让小儿吸吮乳房，鼓励母亲按需哺乳。一般足月新生儿吸吮能力较强，吞咽功能基本完善。早期开乳有利于促进母乳分泌，对哺乳成功起重要作用，也使新生儿早期获得乳汁滋养。开始2~3天乳汁分泌不多，但也可满足婴儿的需要，若婴儿有明显的饥饿表现或体重减轻过多，可在哺乳后补授适量糖水或配方乳，但不可用糖水或牛奶取代母乳。为了保证母乳喂养成功，必须坚持哺乳，代乳法不利于泌乳。只有在无法由母亲喂养的情况下才用购置的配方乳喂养。

三、婴儿期保健

婴儿期生长发育特别快，脾胃运化功能常显不足，合理喂养显得尤为重要。婴儿期保健，要做好喂养、护养和预防接种等工作。

（一）喂养方法

婴儿喂养方法分为母乳喂养、混合喂养和人工喂养。

1. 母乳喂养　生后 6 个月之内以母乳为主要食品者，称为母乳喂养。母乳喂养最适合婴儿需要，因母乳营养丰富，易为婴儿消化吸收，含优质蛋白质、必需氨基酸及乳糖较多，有利于婴儿脑的发育，尤其是生后 1～4 天的初乳，具有增进婴儿免疫力的作用。母乳喂哺简便而经济，且利于增进母子感情，又便于观察小儿变化，随时照料护理。产后哺乳可刺激子宫收缩早日恢复，推迟月经来潮使不易怀孕，哺乳的妇女也较少发生乳腺癌、卵巢癌等。因此，应大力提倡母乳喂养，宣传母乳喂养的优点。

母乳喂养的方法，应由乳母细心观察婴儿的个体需要，以按需喂给为原则。一般说来，第 1～2 个月不需定时喂哺，可按婴儿需要随时喂。此后按照小儿睡眠规律可每 2～3 小时喂 1 次，逐渐延长到 3～4 小时 1 次，夜间逐渐停 1 次，一昼夜共 6～7 次。4～5 个月后可减至 5 次。每次哺乳约 15～20 分钟。根据各个婴儿的不同情况，适当延长或缩短每次哺乳时间，以吃饱为度。每次哺乳前要用温开水拭净乳头，乳母取坐位，将小儿抱于怀中，让婴儿吸空一侧乳房后再吸另一侧。哺乳完毕将小儿轻轻抱直，头靠母肩，轻拍其背，使吸乳时吞入胃中的空气排出，可减少溢乳。母亲患传染病、重症心脏病或肾脏病，或身体过于虚弱者，不宜哺乳。乳头皲裂、感染时可暂停哺乳，但要吸出乳汁，以免病后无乳。

断奶时间视母婴情况而定。一般可在小儿 10～12 个月时断奶，若母乳量多者也可适当延期。断奶应逐渐减少直至停止哺乳，不可骤断。若正值夏季或小儿患病之时，应推迟断奶。

2. 混合喂养　因母乳不足而且无法改善，需添喂牛、羊乳或其他代乳品时，称为混合喂养，或称部分母乳喂养。混合喂养的方法有补授法与代授法两种：

（1）补授法：每日母乳喂养的次数照常，每次先哺母乳，将乳房吸空，然后再补充一定量代乳品，直至婴儿吃饱。这种喂养方法可因经常吸吮刺激而维持母乳的分泌，因而较代授法为优。

（2）代授法：一日内有一次或数次完全用乳品或代乳品代替母乳，称为代授法。使用代授法时，每日母乳哺喂次数最好不少于 3 次，维持夜间喂乳，否则母乳会很快减少。

3. 人工喂养　母亲因各种原因不能喂哺婴儿时，需采用牛、羊乳或其他兽乳，或其他代乳品喂养婴儿，称为人工喂养。

（1）乳制品：根据当地习惯和条件选用动物乳，其中牛乳最为常用。牛乳所含营养成分与人乳有差别。其所含蛋白质较多，以酪蛋白为主，在胃内形成凝块较大，不易消化。牛乳矿物质含量高，易中和胃酸，不利于消化；锌、铜含量低，铁含量与母乳持平但吸收率仅为母乳的 10%；维生素 D、E 和 C 的含量也低，故需及时添加微量元素及维生素。牛乳中乳糖含量较母乳低，故喂食时最好加 5% ~8% 的蔗糖。婴儿每日约需加糖牛奶 110ml/kg，每日需水 150ml/kg。例如 3 个月婴儿，体重 5kg，每日需喂鲜牛奶 550ml，内加蔗糖 44g，另需加喂温开水、果汁 200ml。一般小儿全日鲜牛奶喂哺量以不超过 800ml 为宜，能量供给不足时可增补辅助食品。小于 5 个月的婴儿喂牛奶宜适当加水稀释，2 个月以内加1/2 水，3 ~4 个月加 1/3 水。需要注意的是，人工喂养的数量也要按小儿食欲的好坏、体重的增减以及粪便的性状而增减。全脂奶粉是由鲜牛奶灭菌、浓缩、喷雾、干燥制成。按重量 1:8（30g 奶粉加 240g 水），或按体积 1:4（1 匙奶粉加 4匙水）加开水调制成乳汁，其成分与鲜牛奶相似。鲜羊奶成分近似于牛奶，使用方法可参照牛奶。

其他常用乳制品还有酸牛乳、母乳化乳粉、配方乳粉以及羊乳等。

（2）代乳品：大豆类代乳品营养价值较谷类代乳品为好。制备时应补足所缺成分，可用作 3 ~4 个月以上婴儿的代乳品。3 个月以下婴儿因消化功能不完善，最好不用豆类代乳品。

豆浆：用 500g 大豆制成豆浆约 3000ml。每 1000ml 豆浆加食盐 1g、乳酸钙2g、淀粉 20g、蔗糖 60g，煮沸 20 分钟，待温喂用。开始喂哺时可加 1 倍水稀释，如无消化不良可逐渐减少水分。豆制代乳品如 5410 代乳粉等也适合婴儿使用。

米、面制品如乳儿糕、糕干粉等，大多含碳水化合物高，而蛋白质、脂肪过少，所含必需氨基酸也不完善，一般只宜作为辅助食品。使用时要加入一定量豆粉、蛋粉、鱼蛋白粉或奶粉及植物油，以增加营养价值。

4. 添加辅食　无论母乳喂养、人工喂养或混合喂养的婴儿，都应按时添加辅助食品。添加辅助食品的原则是由少到多，由稀到稠，由细到粗，由一种到多种，在婴儿健康、消化功能正常时逐步添加。添加辅食的顺序可参照表 1 –3。

表 1 –3　　　　　　　　　　　　添加辅食顺序

月　　龄	添 加 的 辅 食
1 ~3 个月	鲜果汁；青菜水；鱼肝油制剂
4 ~6 个月	米糊、乳儿糕、稀粥；蛋黄、鱼泥、豆腐、动物血；菜泥、水果泥
7 ~9 个月	烂面、烤馒头片、饼干；碎菜、鱼、蛋、肝泥、肉末
10 ~12 个月	稠粥、软饭、挂面、馒头、面包；碎菜、碎肉、油、豆制品等

（二）婴儿护养

婴儿期间脏腑气血未充，生长发育迅速，除了要合理喂养之外，还应根据这一时期儿童的生理特点安排起居作息。《备急千金要方·初生出腹论》中指出："凡天和暖无风之时，令母将儿于日中嬉戏，数见风日，则血凝气刚，肌肉牢密，堪耐风寒。"因此经常带孩子到户外活动，可增强小儿体质，增加对疾病的抵抗力。婴儿衣着不可过暖，衣着要宽松，不可紧束而妨碍气血流通，影响发育。婴儿要有足够的睡眠，同时要掌握婴儿睡眠时间逐渐缩短的生理特点，在哺乳、戏耍等的安排上，注意使之逐步形成夜间睡眠为主、白天活动为主的作息习惯。婴儿期是感知觉发育的重要时期，视觉、听觉及其分辨能力迅速提高，要结合生活的实践，教育、训练他们由近及远认识生活环境，促进感知觉发展，培养他们的观察力。

婴儿期也要注意精神调摄，《小儿病源方论·养子十法》说："勿令忽见非常之物。小儿忽见非常之物，或见未识之人，或鸡鸣犬吠，或见牛马等兽，或嬉戏惊触，或闻大声，因而作搐者，缘心气乘虚而精神中散故也。"

（三）预防接种

婴儿时期脏腑娇嫩，卫外不固，易于发生脾胃疾病、肺系疾病和传染病。定期进行体格检查，可早期发现生长发育异常、营养性缺铁性贫血、维生素 D 缺乏性佝偻病等疾病。调节乳食，使婴儿的脾胃功能逐步增强，注意饮食卫生，降低脾胃病的发病率。

婴儿时期对各种传染病都有较高的易感性，因此，必须切实按照我国卫生部制订的计划免疫程序，为 1 岁以内的婴儿完成预防接种的基础免疫。

四、幼儿期保健

进入幼儿期，小儿的活动能力增强，活动范围扩大，虽然体格生长、智力发育，但仍易于发病，需要做好保健工作。

（一）饮食调养

幼儿处于以乳食为主转变为以普通饮食为主的时期。此期乳牙逐渐出齐，但咀嚼功能仍差，脾胃功能仍较薄弱，食物宜细、软、烂、碎。《小儿病源方论·养子调摄》说："养子若要无病，在乎摄养调和。吃热、吃软、吃少，则不病；吃冷、吃硬、吃多，则生病。"食物品种要多样化，以谷类为主食，每日还可给予 1~2 杯豆浆或牛奶，同时进食鱼、肉、蛋、豆制品、蔬菜、水果等多种食物，荤素菜搭配，每日 3 次正餐，外加 1~2 次点心。要培养小儿良好的饮食习惯，进餐按时，相对定量，不多吃零食，不挑食，不偏食，训练幼儿正确使用餐具和独立进餐的技能。要保证充足的营养供给，以满足小儿这一时期生长发育的需要，但要防止食伤致病。

（二）起居活动衣着

幼儿 1 岁至 1 岁半时学会走路，2 岁以后能够并且喜欢跑、跳、爬高。与此同时，手的精细动作也发展起来，初步学会用玩具做游戏。幼儿学走路时要由成人牵着走，防止跌跤，但又要为孩子保留一定的自主活动空间，引导孩子的动作发育。结合幼儿的年龄特点，培养其良好的生活习惯。每日保证睡眠时间，从 14 小时渐减至 12 小时，以夜间睡眠为主，日间午休 1.5~2.5 小时。1 岁时让孩子坐便盆排尿，1 岁半时不兜尿布，夜间按时唤醒小儿坐盆小便，平时注意观察小儿要解大小便时的表情，使小儿早日能够自己控制排便。2 岁时开始培养其睡前及晨起漱口刷牙，逐渐教孩子学会自己洗手洗脚、穿脱衣服。重视与幼儿的语言交流，通过对话、讲故事、唱歌、游戏等，促进幼儿语言发育与运动能力的发育。关于衣着保暖，《小儿病源论方·养子十法》提出了"一要背暖，……二要肚暖，……三要足暖，……四要头凉，……"的原则。《活幼口议·卷中·小儿常安》说："四时欲得小儿安，常要一分饥与寒。"这是我国古代总结出的有效育儿经验。

（三）疾病预防

幼儿生活范围扩大，患病机会增加。要训练其良好的卫生习惯。日常生活中家长要耐心教育，纠正其不良习惯如吮手、脏手抓食品、坐在地上玩耍等，饭前便后要洗手，不吃腐败以及被污染的食品，衣被经常换洗。幼儿的肺系疾病、脾系疾病发病率高，要防外感、慎起居、调饮食、讲卫生，才能减少发病。还要继续按计划免疫程序做好预防接种，以预防传染病。幼儿好奇好动，但识别危险的能力差，应注意防止异物吸入、烫伤、触电、外伤、中毒等意外事故的发生。

（四）心理调节

一二岁的儿童难以管教，其中最明显的行为就是粘人。在儿童发展阶段中，这种情形称之为依附现象。如果照顾者能随时注意到孩子的身心需求，例如饥饿、疲倦、害怕、孤单，并且适当地给予满足，对于孩子的依附需求及行为都要予耐心地回馈反应，帮助孩子在生活中充分发展出独立自主的行为模式。

五、学龄前期保健

学龄前期儿童活动能力较幼儿期增强，求知欲旺盛。虽然随着体质增强，发病率明显下降，但也要根据这一时期的特点，做好保健工作，保障儿童身心健康成长。

（一）体格锻炼

学龄前期的小儿要加强体格锻炼，以增强小儿体质。要给小儿提供室内外活动场所，幼儿园要添置活动设备，如摇船、摇马、滑梯、跷跷板、转椅，以及各种电子活动设备，做操用的地毯、垫子，有条件的还可以设戏水池、小型游泳池、运动场等。安排适合该年龄特点的锻炼项目，如跳绳、跳舞、踢毽子、保健操，以及小型竞赛项目。要保证每日有一定时间的户外活动，接受日光照射，呼吸新鲜空气。

（二）早期教育

学龄前期儿童好学好问，家长与保育人员应因势利导，耐心地回答孩子的提问，尽可能给予解答。要按照该年龄期儿童的智能发育特点，安排适合的教育方法与内容。培养其学习习惯，想象与思维能力，使之具有良好的心理素质。幼儿园有规范的学前教育，包括课堂教学和在游戏中学；家庭中也可通过讲故事，看学前电视节目，接触周围的人和物，到植物园、动物园游览等多种多样的形式使孩子增长知识。明代医家万全曾提出了"遇物则教之"的学习方法，在《育婴家秘·鞠养以慎其疾》中提出："小儿能言，必教之以正言，如鄙俚之言勿语也；能食，则教之以恭敬，如亵慢之习勿作也；……言语问答，教以诚实，勿使欺妄也；宾客往来，教以拜揖迎送，勿使退避也；衣服、器用、五谷、六畜之类，遇物则教之，使其知之也；或教以方隅，或教以岁月时日之类。如此，则不但无疾，而知识亦早也。"儿童、少年的神经系统也是随着生长发育逐渐完善的。儿童越小，大脑皮质越易兴奋，也越易疲劳。听课时，儿童的主动注意力维持时间较短，并易为外来刺激所分散。年龄越小，探究反射越强，主动抑制差。因此，作息时间要考虑到不同年龄的特点而给予合理安排，勿使负担过重。不能强迫孩子过早地接受正规的文化学习，以免违背早期教育的规律，犯拔苗助长的错误。

（三）疾病预防

这一时期的儿童发病率下降，要利用孩子体质增强的时机，尽可能根治某些疾病。防病的根本措施在于加强锻炼，增强体质。也要调摄寒温，不要给孩子衣着过暖，否则会降低儿童对气候变化的适应能力。这一时期仍然要调节饮食、避免意外、讲究卫生。对幼儿期患病未愈的孩子要抓紧调治，如对反复呼吸道感染儿童进行辨证调补，改善体质，减少发病；哮喘患儿在缓解期应扶正培本，控制发作；厌食患儿调节饮食，调脾助运，增进食欲；疳证患儿食治、药治兼施，健脾开胃，促进生长发育等。

六、学龄期保健

进入学龄期，儿童已经入学读书，生活规律和生活环境都发生了较大的变化。学龄期保健的主要任务是保障身心健康，促进儿童的全面发展。

（一）心理保健

学龄期儿童处在发育成长的重要阶段，学校是学龄期儿童学习知识和培养思想品德的重要场所，这一时期既要使学龄期儿童能学习书本新知识，又应注重加强儿童的素质教育，培养他们德、智、体、美、劳全面发展，帮助他们树立履行义务和完成任务的思想。学校和家庭应共同教育孩子尊敬师长，团结同学，遵守纪律，认真学习，热爱劳动，锻炼身体。家长和教师要通过自己的言传身教引导孩子，运用正确的教育方法培养孩子，既不可娇生惯养姑息放纵，也不能操之过急打骂逼迫。要让孩子主动地学习文化知识，参加有益身心健康的各种活动，沿着正确的目标发展，养成良好的心理素质。此外还要保证孩子有充足的营养和休息，注意情绪和行为的变化，避免思想过度紧张，减少精神行为障碍的发生。适时地进行法制教育，学习交通规则，防范意外事故发生，避免因学习过于紧张而影响孩子的健康成长。

（二）疾病预防

学龄期儿童发病率进一步降低，但也有这一时期的好发疾病，须注意防治。近年来，小学生中屈光不正、龋齿发病增多，有必要加强眼睛、口腔保健教育，矫正不良习惯，端正坐、立、行姿势，养成餐后漱口、早晚刷牙、睡前不进食的习惯，配合眼保健操等锻炼方法，加以防治。一些免疫性疾病如哮喘、风湿热、过敏性紫癜、肾病综合征等在这一时期发病率高，要预防和及时治疗各种感染、避开污染环境、避免过敏原，减少发病。还要保证孩子有充足的营养和休息，注意情绪和行为的变化，避免思想过度紧张，减少精神行为障碍的发生。进行法制教育，学习交通规则，防范意外事故。

七、青春期保健

青春期是人生的一个特殊时期。青春期肾气充盛，进入第二次生长发育高峰，生理、心理变化大，保健工作也就有其专门的要求。做好青春期保健，对于顺利完成从儿童向成人的过渡，使之身心健康地走向社会，有着重要的意义。

(一) 生理保健

青春期女孩月经来潮、男孩发生遗精，家长要教孩子学会正确处理。生长发育出现第二次高峰，要保证充足的营养、足够的休息和必要的锻炼。既要学好知识，也要提高动手能力，手脑并用，劳逸结合，全面发展。对于这一时期的好发疾病，如甲状腺肿、痛经、月经不调等，要及时检查和治疗。

(二) 心理保健

青春期神经内分泌调节不够稳定，常引起心理、行为、精神方面的不稳定，同时，由于生理上迅速变化，引起了少年学生的一系列心理变化。他们开始意识到自己向成人过渡，意识到两性关系等，因此出现男女同学间关系不像小学生那样亲密，而是处处回避，有时则互不服气，容易兴奋与冲动。学习的动机、态度、兴趣和能力的发展进一步提高，抽象逻辑思维迅速发展，分析、综合、推理和判断力在逐步提高。自己认为长大了，能独立了，但又受到家庭的约束，因而存在着矛盾心理。虽然他们能自觉地认识评价自己，但与成人相比还不稳定、不客观和不完全，有时过分夸大自己的能力，觉得自己了不起；有时又过分低估自己，产生自卑。

青春期又是道德品质、世界观逐步形成的时期，这个时期孩子独立意向发展很快，而认识能力跟不上，有时往往分辨不清是非。有些学生对勇敢与怯弱、光荣与耻辱、美与丑、高尚品质与低级下流、自由与纪律、民主与法制、友谊与哥儿们义气、个人与集体、诚实与说谎、理想与前途等等没有一个正确稳定的认识。独立意向往往表现为对社会有强烈的抗拒性。在情感上表现为活泼、热情、容易冲动，好感情用事，易走极端，有的学生意志力薄弱，易走入歧途。由于性发育和性成熟，有个别学生发生不正当的两性关系。这个时期最重要是把他们独立意识引导到正确轨道上去，培养他们分辨是非的判断能力，这是预防青少年学生违法犯罪的根本措施。青少年具有很大的可塑性，需要学校、家庭帮他们树立正确思想，形成良好的道德品质，树立正确的人生观。这时期的心理卫生工作主要帮助学生在心理上顺利渡过青春期，首先要让教师和家长对处于青春期的学生心理特征有足够了解，对他们给予深切关怀，引导他们德、智、体全面发展。对中学高年级学生应帮助他们正确对待升学、就业、恋爱等问题，给予心理卫生辅导，重点宣传青春期生理及心理卫生。可采取个别谈话、家访、改进环境等方式进行预防或矫正；给予适当的性教育，如两性生殖器的生理、性心理、社会法制对性的制约，引导青年正确对待异性朋友等，使他们在学习阶段集中精力学习。

第二章

新生儿病

第一节　早产儿和小于胎龄儿

早产儿是指出生时胎龄满 28 周至未满 37 周的新生儿；小于胎龄儿是指出生体重在同胎龄平均体重的第 10 百分位以下或低于平均体重 2 个标准差的新生儿。

早产儿各器官系统发育不成熟，功能处于薄弱状态，并发症发生率比较高，其中最常见的并发症依次为呼吸系统疾病、中枢神经系统疾病、高胆红素血症和感染性疾病。胎龄和出生体重越小死亡率越高；小于胎龄儿是高危新生儿之一，在出生时体重低于正常同胎龄儿，但生后生长速度并不慢，在体格发育上还呈现出一定的"追赶生长"，尤其以体重的增长较为明显；小于胎龄儿脑发育不仅在宫内受到影响，而且可影响到生后。近年来由于医护质量的提高，早产儿的死亡率已稳步下降，但小于胎龄儿死亡率增加，胎儿窒息、胎粪吸入综合征及新生儿窒息的发生率增加。

本病中医没有系统的论述，根据临床症状，属于胎怯、胎弱范畴。

【病因病机】

早产儿和小于胎龄儿的病因主要为先天不足，胎禀怯弱，与胎儿在胞宫内所受气血供养形成的生长发育情况密切相关，病变脏腑主要在肾与脾，发病机理为化源未充，涵养不足，五脏虚损。

1. **肾精薄弱**　生命的原始物质是精，胎儿受父母生殖之精而成，父母体质强健，肾精充足，精力充沛，才具生育能力，而成正常胚胎。肾主生殖，胎系于肾，肾气充足，胎安而长养，肾气亏虚，肾不载胎，则胎萎不长。凡是影响父母健康，导致父母精薄血弱者，都可以影响胚胎的形成与生长，而导致早产儿和小于胎龄儿的发生。

2. **脾肾两虚**　肾藏精，精气是人体生命活动的物质基础，其中先天之精受之于父母，既是生命之源，又是生长发育之本。先天之精需赖后天之精不断滋养而得以充实，因此胎儿在母体内的生长发育，除以肾精为物质基础外，还需不断摄取来自母体的营养，若其母孕期脾胃失调，不能充分吸收水谷精微，化生气血以充养胎儿先天肾精，或胎盘功能不全使胎儿禀受怯弱，均可致胎萎不长。

肾主生长，主骨生髓，脾主肌肉四肢，故肾气不足，则骨节软弱、身形矮小；脾气不足，则肌肉不生、手足如削。脾肾两虚，五脏禀气未充，全身失于涵养，可致胎儿各脏腑无以滋生化育，其形态、功能均不成熟。肺主气，司呼吸，在体合皮，其华在毛，如肺气不足，则呼吸微弱浅快或不规则、皮薄怯寒、毛发不生；心主血脉、神志，在体合脉，其华在面，故心气不足，则精神萎靡、面色无华；肝开窍于目，在体合筋，若肝气不足，则目无神采或目闭不视、筋不束骨、关节不利、肢软不收。

总之，早产儿和小于胎龄儿是由多种原因所致的先天禀赋不足，其五脏皆虚，而病变的关键则在于肾脾不足。

【诊　断】

一、诊断要点

1. 有早产、多胎，或孕妇体弱疾病等造成先天不足的各种病因，及胎盘、脐带异常等。

2. 新生儿出生时形体瘦小，肌肉瘠薄，面色无华，精神萎靡，气弱声低，吮乳无力，筋弛肢软。一般体重低于2500g，身长少于45cm。

二、鉴别诊断

1. **早产儿**　早产儿胎龄一般在28～37周之间，大多数体重低于2500g，身长不足45cm。早产儿皮肤薄，甚至水肿，皮肤发亮，有毳毛，胎脂多，头发乱如绒线头，耳壳软、缺乏软骨，耳舟不清，指（趾）甲软，多未达到指（趾）端。

2. **小于胎龄儿**　小于胎龄儿又称足月小样儿，胎龄满37～42周，体重低于2500g，身长、头围大多在正常范围内。小于胎龄儿皮肤极薄、干燥、脱皮、无毳毛，胎脂少，头发细丝状清晰可数。耳软骨已发育，耳舟已形成，指（趾）甲稍软，已达到指（趾）端。

【辨证论治】

一、辨证要点

早产儿和小于胎龄儿以脏腑辨证为纲,有五脏禀受不足之别及轻重之分。其肺虚者气弱声低,皮肤薄嫩,胎毛细软;心虚者神萎面黄,唇爪淡白,虚里动疾;肝虚者筋弛肢软,目无光彩,易作瘛疭;脾虚者肌肉瘠薄,萎软无力,吮乳量少,呛乳溢乳,便下稀薄,目肤黄疸;肾虚者形体矮小,肌肤欠温,耳廓软薄,指甲软短,骨弱肢柔,睾丸不降。

二、治疗原则

早产儿和小于胎龄儿肾脾两虚是其关键病机,因此治疗以补肾培元为基本法则。应根据其不同证型,分别采取益肾充髓、补肾温阳、补气养血、温运脾阳等治则。早产儿和小于胎龄儿脾气虚弱,运化力薄,补益时当佐以助运,以防呆滞。初生小儿,胃小薄弱,用药宜药少力专,少量多次喂服。在药物治疗的同时尤其应加强护理,以提高疗效。早产儿和小于胎龄儿若有合并症者,先治疗合并症,同时要顾及小儿体质薄弱、正气亏虚的特点;合并症好转后,及时转以培元治本为主。

三、分证论治

1. 肾精薄弱

证候 体短形瘦,头大囟张,头发稀黄,耳壳软薄,紧贴颅旁,哭声低微,肌肤不温,指甲软短,骨弱肢柔,或有先天性缺损畸形,指纹淡。

证候分析 本证是最常见的证型,多见于早产儿。肾为先天之本,主骨生髓,开窍于耳,故本证在形体、骨骼、耳廓、毛发等方面不足之象明显。

治法 益精充髓,补肾温阳。

方药 补肾地黄丸加减。常用紫河车、熟地、枸杞子、杜仲益肾充髓;鹿角胶、肉苁蓉补肾温阳;茯苓、山药健脾益气。

加减 不思乳食加麦芽、谷芽、砂仁醒脾助运;兼见气虚加黄芪、党参健脾益气;肢体不温加附子、鹿茸温补壮阳;唇甲青紫加丹参、红花、桂枝温经通络。

2. 脾肾两虚

证候 啼哭无力,多卧少动,皮肤干皱,肌肉瘠薄,四肢不温,口软无力,吮乳量少,呛乳溢乳,哽气多哕,腹胀腹泻,甚而水肿,指纹淡。

证候分析 本证多见于小于胎龄儿、双胎儿或高龄产妇所育胎儿,以脾胃虚弱为主要表现。脾主运化，在体合肌肉主四肢，在窍为口，故本证患儿肌肉瘠薄、口软无力，脾胃运化升降功能失调之象明显。

治法 健脾益肾，温运脾阳。

方药 保元汤加减。常用炙黄芪、人参、白术、茯苓补益脾胃；陈皮、炙甘草理气和中；肉桂、干姜温阳助运。

加减 哕吐乳汁加半夏、生姜和胃降逆；泄泻加焦山楂、苍术、山药运脾燥湿；腹胀加木香、枳壳理气助运；喉中痰多加莱菔子、半夏、川贝母化痰；气息微弱加太子参、蛤蚧补肾纳气。

兼肺虚气弱声低，皮肤薄嫩，重用黄芪、白术，加黄精，少佐防风补肺固表；兼心虚神萎唇淡，虚里动疾，加当归、麦冬、龙骨养心安神；兼肝虚筋弛肢软，易作瘛疭，加熟地、枸杞子、牡蛎滋肝息风。

四、中药成药

1．**生脉注射液** 每次 5ml，加入 10% 葡萄糖注射液 50ml 中静脉滴注，每日 1 次。用于气弱欲绝者。

2．**复方丹参注射液** 每次 5ml，加入 5% 葡萄糖注射液 30ml 中静脉滴注，每日 1 次。用于合并硬肿症者。

【急危重症治疗】

一、低血糖

若血糖 <1.12mmol/L（20mg/dl）或出现低血糖症状时，应立即静注 50% 葡萄糖 2ml/kg，接着以每分钟 10mg（10% 葡萄糖 0.1ml/kg）的速度持续点滴，使血糖稳定在 2.24mmol/L（40mg/dl）以上，维持 48 小时，以后降低浓度。大多数小儿于 2~3 天后随着奶量的增加可停止静脉输入葡萄糖。

二、低血钙惊厥

立即静脉滴注 10% 葡萄糖酸钙 2ml/kg，用 5% 葡萄糖注射液稀释，以每分钟 1ml 的速度缓慢输入。若短时间内症状未能控制，应同时使用镇静止惊厥剂。待症状控制后，改为口服 10% 氯化钙每日 10ml，连服 1 周。

三、红细胞增多症

可作部分交换输血治疗。用成人血浆或白蛋白替换患儿部分全血，以稀释血液，降低红细胞压积。换血量为 10~20ml/kg。

【预防与护理】

一、预 防

1. 避免过早或过晚妊娠，有慢性心、肝、肾等疾病的妇女妊娠应慎重。

2. 孕妇必须注意营养合理平衡，戒烟、酒，若有较严重的妊娠呕吐症，应服用中药治疗。

3. 孕期保持心情愉悦，注意休息，妊娠后期不宜作重体力劳动。

4. 加强产前保健，及早诊断，及治疗妊娠合并症与并发症。

5. 妊娠期发现胎萎不长，经药物治疗有可能正常者，可由孕母服补肾培元中药，促进胎儿宫内发育。

二、护 理

1. 早产儿和小于胎龄儿阳气不足，要注意保暖，根据不同情况及条件采用各种保温措施。

2. 按体重、日龄计算热量，尽量母乳喂养，喂足奶量。奶瓶、滴管喂养用于体重较大、吸吮和吞咽能力较好的患儿，体重较小、吸吮和吞咽能力较差的患儿可用胃管喂养。

3. 经口喂养热卡不足或不能耐受经口喂养者，积极采用全胃肠道外营养或部分胃肠道外营养，以获得体重增长。

4. 保持居室空气新鲜，用品均应消毒后使用，接触患儿者应戴口罩、帽子，护理前后须用肥皂洗手，防止患儿继发感染。

4. 密切观察患儿临床表现，及时发现合并症并加以处理，如发现轻微脑损伤，应通过早期干预，促进代偿性康复，防止伤残。

5. 对早产儿、小于胎龄儿加强生后喂养和营养，及时进行早期干预。

第二节　新生儿硬肿症

新生儿硬肿症是新生儿时期特有的一种严重疾病，是由多种原因引起的局部甚至全身皮肤和皮下脂肪硬化及水肿，常伴有低体温及多器官功能低下的综合征。其中只硬不肿者称为"新生儿皮脂硬化症"；由于受寒所致者称为"新生儿寒冷损伤综合征"。本病与古代医籍中的胎寒、五硬相似。新生儿硬肿症多发生在寒冷季节或地区，尤其以我国北方各省发生率和病死率较高，若由于早产或感染引起，夏季亦可发病。不同季节发生的硬肿症，临床证候有所不同。

新生儿硬肿症一般发生在出生后 7～10 天的新生儿，多见于重症感染、窒息、早产及低出生体重儿。本病重症预后较差，严重低体温、硬肿症者可继发肺出血、休克和多脏器功能衰竭而死亡。

【病因病机】

初生小儿属稚阴稚阳之体，双胎儿、早产儿先天禀赋不足，阳气虚弱尤其突出，故阳气虚弱为本病发病的内因。小儿初生，护养不当，保暖较差，寒邪乘袭，为发病之外因。亦有部分患儿可因感受温热之邪而发病。本病的病变脏腑主要在脾肾，阳气虚衰、寒凝血涩是其主要病机。

1. 感受寒邪 《诸病源候论·小儿杂病诸候·胎寒候》指出：“小儿在胎时，其母将养取冷过度，冷气入胞，伤儿肠胃。”先天禀赋不足之小儿，或先天中寒，或后天感寒，寒邪内侵，寒凝则气滞，气滞则血涩，导致肌肤硬肿。寒为阴邪，最易伤人阳气，感寒之后，阳气更虚，则四肢欠温。同时，脾阳不振，水湿不化，溢于皮肤则见水肿。

2. 阳气虚衰 由于先天禀赋不足，阳气虚弱；或寒邪直中脏腑，脾肾阳气损伤；或生后感受他病，阳气受损。阳气虚衰，肌肤四末不得温煦，故身冷肢厥。阳虚生内寒，寒盛则气滞血瘀，致肌肤僵硬、肤色紫暗。严重者血络瘀滞、血不循经而外溢。阳气虚极，正气不支，直致阳气衰亡，可见气息微弱、全身冰冷、脉微欲绝之危候。

另有少数患儿因感受温热之邪，毒热蕴结，血受煎熬，阴液不足，血脉不充，运行涩滞，致气血流行不畅，亦可出现肌肤硬肿。正如《医林改错·膈下逐瘀汤所治之症目》所云：“血受寒则凝结成块，血受热则煎熬成块。”

【诊 断】

一、诊断要点

1. 病史 时处寒冷季节，环境温度过低或有保暖不当史；严重感染史；早产儿或小于胎龄儿；窒息、产伤等所致的摄入不足或能量供给低下。

2. 临床表现 早期吮乳差，哭声低，反应低下，病情加重后体温低于35℃，严重者低于30℃，肛温－腋温差由正值变为负值。感染或夏季发病者不出现低体温。硬肿为对称性，依次为双下肢、臀、面颊、两上肢、背、腹、胸等部位，严重时肢体僵硬，不能活动，多脏器功能损害。

3. **实验室检查** 血白细胞总数增多或减少，中性粒细胞增高，血小板减少。由于缺氧与酸中毒，血气分析可有血 pH 降低、PaO_2 降低、$PaCO_2$ 增高。由于心肌损害，心电图可表现 Q - T 延长、低电压、T 波低平或 S - T 段下移。有 DIC 表现者，血 DIC 指标阳性。

二、病情分度（表2-1）

表2-1 新生儿硬肿症分度标准

分 度	硬肿范围*	全身一般情况	体温	休克、肺出血、DIC
轻 度	<30%	稍差	>34℃	无
中 度	30%～50%	较差	34℃～30℃	无或轻
重 度	>50%	极差	<30℃	有

*硬肿范围估算：头颈部20%，双上肢18%，前胸及腹部14%，背部及腰骶部14%，臀部8%，双下肢26%。

三、鉴别诊断

1. **新生儿水肿** 全身或局部水肿，但不硬，皮肤不红，无体温下降。全身水肿原因可为先天性心脏病、心功能不全、新生儿溶血、低蛋白血症、肾功能障碍、维生素 B_1 或维生素 E 缺乏等。局部水肿有时因产道挤压所致。

2. **新生儿皮下坏疽** 常有难产或用产钳史。常发生在身体受压部位（枕、背、臀）以及受损部位。病变局部皮肤发硬，略红肿，可在数小时内迅速蔓延。病变中央先硬结后转为软化，呈暗红色。逐渐坏死，形成溃疡，可融合成大片坏疽。患儿可伴发热哭闹。

【辨证论治】

一、辨证要点

本病临床主要从虚、实、寒、瘀辨证。寒证见全身欠温，僵卧少动，肌肤硬肿，是多数患儿共同的临床表现。实证以外感寒邪为主，有保温不当病史，体温下降幅度较小，硬肿范围比较局限，少数实证因感于热邪，可伴发热烦躁，面红气粗，小便短赤。虚证以阳气虚衰为主，常见于早产儿，体温常不升，硬肿范围大。血瘀证在本病普遍存在，辨证要点为肌肤质硬色紫暗。一般来说，实证、寒证、瘀证为主者病情比较轻，而虚证为主者则病情比较重。

二、治疗原则

本病以温阳散寒，活血化瘀为主要治疗原则。根据临床证候的不同，阳虚者应温补脾肾，脾肾阳气恢复则寒邪不易入侵；寒甚者宜散寒通络，寒邪驱散则阳气通达；血瘀者宜行气活血，气血流畅则瘀滞可散。治疗中可采取多种疗法，内服、外敷、针灸、推拿兼施可增进疗效。复温疗法也是治疗本病的重要措施之一。

三、分证论治

1. 寒凝血涩

证候 全身欠温，四肢发凉，反应尚可，哭声较低，肌肤硬肿，难以捏起，硬肿多局限于臀、小腿、臂、面颊等部位，色暗红、青紫，或红肿如冻伤，指纹紫暗。

证候分析 本证病情较轻，多系先天不足小儿，阳气薄弱，复感外寒而致。全身症状轻，硬肿部位比较局限。

治法 温经散寒，活血通络。

方药 当归四逆汤加减。常用当归、红花、川芎、桃仁、丹参活血化瘀；白芍和血；桂枝、细辛温经散寒。

加减 硬肿甚加郁金、鸡血藤、姜黄活血行瘀；虚甚加人参、黄芪补气；寒甚加制附子、干姜温阳散寒。

2. 阳气虚衰

证候 全身冰冷，僵卧少动，反应极差，气息微弱，哭声低怯，吸吮困难，面色苍白，肌肤板硬而肿，范围波及全身，皮肤暗红，尿少或无，唇舌色淡，指纹淡红不显。

证候分析 本证病情危重，多见于早产儿、低出生体重儿。阳气虚衰而寒凝血瘀，硬肿范围大，全身症状重。可因阳气无力御邪而发生肺炎喘嗽，或因阳气亏虚而血脉失于统摄导致肺出血。

治法 益气温阳，通经活血。

方药 参附汤加味。常用人参、黄芪补气；制附子、巴戟天温肾阳；桂枝、丹参、当归温经活血。

加减 若阳气衰微，加用鹿茸粉，每次 0.3g 吞服，以增强补肾温阳之力；精神萎靡，口吐白沫，呼吸不匀加法半夏、石菖蒲、胆南星化痰开窍；血瘀明显者加桃仁、红花、泽兰、赤芍活血化瘀；小便不利，水肿明显加茯苓、猪苓、生姜皮利水消肿。

四、中药成药

1. **复方丹参注射液** 每次2ml，加入10%葡萄糖注射液20ml中静滴。每日1次，7~15日为1个疗程。用于各种证型。

2. **盐酸川芎嗪注射液** 每日6~10mg/kg，最大不超过20mg，加入10%葡萄糖注射液80~100ml中，静脉滴注。每日1次，10日为1个疗程。用于各种证型。

3. **生脉注射液** 每次5ml，加入10%葡萄糖注射液50ml中，静脉滴注，每日1次。用于阳气虚衰证。

【其他疗法】

一、外治疗法

1. 白酒或鲜姜温擦硬肿局部。每日2~3次。用于各种证型。

2. 当归、红花、川芎、赤芍、透骨草各15g，丁香9g，制川乌、草乌、乳香、没药各7.5g，肉桂6g。上药研细末，加凡士林1000g配成膏。用时取适量涂于硬肿局部，轻揉按摩10~15分钟，每4小时1次。冬天需加热后再用。用于各种证型。

3. 鲜橘皮120g，红花30g。煎水盛于盆中，水温保持在38.5℃~40℃，将患儿浸泡水中，15~20分钟后抱起患儿擦干身体，置32℃~34℃保温箱中，用600W红外线灯照射硬肿局部，灯管距患儿皮肤30~50cm，边照边按摩，每次15~30分钟，每日1次。用于各种证型。

4. 附子、桂枝各60g，干姜、甘草、丹参、赤芍各30g。煎煮制成2000ml药液，药液温度从36℃渐渐上升至39℃~40℃，置患儿于药液中浸浴，每次10~20分钟，每日1~2次，连浴数日，浴后立即擦干保温，保持室温持续在22℃~24℃。用于各种证型。

5. 艾叶100g，加水3000ml煎煮，水沸后煎10分钟，每日浸浴2次，连用数日至好转。用于各种证型。

6. 新鲜韭菜200~250g，加清水3000ml，煮沸至韭菜发黄。待水温降温至41℃左右时，在27℃左右室温中将患儿浸入韭菜水中，并用韭菜揉摩皮肤，硬肿局部重点按摩，沐浴5~10分钟，水温降至37℃时，将患儿抱出立即擦干保暖。每日1~2次。用于各种证型。

二、针灸疗法

1. **体针**　取关元、气海、足三里，针后加灸，隔日 1 次。用于各种证型。

2. **灸法**　局部用艾条温灸，或艾条配生姜片温灸，每日 2 次，每次 30 分钟。用于各种证型。

3. **He－Ne 激光照射**　主穴取足三里、丰隆、飞扬，配穴按硬肿部位邻近取环跳、巨髎、肩髃，随证加减，每个穴位 3 分钟，每日 1 次。用于各种证型。

三、推拿疗法

双下肢肿块明显者用抚、摩两法。先行抚法：置患儿于成人怀中，盖被保暖。施术者在温热之指腹和鱼际肌上涂抹万花油，手掌略弯曲，以五个指腹、掌根部及鱼际肌接触患儿皮肤，轻柔地抚触双下肢，由下向上，反复 5～7 遍。再行摩法：在拇指鱼际肌上涂抹万花油，对肿块逐个轻揉，节奏缓慢，来回盘旋，着力均匀。最后再施抚法 2～3 遍，结束推拿。每 4 小时 1 次，注意勿擦伤皮肤。

整个双下肢似硬皮状伴水肿，用抚、搓两法。抚法同上，随之施搓法：在手掌上涂抹万花油，来回搓动患儿下肢，并上下揉动，用力均匀，速度缓慢，使皮肤稍有热感后，再施抚法。每 4 小时 1 次。

四、复温疗法

寒冷是引起本病的主要原因之一，所以复温是治疗本病的重要措施。体温稍低的患儿（34℃～35℃）用预热的衣被包裹后置于 25℃～26℃室温中，加以热水袋保暖、热炕、电热毯包裹或母怀取暖等方法。体温明显降低患儿（低于33℃），先在远红外辐射热保暖床中快速复温，或暖箱复温，温度高于患儿皮肤温度 1℃，随患儿体温上升，渐渐升高床温，复温速度为每小时 0.5℃～1℃，至体温恢复正常后，将箱温设置为患儿所需的适中温度。在复温的同时要监测患儿生命体征，如血压、心率、呼吸等，温度监测必须包括患儿肛温、腋温、腹壁皮肤温度及环境温度。

【急危重症治疗】

一、供给足够能量和液体

在体温恢复过程中逐渐供给，吸吮困难者，鼻饲或静脉滴注葡萄糖、血浆、复方氨基酸及脂肪乳剂等。开始热量按每日 209kJ（50kcal）/kg，并迅速增至每日 418～502kJ（100～120Kcal）/kg。早产儿或伴产热衰竭患儿适当增加热量。

二、抗感染

本病常伴感染，应选择有效抗生素静脉滴入。慎用对肾脏有毒副作用的药物。

三、静脉滴注丹参注射液

微循环障碍患儿给予每次 0.5～1ml/kg，每日 1 次。血压降低伴心率减慢者首选多巴胺每分钟 5～8μg/kg 静脉滴注。

四、微量肝素疗法

早期 DIC 高凝状态每日 0.2～0.5mg/kg，分次皮下注射。

五、速尿治疗

尿少或无尿者可给速尿，每次 1～2mg/kg，并严格限制液量。

六、气管内插管

肺出血一经确定诊断，早期进行正压呼吸治疗。

【预防与护理】

一、预防

1. 做好围产期保健，预防早产，减少低体重儿的出生，尽量避免产伤、窒息。

2. 严冬寒冷季节做好新生儿保暖工作，事先提高产房室温至20℃左右，准备好干热绒毯，待小儿一出生即包裹御寒。

3. 对于出生后 1 周内的新生儿，应经常检查皮肤及皮下脂肪的软硬情况，加强婴儿室消毒隔离，防止或减少新生儿感染的发生。

二、护理

1. 对早产儿、体弱儿要注意保温。

2. 新生儿衣被、尿布必须干净柔软干燥，定时更换睡卧姿势。

3. 耐心喂养，供给充分热量，使身体产热而复温，促进疾病恢复。能吸吮者，尽量母乳喂哺和口服补液。吸吮力差者，可予滴管或鼻饲，必要时静脉点滴10%葡萄糖注射液。

4. 对中、重度患儿应予输氧。

5. 密切观察患儿临床表现，以便及时发现合并症并加以积极处理。

第三节　新生儿黄疸

新生儿黄疸由胆红素（大部分为未结合胆红素）在体内积聚而引起，以婴儿出生后皮肤面目出现黄疸为特征。因与胎禀因素有关，中医称之为胎黄或胎疸。

新生儿黄疸分为生理性与病理性两大类。新生儿生理性黄疸是指单纯因胆红素代谢特点引起的暂时性黄疸，病理性黄疸即新生儿病理性高胆红素血症，指血清胆红素增高的一系列疾病，如新生儿肝炎、新生儿败血症、新生儿溶血病、胆道闭锁、母乳性黄疸等。生理性黄疸大多在生后 2~3 天出现，4~6 天达高峰，足月儿在 2 周内消退，早产儿可延长到 3~4 周，除有轻微食欲不振外，一般无其他临床症状。若生后 24 小时内即出现黄疸，或黄疸持续时间长，或持续加深，或消退后复现，多为病理性黄疸。足月儿间接胆红素超过 307.8μmol/L（18mg/dl）可引起胆红素脑病（核黄疸），损害中枢神经系统，遗留后遗症。

【病因病机】

导致新生儿病理性黄疸的原因很多，主要为湿热郁蒸和寒湿阻滞，湿蕴日久则气滞血瘀。病变脏腑在肝胆、脾胃。发病机理主要为脾胃湿热或寒湿内蕴，肝失疏泄，胆汁外溢而致发黄，久则气滞血瘀。

1. **湿热郁蒸**　由于孕母素体内蕴湿热之毒，遗于胎儿，此即《诸病源候论·小儿杂病诸候·胎疸候》所言"小儿在胎，其母脏气有热，熏蒸于胎，致生下小儿体皆黄"。亦因胎产之时，或出生之后，婴儿感受湿热邪毒所致。热为阳邪，故黄色鲜明如橘皮。热毒炽盛，黄疸可迅速加深。而湿热郁而化火，邪陷厥阴，则会出现神昏、抽搐之险象。若正气不支，气阳虚衰，可导致虚脱危证。

2. **寒湿阻滞**　由于小儿先天不足，脾阳虚弱，湿浊内生，或孕母素体之湿内传；或产时、生后为湿邪所侵，湿从寒化，可致寒湿阻滞，正如《临证指南医案·疸》所言"阴黄之作，湿从寒水，脾阳不能化热，胆液为湿所阻，渍于脾，浸淫肌肉，溢于皮肤，色如熏黄"。寒为阴邪，故黄色晦暗。

3. **气滞血瘀**　部分小儿禀赋虚弱，湿热、寒湿蕴结肝经日久，气血郁阻，可致气滞血瘀而发黄。如《张氏医通·黄疸》说："诸黄虽多湿热，然经脉久病，不无瘀血阻滞也。"此因气机不畅，肝胆失常，络脉瘀积而致，故黄色晦暗，伴肚腹胀满，右胁下结成痞块。

此外，尚有因先天缺陷，胆道不通，胆液不能疏泄，泛溢肌肤而发黄。

【诊　断】

一、诊断要点

1. 黄疸出现早（出生24小时内），发展快，黄色明显，或消退后再次出现，或黄疸出现迟，持续不退，日渐加重。肝脾可见肿大，精神倦怠，不欲吮乳，大便呈灰白色。

2. 血清胆红素、黄疸指数显著增高。

3. 尿胆红素阳性，尿胆原试验阳性或阴性。

4. 母子血型测定，可检测因ABO或Rh血型不合引起的溶血性黄疸。

5. 肝功能可正常。

6. 肝炎综合征应作肝炎相关抗原抗体系统检查。

二、鉴别诊断

1. **生理性黄疸**　大部分新生儿在生后第2~3天出现，于4~6天最重。足月儿在生后10~14天消退，早产儿可延迟至3~4周才消退。在此期间，小儿一般情况良好，不伴有其他临床症状。足月儿血清胆红素低于205.2μmol/L，早产儿低于256.5μmol/L。

2. **病理性黄疸**　黄疸出现早（出生后24小时以内）、发展快（血清总胆红素每日增加超过85.5μmol/L）、程度重（足月儿血清总胆红素超过205.2μmol/L，早产儿超过256.5μmol/L，或血清结合胆红素超过26μmol/L）、消退迟（足月儿延迟至2周，早产儿延迟至4周）或黄疸退而复现。黄疸伴贫血，肝脾肿大，网织红细胞增高，为溶血性黄疸。黄疸伴中毒症状，如神萎、不哭、体温不升或不稳定，多为败血症。黄疸伴消化道症状，血清胆红素时高时低，多考虑新生儿肝炎。黄疸伴肝脏进行性肿大，大便呈浅黄或白陶土色，黄疸逐渐加深，多为先天性胆道闭锁。

【辨证论治】

一、辨证要点

对于新生儿黄疸，临床上首先辨别是生理性还是病理性。病理性黄疸应辨别阴黄阳黄，凡病程短，肤黄色泽鲜明，舌苔黄腻者，为阳黄；而黄疸日久不退，色泽晦暗，便溏色白，舌淡苔腻者，为阴黄；若右胁下结成痞块，腹壁青筋显露，为瘀积发黄，也属阴黄一类。

若黄疸急剧加深，四肢厥冷，脉微欲绝，为胎黄虚脱证。若黄疸显著，伴有尖叫抽搐，角弓反张，为胎黄动风证。皆属胎黄变证。

二、治疗原则

生理性黄疸能自行消退，不需治疗。病理性黄疸的治疗，以利湿退黄为基本法则。根据阳黄与阴黄的不同，分别治以清热利湿退黄和温中化湿退黄，气滞瘀积证治以化瘀消积为主。由于初生儿脾胃薄弱，治疗过程中尚需顾护后天脾胃之气，阳黄者不可过用苦寒之剂，以防苦寒败胃，克伐正气。阴黄者治疗中不可过用辛热之品，以免化燥伤阴。

三、分证论治

（一）常证

1. 湿热郁蒸

证候　面目皮肤发黄，色泽鲜明如橘，哭声响亮，不欲吮乳，口渴唇干，或有发热，大便秘结，小便深黄，舌红苔黄腻。

证候分析　此因湿热蕴阻脾胃，肝胆疏泄失常而致病。起病急，全身症状及舌象均表现为湿热壅盛之象是其特征。本证可发生黄疸动风证和黄疸虚脱证的变证。

治法　清热利湿。

方药　茵陈蒿汤加味。常用茵陈、栀子、大黄清热利湿退黄；佐以泽泻、车前子利水化湿；黄芩、金钱草清热解毒。

加减　热重加黄芩、虎杖、龙胆草清热泻火；湿重加猪苓、茯苓、滑石渗湿利水；呕吐加半夏、竹茹和中止呕；腹胀加厚朴、枳壳行气消痞。

2. 寒湿阻滞

证候　面目皮肤发黄，色泽晦暗，持久不退，精神萎靡，四肢欠温，纳呆，大便溏薄色灰白，小便短少，舌淡苔白腻。

证候分析　本证多由孕母体弱多病，胎儿禀赋不足，寒湿阻滞而致；或因湿热郁蒸证治疗不当，过用寒凉药物，损伤阳气，日久不愈转化而成。起病缓，黄疸消退时间相对较长。全身症状及舌象均表现为寒湿内蕴之象。

治法　温中化湿。

方药　茵陈理中汤加减。常用茵陈蒿利湿退黄；干姜、白术、甘草温中燥湿；党参益气健脾；薏苡仁、茯苓健脾渗湿。

　　加减　四肢不温加桂枝、附片温阳；肝脾肿大，络脉瘀阻加三棱、莪术活血化瘀；大便溏薄加苍术、山药、泽泻健脾渗湿；食少纳呆加神曲、砂仁行气醒脾。

3. 气滞血瘀

　　证候　面目皮肤发黄，颜色逐渐加深，晦暗无华，右胁下癥块质硬，肚腹膨胀，青筋显露，或见瘀斑、衄血，唇色暗红，舌见瘀点，苔黄。

　　证候分析　此证多由湿热阻遏气机，或先天胆道不通，气滞血瘀而致。病程较长，黄疸逐渐加重。临床除皮肤黄疸色泽晦暗无华外，还常伴见有形瘀积的一系列表现。

　　治法　化瘀消积。

　　方药　血府逐瘀汤加减。常用柴胡、郁金、枳壳疏肝理气；桃仁、当归、赤芍、丹参行气活血化瘀。

　　加减　小便短黄，大便干结加山栀、茵陈、大黄通腑利湿；皮肤瘀斑、便血加丹皮、仙鹤草活血止血；腹胀加木香、香橼皮理气；胁下癥块质硬加穿山甲、水蛭、莪术活血化瘀。

（二）变证

1. 胎黄动风

　　证候　黄疸迅速加重，嗜睡，神昏，抽搐，舌质红，苔黄腻。

　　证候分析　此证往往在阳黄基础上发生。病情危重，来势急骤，极低出生体重儿容易发生此证。临床表现主要为面目深黄，伴神昏、抽搐。

　　治法　平肝息风，利湿退黄。

　　方药　羚角钩藤汤加减。常用羚羊角粉、钩藤、天麻平肝息风；茵陈、生大黄、车前子利湿退黄；石决明、川牛膝、僵蚕、栀子、黄芩清热镇惊。

2. 胎黄虚脱

　　证候　黄疸迅速加重，面色苍黄，浮肿，气促，神昏，四肢厥冷，胸腹欠温，舌淡苔白。

　　证候分析　阳黄患儿多易发生。本证为黄疸危证，关键在于阳气虚衰，而不是邪气亢盛。临床表现为阳气虚衰欲脱的危候，不及时抢救可导致死亡。

　　治法　大补元气，温阳固脱。

　　方药　参附汤合生脉散加减。常用人参大补元气；附子、干姜温补脾肾；五味子、麦冬敛阴；茵陈、金钱草利胆退黄。

四、中药成药

1. **茵栀黄注射液** 每次 2ml，加等量 10% 葡萄糖注射液，静脉滴注，每日 1 次。用于湿热郁蒸证。

2. **茵陈五苓丸** 每次 1~3g，煎水灌服，每日 1~2 次。用于湿热郁蒸证。

3. **生脉饮注射液** 每次 5ml，加入 10% 葡萄糖注射液 50ml 中，静脉滴注，每日 1 次。用于胎黄虚脱证。

【其他疗法】

一、外治疗法

1. 黄柏 30g。煎水去渣，在水温适当时，将患儿浸于药液中，反复擦洗 10 分钟，每日 1~2 次。用于湿热郁蒸证。

2. 茵陈 20g，栀子 10g，大黄 2g，生甘草 3g。煎取药液 20ml，保留灌肠，每日或隔日 1 次。用于湿热郁蒸证。

二、针灸疗法

胆红素脑病后遗症患儿可配合针刺疗法，每日 1 次，补法为主，捻转提插后不留针。3 个月为 1 个疗程。取穴如下：①百会、风池、四神聪、通里，用于智力低下。②哑门、廉泉、涌泉、神门，用于语言障碍。③肩髃、曲池、外关、合谷，用于上肢瘫痪。④环跳、足三里、解溪、昆仑，用于下肢瘫痪。⑤手三里、支正，用于肘关节拘急。⑥合谷透后溪，用于指关节屈伸不利。⑦大椎、间使、手三里、阳陵泉，用于手足抽动。

三、推拿疗法

胆红素脑病后遗症见肢体瘫痪、肌肉萎缩者，可用推拿疗法，每日或隔日 1 次。方法：在瘫痪肢体上以滚法来回滚 5~10 分钟，按揉松弛关节 3~5 分钟，局部可用搓法搓热，并在相应的脊柱部位搓滚 5~10 分钟。

【急危重症治疗】

光疗是最常运用的有效而安全的降低血清胆红素的方法，蓝光照射的疗效最好，绿光、日光灯或太阳光也有效。光亮度以 160~320W 为宜，双面光优于单面光，灯管与患儿的距离为 20~25cm。光疗时应用黑色眼罩保护婴儿两眼，以免视网膜受损，除会阴、肛门部用尿布外，其余部位均裸露，持续 1~4 天。光疗失败时，病情严重、符合换血指征者给予换血疗法。

【预防与护理】

一、预　防

1. 妊娠期注意饮食卫生，忌酒和辛热之品。不滥用药物。若孕母有肝炎病史，或曾产育病理性黄疸婴儿者，孕期宜测定血中抗体并观察其动态变化，以采取相应预防性服药措施，可辨证选用茵陈、黄芩、栀子、黄柏、大黄、郁金、泽泻、猪苓、茯苓、车前子、白术、甘草、钩藤、蝉蜕、当归、白芍、菟丝子、枸杞子、川芎、益母草等药物。

2. 注意保护新生儿脐部、臀部和皮肤，避免损伤，防止感染。

二、护　理

1. 婴儿出生后密切观察皮肤颜色的变化，及时了解黄疸的出现时间及消退时间，及早发现黄疸加重或退而复现等病情的转变。

2. 新生儿注意保暖，及早开奶。

3. 观察病理性黄疸患儿的全身证候，注意有无精神萎靡、嗜睡、吸吮困难、惊惕不安、两目直视、四肢强直或抽搐等，以便及早发现和治疗重症患儿。

第四节　新生儿脐炎

新生儿脐炎指与脐带相连组织的感染，多由于脐带脱落后残端消毒不严，细菌感染所致。其中脐部湿润不干者，中医称之为脐湿；脐部红肿热痛，或有流出脓水者，称之为脐疮。

本病一般预后良好。但严重感染时可见局部肿胀、红斑、触痛，甚至脐部颜色发黑，可深及皮下，形成蜂窝织炎或脐周脓肿。极少数患儿感染蔓延至腹壁而发生腹膜炎；或迁延至肝脏，形成肝脓肿；或侵入血流形成门静脉炎、骨髓炎、败血症，故不容轻视该病的早期防治。

【病因病机】

产生新生儿脐炎的原因主要是由于断脐后护理不当，感受外邪所致。如《太平圣惠方·卷八十二》中所言："夫小儿脐湿者，亦由断脐之后，洗浴伤于湿气，水入脐口，致令肿湿，经久不干也。"

初生婴儿形体娇嫩，脐带未固，脏气未充，对于外邪的抵御能力薄弱。断脐后洗浴时，脐部为水湿所侵，或为尿液浸渍，或脐带未干脱落过早，或为衣服摩擦损伤等，使湿浊浸淫皮肤，久而不干者，则为脐湿。若湿郁化热，或湿热污秽侵入脐部，则湿热蕴郁，致气滞血瘀，出现脐部红肿热痛，进而湿热酿毒化火，毒聚成疮，导致脐部溃烂化腐，则成脐疮。当正气不足时，邪毒内陷厥阴，可并发变证，而有昏迷、抽风。

【诊　断】

一、诊断要点

1. 有脐带处理不洁，尿液及水湿浸渍脐部或脐带根痂撕伤等病史。
2. 脐带根部或脱落后的根部发红，肿胀、渗液；严重者脐部红肿热痛，有脓性分泌物渗出，气味臭秽，并伴全身症状，如发热、烦躁等。

二、鉴别诊断

1. **脐肉芽肿**　常为脐炎迁延的慢性刺激所致。脐部稍肿胀，中央有一小的鲜红色球形肿物，质软，经常有脓性或血性分泌物，经久不愈。
2. **脐茸**　卵黄管完全萎缩退化，仅在脐部遗留极少黏膜。呈樱红色突起息肉状，经常分泌少量无色无臭的黏液，当黏膜受到摩擦或损伤时有血性分泌物。
3. **脐肠瘘（卵黄管瘘）**　系卵黄管未闭合而全部开放所致。瘘管连接于回肠与脐孔之间，患儿脐部可见鲜红黏膜，脐部间歇排出气体或粪水，肠液刺激周围皮肤，而产生糜烂、湿疹及溃疡。经瘘口碘液造影，摄腹部正侧位片，可见造影剂进入回肠。

【辨证论治】

一、辨证要点

新生儿脐炎临床上应辨常证与变证。辨证可从脐部症状和全身症状着手。仅见脐部渗出脂水，发红肿胀，或有脓水渗出，一般情况尚好为常证；若脐部红肿，有脓性或血性液体渗出，伴烦躁不宁，甚则昏迷抽风为变证。

二、治疗原则

治疗新生儿脐炎以祛湿生肌、清热解毒为主要原则。热毒炽盛，邪陷心肝治以凉血清营，息风镇惊。气血亏虚而邪毒流连，治以益气养血，清除余邪。轻者单用外治法便有效，重者需内治并配合外治法治疗。

三、分证论治

1. 湿秽渍脐

证候 脐带脱落以后，脐部创面渗出脂水，浸渍不干，或微见发红。

证候分析 本证为脐湿，由湿浊浸淫皮肤所致，以脐部渗出脂水，浸淫不干为主要表现，无明显全身症状。本证进一步可发展为脐疮。

治法 收敛固涩。

方药 龙骨散。常用龙骨、枯矾收敛燥湿，外用，干撒脐部。

加减 若局部红肿热痛者，加服黄柏、赤芍清热燥湿解毒。毒热内侵者，加紫草、大黄清热解毒。

2. 毒热内侵

证候 脐部红肿热痛，甚则糜烂，脓水流溢，恶寒发热，啼哭烦躁，口干欲饮，唇红舌燥，舌红苔黄腻，指纹紫。

证候分析 本证为脐疮，为湿热污秽侵入脐部所致，亦可由脐湿进一步发展而来，局部红、肿、热、痛，渐糜烂化脓，溃后脓血流溢，严重者可伴全身热毒症状。若正虚邪毒内陷，可致昏迷抽风。

治法 清热解毒，佐以外治。

方药 犀角消毒饮加减。常用水牛角、金银花、甘草清解热毒；防风、荆芥、牛蒡子疏风散邪；黄连、连翘、蒲公英清热解毒。局部外用金黄散。

加减 大便秘结，舌苔黄燥加大黄通腑泄热；发热较高，加柴胡、黄芩清热泻火；脐部渗出混有血液加景天三七、紫草凉血止血；伴神昏、抽搐，加安宫牛黄丸或紫雪丹清心开窍，平肝息风；皮肤瘀点，加赤芍、丹皮、玄参、生地凉血散瘀。脐部出血者，加三七、牡丹皮凉血止血；腹胀腹满者，加枳壳、厚朴理气除满。

3. 邪伤气血

证候 脐部溃烂，色暗红，甚则色紫，脓血流出，久不收口，低热汗出，精神萎靡，面色苍白，不欲吮乳，腹部胀满，夜卧不安，大便干结，舌淡苔厚白，指纹紫。

证候分析 本证病程迁延，全身状况差，临床表现为气血两亏之象，故疮面久久不能愈合。

治法 益气养血，解毒生肌。

方药 解毒内托汤加减。常用黄芪、当归益气养血；赤芍、金银花清解热毒。

加减 低热加青蒿、胡黄连退虚热；多汗加太子参、白芍益气敛阴；腹胀加枳壳、佛手理气除胀。

四、中药成药

1．**小儿化毒散** 每次0.3~0.5g，每日2次。用于毒热内侵证。
2．**千金散** 每次0.1g，每日3次。用于湿秽渍脐证。

【其他疗法】

1．取冰硼散适量涂抹脐部，每日2~3次。用于各种证候。
2．五倍子50g，生龙骨25g，冰片0.2g。上药共研细末，用时取适量以陈醋调匀成膏状，敷贴于脐部，每日1次。用于毒热内侵证。
3．取如意金黄散适量调敷脐部，每日2~3次。用于毒热内侵证。
4．黄连、黄柏、五倍子等量。上药共研细末，用时取适量撒于脐部，每日1次。用于脐炎各证。
5．枯矾、煅龙骨各6g，麝香少许。上药共研细末，用时取适量干撒脐中，每日2次。用于湿秽渍脐证。
6．取云南白药适量涂脐部，每日2次。用于脐炎渗出物为血性者。
7．海螵蛸10g。研细末，用时取适量以香油调匀，搽患处，每日2次。用于湿秽渍脐证。
8．伏龙肝10g。研细末，用时取适量敷脐，每日2次。用于湿秽渍脐证。

【预防与护理】

一、预 防

1．新生儿室内应避免有感染的人员入内。
2．在接触新生儿前后都必须彻底洗手，减少皮肤细菌感染的机会，洗完后用一次性纸巾擦干。
3．新生儿脐带未脱落前和脱落初期务必保持局部清洁，每日仔细观察，发现渗液及时处理，杜绝发生脐炎。每日以酒精消毒脐及脐周1次，并外敷消毒纱布。
4．新生儿断脐后，注意保护脐部残端，防止洗浴时浸渍，保持脐部清洁干燥。脐部残端让其自然脱落。
5．内衣和尿布保持清洁、干燥、柔软，如有污染，及时更换，防止尿液浸渍。

二、护　理

1. 脐部换药时注意消毒，如有干痂形成，切不能强行剥离，以免发生出血和损伤肉芽。

2. 防止脐部的脓液外溢，以免污染健康皮肤，造成其他感染。

第三章

肺系病证

第一节 感 冒

感冒俗称"伤风"，是感受外邪引起的常见肺系疾病，临床以发热、喷嚏、鼻塞流涕、咳嗽为特征。《幼科释谜·感冒》解释为"感者触也，冒其罩乎"，指出了感冒病名的含义。西医学认为，本病是指病原体侵犯鼻、咽、扁桃体及喉部引起的急性炎症。临床称四时感冒为急性上呼吸道感染，简称"上感"，其中包括疱疹性咽峡炎、咽结合膜热两种特殊类型；有流行趋势者称为流行性感冒，简称"流感"。

本病一年四季均可发生，以冬春两季及气候骤变时发病率为高。任何年龄都可罹患，以婴幼儿最为多见。由于小儿肺脏娇嫩，脾常不足，神气怯弱，感冒之后，较易出现夹痰、夹滞、夹惊的兼证。

【病因病机】

感冒的病因主要是感受外邪，其中以风邪为主，常兼夹寒、热、暑、湿、燥等，亦有感受时邪疫毒所致者。当小儿正气不足，卫外功能减弱之时，外邪易于乘虚侵入而成感冒。正如《幼科释谜·感冒》所云："感冒之源，由卫气虚，元府不闭，腠理常疏，虚邪贼风，卫阳受摅。"感冒的病位主要在肺，病机关键为肺卫失宣。

小儿脏腑娇嫩，形气未充，腠理疏松，卫外力薄。若气候突变，寒温失常，沐浴受凉，调护不当，外邪易从口鼻或皮毛而入，客于肺卫，卫阳被遏，肺气失宣，则见发热、咳嗽、鼻塞流涕等症。

风寒之邪侵袭人体，寒主收引，致肌腠闭郁，卫阳不得宣发，则发热、恶寒、无汗；寒邪郁于太阳经脉，经脉拘急不利，可见头痛、肢体酸痛等症。风热之邪，犯于肺卫，卫气失畅，咽喉不利，则发热较重、咽喉肿痛、恶风、微有汗出。夏月暑气当令，暑为阳邪，暑多兼湿，暑湿之邪郁表困脾，卫表失宣，中焦湿阻，则发热身重，胸闷呕恶。疫邪性烈，易于感触，时邪疫毒侵犯肺卫，郁于肌表，往往表现高热恶寒、肌肉酸痛；疫火上炎，则目赤咽红。

小儿肺常不足，感邪之后，宣肃失司，气机不利，津液不得输布，凝聚为痰，痰阻气道，则咳嗽较剧、喉中痰鸣，此为感冒夹痰。小儿脾常不足，加之饮食不能自节，感冒之后，往往影响脾胃运化功能，以致乳食不化，停滞中焦，而见食欲不振、脘腹胀满、呕吐酸腐等症，此为感冒夹滞。小儿神气怯弱，筋脉未盛，若高热熏灼，易致热扰神明而见惊惕抽风，此为感冒夹惊。

【诊　断】

一、诊断要点

1. 有感受外邪病史，或与感冒病人接触史。常因气候骤变，寒温失调而发病。

2. 以发热、恶风寒、喷嚏、鼻塞流涕为主要症状，多兼咳嗽。

3. 流行性感冒有明显的流行病学史，发热、恶寒、头痛、关节和肌肉疼痛等全身症状较重。

4. 感冒伴兼夹证者，可见咳嗽痰鸣，或脘腹胀满、不思饮食、呕吐酸腐，或睡卧不宁、惊惕抽风等。

5. 外周血象：病毒感染者白细胞总数正常或偏低；细菌性感染者白细胞总数及中性粒细胞比例均升高。

6. 病原学检查：鼻咽或气管分泌物病毒分离或桥联酶标法检测，可作病毒学诊断。咽拭子培养可有病原菌生长；链球菌感染者，血中抗链球菌溶血素"O"滴度增高。

二、鉴别诊断

1. **急性传染病早期**　许多急性传染病的早期都有类似感冒的症状，如麻疹、百日咳、水痘、幼儿急疹、流行性脑脊髓膜炎等，应根据流行病学史、临床特点、实验室资料、临床表现及其演变等加以鉴别。

2. **急性感染性喉炎（急喉瘖）**　本病初起仅表现发热、微咳，当患儿哭叫时可闻及声音嘶哑，病情较重时可闻犬吠样咳嗽及吸气性喉鸣。

【辨证论治】

一、辨证要点

小儿感冒以病因辨证为主，结合八纲辨证，重在辨别寒、热。临床可从发病季节、全身及局部症状着手。一般冬春季节多为风寒、风热或时邪感冒，风寒感冒可见恶寒、无汗、流清涕、咽不红、舌淡、苔薄白、脉浮等风寒表证；风热感冒可见发热、恶风、有汗、鼻塞流浊涕、咽红、舌质红、苔薄黄、脉浮数等风热表证；时邪感冒呈流行性特点，多起病急骤，发热、恶寒、头痛、肢体酸痛等全身症状明显。夏季多暑邪感冒，往往发热较高，口渴心烦或身重困倦，胸闷脘痞。小儿感冒每易夹痰、夹滞、夹惊，临床注意辨别。

二、治疗原则

感冒治疗的基本原则为疏风解表。根据风寒感冒、风热感冒、暑邪感冒、时邪感冒的不同，分别予辛温解表、辛凉解表、清暑解表、清热解毒诸法。若出现夹痰、夹滞、夹惊兼证，则在解表的基础上，分别佐以化痰、消导、镇惊之法。

三、分证论治

（一）主证

1. 风寒感冒

证候　发热，恶寒，无汗，头痛，鼻流清涕，喷嚏，咳嗽，咽不红，舌淡红，苔薄白，脉浮紧或指纹浮红。

证候分析　本证的特征是恶寒，无汗，鼻流清涕，咽不红，脉浮紧或指纹浮红。若邪盛正实，正邪交争剧烈，易从阳化热，演变为热证。若患儿素蕴积热，复感风寒，可见恶寒、头痛、鼻流清涕、口渴、咽红、舌质红、苔薄黄等外寒里热证。

治法　辛温解表。

方药　荆防败毒散加减。常用荆芥、防风、羌活解表散寒；前胡、桔梗宣肺化痰；甘草调和诸药。

加减　头痛明显加葛根、白芷散寒止痛；恶寒、无汗甚者加麻黄、桂枝解表散寒；咳声重浊加紫菀、白前宣肺止咳；外寒里热证加黄芩、生石膏清热泻火。

2. 风热感冒

证候　发热重，恶风，有汗或少汗，鼻塞流浊涕，喷嚏，咳嗽，痰稠色白或黄，口渴，咽红肿痛，舌质红，苔薄黄，脉浮数或指纹浮紫。

　　证候分析　本证的特征是发热重，鼻塞流浊涕，咯痰黏稠，咽红，舌质红，苔薄黄，脉浮数或指纹浮紫。咽部是否红肿，是本证与风寒感冒的鉴别要点。

　　治法　辛凉解表。

　　方药　银翘散加减。常用金银花、连翘解表清热；荆芥穗、豆豉透表逐邪；薄荷、桔梗、牛蒡子疏风散热，宣肺利咽；芦根、竹叶清热生津。

　　加减　高热加栀子、黄芩清热解毒；咽红肿痛明显加板蓝根、玄参、射干清热利咽；大便秘结加枳实、生大黄通腑泄热。

3．暑邪感冒

　　证候　发热，无汗或汗出热不解，头晕头痛，鼻塞，身重困倦，胸闷脘痞，或口渴心烦，食欲不振，或呕吐，泄泻，小便短黄，舌质红，苔黄腻，脉数或指纹紫滞。

　　证候分析　本证为发生于夏季的感冒，其特征是发热，头痛，身重困倦，不欲饮食，舌质红，苔黄腻。热重者，高热，口渴心烦，小便短黄；湿盛者，发热，有汗或汗出热不解，胸脘痞闷，身重困倦，食欲不振，或呕吐、泄泻。

　　治法　清暑解表。

　　方药　新加香薷饮加减。常用香薷发汗解表，祛暑化湿；金银花、连翘、扁豆花辛凉芳香，清透暑热；厚朴化湿除满。

　　加减　热重者加黄连、栀子清热泻火；湿重者加藿香、佩兰祛暑除湿；呕吐者加半夏、黄芩降逆和胃。

4．时邪感冒

　　证候　起病急骤，高热炽盛，恶寒，无汗或汗出热不解，头痛，目赤咽红，肌肉酸痛，或恶心、呕吐，舌质红，苔黄，脉数。

　　证候分析　本证的特征是起病急骤，全身症状重，而肺系症状轻，发热恶寒，无汗或汗出热不解，目赤咽红，肌肉酸痛，舌红苔黄，脉数。

　　治法　清热解毒。

　　方药　银翘散合普济消毒饮加减。常用金银花、连翘清热解毒；薄荷、荆芥、羌活解表祛邪；黄芩、栀子清肺泄热；桔梗、牛蒡子、射干、板蓝根宣肺利咽。

　　加减　高热持续加柴胡、葛根解肌清热；呕吐加黄连、竹茹清热和胃。

（二）兼证

1．夹痰

　　证候　感冒兼见咳嗽痰多，喉间痰鸣，痰白清稀或痰稠色白或黄。

　　证候分析　本证的特征为咳嗽加剧，痰多，喉间痰鸣。风寒夹痰者，痰白清稀，并见风寒表证；风热夹痰者，痰稠色白或黄，并见风热表证。

　　治法　辛温解表，宣肺化痰；辛凉解表，清肺化痰。

　　方药　在疏风解表基础上，风寒夹痰证加用三拗汤、二陈汤加减，常用麻黄、杏仁、半夏、陈皮等宣肺化痰。风热夹痰证加用桑菊饮加减，常用桑叶、菊花、浙贝母、瓜蒌等清肺化痰。

　　2．夹滞

　　证候　感冒兼见脘腹胀满，不思饮食，嗳腐吞酸，大便酸臭，或腹痛泄泻，或大便秘结，舌苔厚腻，脉滑。

　　证候分析　本证以脘腹胀满，不思饮食，大便酸臭，舌苔厚腻，脉滑为特征。

　　治法　解表兼以消食导滞。

　　方药　在疏风解表的基础上，加用保和丸加减。常加用焦山楂、焦神曲、莱菔子消食导滞。

　　加减　大便秘结加生大黄、枳实通腑泄热。

　　3．夹惊

　　证候　感冒兼见惊惕哭闹，睡卧不宁，甚至骤然惊厥，舌尖红，脉浮弦。

　　证候分析　本证的特征为惊惕哭闹，睡卧不宁，甚至惊厥。

　　治法　解表兼以清热镇惊。

　　方药　在疏风解表的基础上，加用镇惊丸加减。常加用蝉蜕、钩藤、僵蚕清热镇惊。或用成药小儿回春丹、琥珀抱龙丸。

四、中药成药

　　1．午时茶　每次0.5～1包，每日3次。用于风寒感冒夹滞。

　　2．桑菊感冒冲剂　每次1包，每日3次。用于风热感冒咳嗽重者。

　　3．小儿宝泰康颗粒　1岁以下每次2.6g，1～3岁每次4g，4～12岁每次8g，每日3次。用于风热感冒。

　　4．抗病毒口服液　每次10ml，每日2～3次。用于时邪感冒。

　　5．小儿回春丹　2岁以下每次服2粒，2岁以上每次服3粒，每日3次。用于感冒夹惊。

　　6．小儿金丹片　2岁以下每次服2片，2岁以上每次服3片，每日3次。用于感冒夹惊。

五、简易方药

1. 鲜芦根 30g（干品 10g），水煎 1 碗，加白糖适量，随时服。用于风热感冒。

2. 白茅根、芦根各 15g，葱白 3 寸，水煎代茶饮。用于风热感冒。

3. 鲜菊花根、金银花各 10g，鲜芦根 30g，桑叶、菊花、薄荷、竹叶、荷叶各 6g，车前草 15g，水煎服。用于风热感冒。

4. 葱须、香菜根、白菜根各适量，煎水代茶饮。用于风寒感冒。

5. 紫苏叶 6g，桔梗、甘草各 3g，水煎服，用于风寒感冒。

6. 防风 6g，砂仁 1.5g，藿香 3g，生姜 1 片，水煎，待温服。用于风寒感冒夹滞。

【其他疗法】

一、外治疗法

1. 金银花、连翘、蚤休各 8g，薄荷 5g，香薷 4g，水煎至 100ml，每次 50ml，保留灌肠，每日 2 次。用于暑邪感冒。

2. 麻黄、杏仁、甘草各等分，葱白头适量。将前 3 味药研成细末，加葱白头一起捣烂，做成 5cm 大小的药饼敷于脐部，盖上塑料薄膜，胶布固定，每日敷贴 1~2 次。用于风寒感冒。

3. 柴胡注射液滴鼻，每次左右鼻孔各 2~3 滴，1~2 小时重复 1 次。用于感冒发热，体温较高者。

4. 香薷、柴胡、扁豆花、厚朴、防风各 30g，金银花、连翘、豆豉、鸡苏散、石膏、板蓝根各 50g。煎水 3000ml，稍冷沐浴，每日 1~2 次。用于暑邪感冒。

二、饮食疗法

1. **山楂金银花饮** 山楂 10g，金银花 30g，蜂蜜 250g。将山楂、金银花放入砂锅内，加水适量，置武火上烧沸，3 分钟后将药液滤入碗内，将药渣加水再煎 1 次，滤出药液。两次药液合并后加入蜂蜜，搅拌均匀即可，随时饮用，用于风热感冒。

2. **西瓜番茄汁** 取西瓜及番茄榨汁，当饮料服。用于暑湿感冒，有清热利湿作用。

3. **芫荽黄豆汤** 取新鲜芫荽 30g，黄豆 10g，洗净后，先将黄豆放入锅内，加水适量，煎煮 15 分钟后，再加入新鲜芜荽同煮 15 分钟，去渣喝汤，分次服完，服时可加食盐少许调味，每日 1 剂。用于风寒感冒。

【预防与护理】

一、预 防

1. 提倡母乳喂养，积极防治贫血、佝偻病。
2. 经常户外活动，加强体格锻炼。
3. 随气候变化，及时增减衣服。少去人多拥挤的公共场所，避免与感冒病人接触。

二、护 理

1. 保持居室清洁卫生，和暖通风。
2. 发热期间多饮热水，汤药应热服。饮食易消化、清淡，如米粥、新鲜蔬菜、水果等，忌食辛辣、冷饮、油腻食物。
3. 注意观察病情变化。

第二节 咳 嗽

咳嗽是小儿常见的、多发的肺系病证。有声无痰为咳，有痰无声为嗽，有痰有声为咳嗽。本病一年四季均可发生，冬春季节多见，尤其在季节交替及气候骤变时更易罹患。任何年龄皆可发病，以 3 岁以下的婴幼儿最为多见，且年龄愈小，往往症状愈重。本病包括西医学的气管炎、支气管炎。

小儿咳嗽有外感咳嗽和内伤咳嗽之分，外感咳嗽多于内伤咳嗽。本病一般预后良好，但若失治误治，调护失宜，则病情反复迁延，甚至病邪深入，转为肺炎喘嗽。

【病因病机】

小儿咳嗽的病因主要是感受外邪，其中以风邪为主，肺脾虚弱为其主要内因。病变部位在肺，常累及于脾。

1. **感受外邪** 主要为风邪犯肺，壅阻肺络，气机不利，宣肃失司，肺气上逆，则致咳嗽。风为百病之长，凡寒、热、燥、湿诸邪多依附于风而侵袭人体。若风寒犯肺，肺气失宣，则咳声重浊、鼻塞咽痒、痰白清稀。若风热犯肺，肺失清肃，则咳嗽不爽、鼻流浊涕、痰黄黏稠。

2. **痰浊蕴肺** 小儿脾胃薄弱，易为乳食、生冷所伤，致脾失健运，不能运化水谷精微，内酿痰浊，上贮于肺。或因食积内热，或心肝火热，或外感邪热稽留，炼液为痰，痰热互结，阻于气道，阻碍肺气肃降，则咳嗽痰多。

3. **气阴两虚** 小儿禀赋不足，素体虚弱，或外感咳嗽，日久不愈，耗伤正气，致肺脾气虚，脾虚不运，气不布津，内生痰浊，蕴于肺络，则咳嗽无力、痰白清稀。若外感日久，或其他疾病影响，导致正虚邪恋，热邪伤阴，阴虚肺热，则久咳不止、干咳无痰。

小儿咳嗽病因虽多，但其发病机理相同，均为肺失宣肃所致。肺主气，司呼吸，上连咽喉，开窍于鼻，外合皮毛，内为五脏之华盖，贯百脉而通他脏。外邪从口鼻或皮毛而入，侵犯于肺，肺失宣肃，则见咳嗽。小儿脾常不足，脾虚生痰，痰贮于肺，或咳嗽日久，耗伤正气，可转为内伤咳嗽。总之，外感咳嗽病起于肺，内伤咳嗽可因肺病迁延，或他脏先病，累及于肺所致。正如《素问·咳论篇》所言："五脏六腑皆令人咳，非独肺也。"

【诊　断】

一、诊断要点

1. 咳嗽为临床主要症状。
2. 好发于冬春二季。多继发于感冒之后，常因气候变化而发病。
3. 肺部听诊：两肺呼吸音粗糙，可闻及干啰音或粗湿啰音，啰音不固定，随体位变化及咳嗽而改变。
4. 血象检查：病毒感染者血白细胞总数正常或偏低；细菌感染者血白细胞总数及中性粒细胞比例增高。
5. 胸部 X 线检查：显示正常，或仅为肺门阴影密度增加，或肺纹理增粗。
6. 病原学检查：可于起病一周内取鼻咽或气管分泌物标本作病毒分离或桥联酶标法检测，有助于病毒学的诊断。冷凝集试验可作为肺炎支原体感染的过筛试验。痰细菌培养，可作为细菌学诊断。

二、鉴别诊断

1. **顿咳** 以阵发性痉挛性咳嗽为主，咳嗽末伴有鸡鸣样吸气性回声，日轻夜重。病程较长，具有传染性。
2. **肺炎喘嗽** 以发热，咳嗽，气急，鼻煽为主。肺部听诊有固定的中、细湿啰音，胸部 X 线检查可见斑片状阴影。

【辨证论治】

一、辨证要点

本病辨证以八纲辨证为纲，重点辨别外感咳嗽、内伤咳嗽以及病证的寒热虚实。外感咳嗽一般发病较急，咳声高扬，病程较短，伴有表证，多属实证。内伤咳嗽，多数发病较缓，咳声低沉，病程较长，多兼有不同程度的里证，常由实转虚，或呈虚实夹杂之证。咳嗽痰白清稀，咽不红，舌淡红，苔薄白或白腻，多属寒证。咳嗽痰黄黏稠，咽红，舌红，苔黄腻或苔少，多属热证。

二、治疗原则

外感咳嗽以疏散外邪，宣肃肺气为基本法则。根据寒证、热证的不同，分别治以散寒宣肺、清热宣肺。内伤咳嗽应辨别病位、病性而随证施治。痰盛者，按痰热、痰湿不同，分别治以清肺化痰、燥湿化痰。气阴虚者，按气虚、阴虚之不同，治以健脾补肺，益气化痰；或养阴润肺，兼清余热之法。

三、分证论治

（一）外感咳嗽

1. 风寒咳嗽

证候 咳嗽频作、声重，痰白清稀，或干咳，咽痒，鼻塞流涕，恶寒无汗，或发热头痛，舌苔薄白，脉浮紧或指纹浮红。

证候分析 本证以起病急，咳嗽频作、声重，咽痒，痰白清稀为特征。小儿风寒咳嗽容易转化为热证，若风寒夹热，证见声音嘶哑、恶寒、鼻塞、咽红、口渴；若转风热证，则咳嗽痰黄、口渴咽痛、鼻流浊涕。

治法 疏风散寒，宣肺止咳。

方药 金沸草散加减。常用金沸草疏散风寒，化痰止咳；前胡、荆芥疏风宣肺；细辛温经散寒；生姜、半夏散寒燥湿化痰。

加减 寒邪较重者加炙麻黄辛温宣肺；咳重加杏仁、桔梗、紫菀宣肺止咳。风寒夹热证，可用杏苏散加鱼腥草、黄芩宣肺散寒，清热化痰。

2. 风热咳嗽

证候 咳嗽不爽，痰黄黏稠，不易咯出，口渴咽痛，鼻流浊涕，伴有发热恶风，头痛，微汗出，舌质红，苔薄黄，脉浮数或指纹浮紫。

证候分析 本证以咳嗽不爽，咽红痰黄为特征。肺热重者痰黄黏稠，不易咯出，口渴咽痛。若风热夹湿，证见咳嗽痰多、胸闷汗出、舌苔黄腻、脉濡数。

治法　疏风清热，宣肺止咳。

方药　桑菊饮加减。常用桑叶、菊花疏散风热；薄荷、连翘、大青叶辛凉透邪，清热解表；杏仁、桔梗宣肺止咳；芦根清热生津；甘草调和诸药。

加减　肺热重加金银花、黄芩、鱼腥草清肺泄热；咳重加枇杷叶、前胡清肺止咳；痰多加浙贝母、瓜蒌清化痰热。

（二）内伤咳嗽

1. 痰热咳嗽

证候　咳嗽痰多，色黄黏稠，难以咯出，甚则喉中痰鸣，或伴发热口渴，烦躁不宁，尿少色黄，大便干结，舌红苔黄或黄腻，脉滑数或指纹紫。

证候分析　本证以咳嗽痰多，色黄黏稠难咯为特征。热重者发热口渴，烦躁不宁，尿黄便秘；痰重者喉中痰鸣，苔黄腻，脉滑数。

治法　清肺化痰。

方药　清金化痰汤加减。常用黄芩、栀子、知母清肺泄热；桑白皮、前胡、款冬花肃肺止咳；浙贝母、桔梗、橘红化痰止咳；麦冬、甘草润肺止咳。

加减　痰甚加瓜蒌皮、胆南星、葶苈子清肺化痰；咳重痛引胸胁加郁金、枳壳、柴胡理气通络；大便秘结加瓜蒌仁、生大黄清肠通便。

2. 痰湿咳嗽

证候　咳嗽痰多，色白而稀，喉间痰声辘辘，胸闷纳呆，神乏困倦，舌淡红，苔白或腻，脉滑。

证候分析　本证以痰多壅盛、色白而稀为特征。湿盛者神乏困倦，胸闷脘痞，不欲饮食。

治法　燥湿化痰。

方药　三拗汤合二陈汤加减。常用炙麻黄、杏仁、白前宣肺止咳；半夏、陈皮、茯苓燥湿化痰；甘草调和诸药。

加减　痰涎壅盛加苏子、莱菔子、白芥子理气化痰；湿盛加苍术、厚朴燥湿健脾。有寒化倾向，吐泡沫痰兼咳喘者，用小青龙汤温肺化饮。

3. 气虚咳嗽

证候　咳而无力，反复不已，痰白清稀，面色苍白，气短懒言，自汗畏寒，舌淡嫩，边有齿痕，脉细无力。

证候分析　本证常为久咳，多由痰湿咳嗽转化而成，以咳嗽无力，痰白清稀为特征。偏肺气虚者气短懒言，自汗畏寒；偏脾气虚者痰多清稀，食少纳呆，舌边齿痕。

治法　健脾益气。

方药　六君子汤加味。常用党参健脾益气；白术、茯苓健脾化湿；陈皮、半夏燥湿化痰；甘草调和诸药。

加减　气虚明显加炙黄芪、炙黄精益气补虚；咳重痰多加杏仁、川贝母、炙枇杷叶化痰止咳；久咳不已加五味子、诃子敛肺止咳。

4. 阴虚咳嗽

证候　干咳无痰，或痰少而黏，不易咯出，咽干喉痒，声音嘶哑，口渴，午后潮热或手足心热，盗汗，舌红少苔，脉细数。

证候分析　本证以干咳无痰、喉痒声嘶为特征，常由痰热咳嗽转化而来。阴虚重者午后潮热，手足心热，舌红，脉细数；热伤肺络者咯痰带血。

治法　养阴润肺。

方药　沙参麦冬汤加减。常用沙参、麦冬、玉竹养阴清热润燥；天花粉、甘草生津润肺；桑白皮、炙枇杷叶宣肃肺气。

加减　阴虚重加地骨皮、生地、阿胶养阴清热；咳嗽重加紫菀、款冬花、炙枇杷叶润肺止咳；咳重痰中带血加仙鹤草、白茅根凉血止血；咽喉红肿加玄参、桔梗润肺利咽。凌晨干咳加北沙参、百合益肾润肺。

四、中药成药

1. **小儿宣肺止咳颗粒**　1岁以下每次1/3袋，1~3岁每次2/3袋，4~7岁每次1袋，8~14岁每次1袋半，每日3次。用于咳嗽风寒外束，痰热郁肺证。

2. **急支糖浆**　每次5~10ml，每日3次。用于风热咳嗽。

3. **羚羊清肺散**　每次1~2g，每日3次。用于痰热咳嗽。

4. **半夏露**　每次5~10ml，每日2~3次。用于痰湿咳嗽。

5. **罗汉果止咳糖浆**　每次5~10ml，每日2~3次。用于阴虚咳嗽。

6. **蛇胆川贝液**　每次10ml，每日2~3次。用于风热咳嗽。

五、简易方药

1. 紫苏、陈皮各9g，白萝卜汁12g。加水120ml煎成60ml，加红糖10g，趁热温服。用于风寒咳嗽。

2. 鸭梨1个去核，杏仁9g，冰糖15g，水煎服。用于阴虚咳嗽。

3. 川贝母6g，雪梨1个，冰糖15g，蒸服。用于阴虚咳嗽。

【其他疗法】

一、饮食疗法

1. **萝卜陈皮汤**　萝卜1个，切片放入白胡椒5粒，生姜10g，陈皮5g，煮汤，然后加入冰糖50g，食用。用于风寒咳嗽。

2. **罗汉果茶**　广西罗汉果9g，水煎服。用于风热咳嗽。

3. **丝瓜汁**　秋季丝瓜，取汁，隔水蒸热后饮用。用于肺热咳嗽。

4. **薏苡仁山药冬瓜子粥**　薏苡仁50g，山药、粳米各100g，冬瓜子50g，同煮粥食。用于痰湿咳嗽。

5. **杏仁萝卜猪肺汤**　猪肺、白萝卜各1个，切块，杏仁9g，共炖烂熟食。用于久咳气虚者。

6. **百合猪肺汤**　百合30g，猪肺250g，炖熟加少许食盐调味，饮汤食猪肺。适用于阴虚咳嗽。

二、针灸疗法

针刺取穴：①天突、内关、曲池、丰隆。②肺俞、尺泽、太白、太冲。每日取1组，两组交替使用，每日1次，10～15次为1疗程，中等刺激，或针后加灸。用于气虚咳嗽。

【预防与护理】

一、预　防

1. 经常到户外活动，加强体格锻炼，增强体质。
2. 避免感受外邪，积极预防感冒。
3. 注意营养，饮食不宜过于肥甘厚味、辛辣刺激。

二、护　理

1. 保持室内空气新鲜、流通，室温以18℃～20℃为宜，相对湿度约60%。避免烟尘等刺激。
2. 经常变换体位及拍打背部，以促进痰液的排出。
3. 注意休息，多饮水，饮食宜清淡，避免腥、辣、油腻食物，少食生冷、过甜、过咸之品。

第三节　肺炎喘嗽

肺炎喘嗽是小儿常见的肺系疾病之一，为感受外邪，郁闭肺络所致。临床以发热、咳嗽、气急、鼻煽为主要症状，重者可见张口抬肩、摇身撷肚、面色苍白、口唇青紫等症。本病相当于西医学的小儿肺炎，一年四季均可发生，而以冬春两季尤为多见。任何年龄都可发病，三岁以下的婴幼儿更易罹患，而且年龄越小，发病率越高，病情越重。

本病可突然发生，亦常继发于感冒、麻疹或其他热性疾病过程中。一般发病比较急，甚至来势凶猛，迅速出现心阳虚衰，内陷厥阴的变证。若年龄幼小，平时体质较弱，患病之后，病情容易反复，迁延难愈。及时合理治疗，一般预后良好。

肺炎喘嗽的病名首见于《麻科活人全书·气急发喘鼻煽胸高》，书中在叙述麻疹合并肺炎症状时，出现"喘而无涕，兼之鼻煽"称为"肺炎喘嗽"，并指出其病机是"多缘肺热不清所致"。清代之前关于小儿肺炎症状的描述主要散在于肺胀、马脾风等章节中，如《小儿药证直诀·肺盛复有风冷》云"胸满短气，气急咳嗽上气"。《全幼心鉴》载有"马脾风"候，不仅症状详尽，而且书中记录的治疗方法迄今仍有临床参考价值。

【病因病机】

肺炎喘嗽的外因责之于感受风邪，或由其他疾病传变而来。内因责之于小儿形气未充，肺脏娇嫩，卫外不固；或先天禀赋不足，后天失于调护，正气虚弱，抗病力弱，外邪乘虚而入。

小儿感受风邪，风邪从皮毛而受，或由口鼻而入，侵犯肺卫，肺失宣发，清肃失司，肺气闭阻，因而出现咳嗽、喘息、鼻煽、发热等症。肺为娇脏，主气，司呼吸，通调水道，下输膀胱，邪气闭郁于肺，肺失治节，水液输化无权，留滞肺络，凝集为痰，痰阻气道，以致肺气上逆，出现咳嗽气急、喉中痰鸣。若外邪入里化热，邪热炽盛，灼津炼液为痰，痰热交结，壅于气道，则痰随气逆，出现壮热烦渴、喘咳多痰，甚至痰声辘辘。

肺主气而朝百脉，心主血而运行营阴，气行则血行，气滞则血滞。肺气闭塞，则血流不畅，脉道壅滞，故严重者常可见颜面苍白，口唇、指甲、舌质发紫等气滞血瘀的症状。若正不胜邪，心血瘀阻加重，心失所养，导致心气不足，心阳不振，血脉不得温运，又会加重血瘀和肺气闭塞。血瘀、肺闭相互影响，以致心阳虚衰，并可使肝藏血功能失调，临床出现呼吸不利、或喘促息微、颜面唇甲发绀、胁下痞块增大、肢端发凉等危急症，甚至出现阳气暴脱之变。肺失清肃，若影响脾胃升降功能，浊气停聚，大肠之气不得下行，可见腹胀、便秘等腑实证候。若热毒之邪炽盛，热炽化火，内陷厥阴，引动肝风，则出现神昏、抽搐的变证。

疾病过程中，正邪交争。若正盛克邪则疾病向愈。若体质虚弱，或邪毒炽盛，病情迁延，日久耗气伤阴，正气虚弱，邪气留恋不去，常可导致肺脾气虚、阴虚肺热之证。

总之，肺炎喘嗽的形成，主要由于外邪犯肺，肺气郁阻，日久生热，肺热熏蒸，炼液为痰，痰阻肺络，壅塞气道，不得宣通，因而上逆所致。其病位主要在肺，常累及脾，亦可内窜心肝。其病理机制主要是肺气郁闭，痰热是主要的病理产物。

【诊　断】

一、诊断要点

1. 起病较急，有发热、咳嗽、气急、鼻煽、痰鸣等症，或有轻度发绀。

2. 病情严重时，常见喘促不安、烦躁不宁、面色苍白、口唇青紫发绀、或高热不退。

3. 新生儿患肺炎时，常以不乳、精神萎靡、口吐白沫等症状为主症，而无上述典型表现。

4. 肺部听诊可闻及较固定的中、细湿啰音，常伴干性啰音，如病灶融合，可闻及管状呼吸音。

5. 血象检查中若由细菌感染引起的肺炎，白细胞总数较高，中性粒细胞增多；若由病毒感染引起，白细胞总数可降低、稍增或正常，有时可见异型淋巴细胞。

6. X线检查见肺纹理增多、紊乱，肺部透亮度降低或增强，可见小片状、斑点状阴影，也可呈不均匀的大片状阴影。

7. 细菌培养、病毒分离和鉴别，可获得相应的病原学诊断，病原特异性抗原或抗体检测常有早期诊断价值。

二、鉴别诊断

1. **哮喘**　以咳嗽、气喘、呼气延长为主症，两肺听诊以哮鸣音为主。既往有反复咳喘发作史、个人过敏史及类似疾病家族史。

2. **咳嗽**　以咳嗽为主症，无发热或仅有低热，肺部听诊呼吸音粗糙或有不固定的干湿啰音。

3. 支气管异物 吸入异物可致肺部炎症，有异物吸入史，突然出现呛咳，支气管纤维镜检查可确定诊断。

【辨证论治】

一、辨证要点

本病以八纲辨证结合脏腑辨证为主。①首先辨别常证和变证。常证病位在肺，病情有轻重不同：轻者为风寒闭肺、风热闭肺；重者为痰热闭肺、毒热闭肺。若正虚邪盛，出现心阳虚衰，或邪陷厥阴，属本病的重危变证。②一般初起应分清是风热还是风寒，风寒者多恶寒无汗、痰多清稀；风热者往往发热重、咯痰黏稠。③痰阻肺闭时宜辨明热重还是痰重，痰重者胸高气急、喉间痰声辘辘；热重者高热稽留、面赤唇红、烦躁口渴、溲赤便秘。

二、治疗原则

肺炎喘嗽以宣肺化痰，止咳平喘为主要治则。痰多壅盛，首先降气涤痰；喘憋甚者，治以平喘利气；气滞血瘀者，佐以活血化瘀；病久气阴耗伤者，治以补气养阴，助正达邪。若出现变证，宜温补心阳，或开窍息风，随证救治。

三、分证论治

（一）常证

1. 风寒闭肺

证候 恶寒发热，无汗，呛咳气急，痰白而稀，口不渴，咽不红，舌苔薄白或白腻，脉浮紧或指纹浮红。

证候分析 本证多见于发病初期，常在寒冷季节发生。临床以口和不渴，咽红不著，舌不红，苔薄白，脉浮紧或指纹浮红为特征。年长儿可诉恶寒体痛。此期往往比较短暂，必须注意风寒化热的证候转化。

治法 辛温宣肺，化痰止咳。

方药 华盖散加减。常用麻黄解表散寒，宣肺平喘；杏仁宣肺止咳，降气平喘；桔梗、白前宣肺止咳；苏子、陈皮化痰平喘。

加减 恶寒身痛重者加桂枝、白芷温散表寒；痰多者加半夏、莱菔子化痰止咳；喘憋甚者加葶苈子、白芥子降气定喘。若寒邪外束，内有郁热，见呛咳痰白、发热口渴、面赤心烦、苔白、脉数者，宜用大青龙汤表里双解。

2. 风热闭肺

证候 发热恶风，咳嗽气急，痰多黏稠或黄，口渴咽红，舌质红，苔薄白或黄，脉浮数。重者高热烦躁，咳嗽频频，气急鼻煽，喉中痰鸣，面色红赤，便干尿黄，舌红舌苔黄，脉滑数或指纹紫滞。

证候分析 本证可因风热犯肺而发病，也可由外感风寒之证转化而来。轻者以卫表证为主，发热较重；重者为气分热甚，以高热烦躁、咳嗽剧烈、气急鼻煽、舌红苔黄、脉数为主要症状，常很快发展为痰热闭肺证。

治法 辛凉宣肺，清热化痰。

方药 银翘散合麻杏石甘汤加减。常用炙麻黄、杏仁、生石膏、生甘草宣肺清热；金银花、连翘、薄荷解表清热；桔梗、前胡宣肺止咳。

加减 热重者加黄芩、栀子、鱼腥草清肺泄热；咳嗽剧烈，痰多者加瓜蒌皮、浙贝母、天竺黄清化热痰；津伤口渴者加天花粉、玉竹清热生津。

3. 痰热闭肺

证候 发病较急，咳嗽喘促，呼吸困难，气急鼻煽，喉间痰鸣，发热烦躁，口唇紫绀，面赤口渴，胸闷胀满，泛吐痰涎，舌红苔黄，脉弦滑。

证候分析 本证多见于肺炎喘嗽的中期，临床以发热、咳嗽、痰壅、气急、鼻煽为特征。若见口唇紫绀，胸高气急，痰壅如潮，闷乱烦躁等肺闭血瘀的证候，病属危急，易生变证，必须及时救治。

治法 清热涤痰，开肺定喘。

方药 五虎汤合葶苈大枣泻肺汤加减。常用炙麻黄、杏仁、前胡宣肺止咳；生石膏、黄芩、鱼腥草、甘草清肺泄热；桑白皮、葶苈子、苏子泻肺涤痰；细茶肃肺化痰。

加减 热盛便秘，痰壅喘急加生大黄、芒硝，或用牛黄夺命散通腑涤痰；痰盛者加浙贝母、天竺黄、鲜竹沥清热化痰；喘促而面唇青紫者，加紫丹参、赤芍、红花活血化瘀。

4. 毒热闭肺

证候 高热持续，咳嗽剧烈，气急鼻煽，涕泪俱无，鼻孔干燥如烟煤，面赤唇红，烦躁口渴，溲赤便秘，舌红而干，舌苔黄腻，脉滑数。

证候分析 本证以高热不退，咳嗽剧烈，气急喘憋，涕泪俱无，烦躁口渴为特征。病情重笃，容易因邪热化火内陷或正虚心阳不支，迅速转为邪陷厥阴、心阳虚衰之危证。

治法 清热解毒，泻肺开闭。

方药 三黄石膏汤加减。常用炙麻黄、豆豉、生石膏、杏仁宣泄开闭，清肺平喘；黄连、黄芩、黄柏、栀子清热泻火解毒。

加减 便秘腹胀加生大黄、玄明粉通腑泄热；口干鼻燥，涕泪俱无，加生地、玄参、麦冬清热生津；咳重加前胡、款冬花宣肺止咳；热毒重者加金荞麦根、蒲公英、虎杖清热解毒。

5. 阴虚肺热

证候 病程较长，低热盗汗，干咳无痰，面色潮红，口唇樱红，舌红少津，舌苔花剥或无苔，脉细数。

证候分析 本证多见于肺炎喘嗽后期，常由痰热闭肺或毒热闭肺证未经有效治疗转化而成。以病程较长、干咳无痰、舌红少津为主要表现。

治法 养阴清肺，润肺止咳。

方药 沙参麦冬汤加减。常用沙参、麦冬、玉竹、天花粉养阴清肺；桑白皮、炙款冬花肃肺润燥止咳；扁豆、甘草益气和胃。

加减 余邪留恋，低热起伏者加青蒿、知母、黄芩、鳖甲滋阴退热；久咳者加百部、枇杷叶、诃子、五味子敛肺止咳；汗多者加龙骨、牡蛎固表敛汗。

6. 肺脾气虚

证候 低热起伏不定，咳嗽无力，面色少华，神疲乏力，动则汗出，纳差便溏，舌淡苔薄白，脉细弱。

证候分析 本证多见于肺炎恢复期，或体质素弱，病程迁延者。以咳嗽无力，动则汗出，神疲乏力，舌淡脉弱为特征。患儿因肺脾气虚，卫外力薄，临证注意辨别有无重复感受外邪。

治法 补肺健脾，益气化痰。

方药 人参五味子汤加减。常用人参、茯苓、炒白术、炙甘草益气健脾，培土生金；五味子敛肺止咳；百部、橘红止咳化痰。

加减 咳嗽多痰去五味子，加半夏、陈皮、杏仁化痰止咳；动则汗出甚者加炙黄芪、煅龙骨、煅牡蛎固表止汗；汗出不温加桂枝、白芍调和营卫；久泻不止者加山药、扁豆、煨诃子健脾止泻；纳差者加焦山楂、炒谷芽、炒麦芽和胃消食。

（二）变证

1. 心阳虚衰

证候 骤然面色苍白，口唇肢端青紫发绀，呼吸困难加重，额汗不温，四肢厥冷，神萎淡漠或虚烦不安，右胁下出现痞块并迅速增大，舌质略紫，苔薄白，脉细弱疾数或指纹青紫，可达命关。

证候分析 本证来势急，病情重，以突然出现面色苍白、紫绀、四肢不温或厥冷、右胁下痞块迅速增大、脉细弱疾数为特征。

治法 温补心阳,救逆固脱。

方药 参附龙牡救逆汤加减。常用人参大补元气;附子回阳救逆;龙骨、牡蛎潜阳敛阴;白芍、甘草和营护阴。

加减 气阳虚衰者可用独参汤或参附汤少量频服以救急,亦可静脉滴注参附注射液。气阴两竭,加用生脉注射液静脉滴注,以益气养阴救逆。面色口唇发绀,右胁下痞块等血瘀较著者,加当归、红花、丹参活血化瘀。

出现本证,病情危重,应积极采用中西医结合抢救治疗。

2. 邪陷厥阴

证候 壮热烦躁,神昏谵语,四肢抽搐,口噤项强,双目上视,舌红绛,苔黄腻,脉弦数或指纹青紫,可达命关,或透关射甲。

证候分析 本证以病情突然加重,出现壮热烦躁、神昏抽搐、口噤项强等心肝二经症状为特征,病情危重。

治法 平肝息风,清心开窍。

方药 羚角钩藤汤合牛黄清心丸加减。常用羚羊角粉(冲服)、钩藤平肝息风;茯神安神定志;白芍、生地、甘草滋阴而缓急;黄连、黄芩、栀子清热泻火解毒;郁金解郁开窍。另服牛黄清心丸清热开窍。

加减 昏迷痰多者,加石菖蒲、胆南星、竹沥、猴枣散等豁痰开窍;高热神昏抽搐,可选加紫雪丹、安宫牛黄丸、至宝丹等清热解毒,开窍息风。

四、中药成药

1. **小儿肺热咳喘口服液** 每次服 10~20ml,每日 2~3 次。用于风热闭肺证。

2. **双黄连注射液** 每次用 60mg/kg,加入 5% 葡萄糖注射液 100~250ml 中,静脉滴注,每日 1 次。用于风热闭肺证。

3. **穿琥宁注射液** 每次用 5~10mg/kg,加入 5% 葡萄糖注射液 100~250ml 中,静脉滴注,每日 1 次。用于痰热闭肺证。

4. **养阴清肺口服液** 1 岁以下每次 2.5ml,1~3 岁每次 5ml,4 岁以上每次 10ml,每日 2 次。用于阴虚肺热证。

5. **参麦注射液** 每次 5~20ml,加入 5% 葡萄糖注射液 100~250ml 中,静脉滴注,每日 1 次。用于气阴虚脱证。

【其他疗法】

一、外治疗法

1. 桑叶、知母各 15g,杏仁、前胡、白前各 10g,桔梗 6g,甘草 3g,金银花、鱼腥草各20g。制成雾化液，超声雾化吸入。每次10分钟，每日3次，5~7天为1疗程。用于风热闭肺证。

2．天花粉、黄柏、乳香、没药、樟脑、生大黄、生天南星、白芷各等分，共研细末。以温食醋调和成膏状，置于纱布上，贴在胸部两侧乳根、乳旁穴，每日1次。用于喉中痰多者。

3．肉桂12g，丁香16g，制川乌15g，制草乌15g，乳香15g，没药15g，当归30g，红花30g，赤芍30g，川芎30g，透骨草30g，制成10%油膏。敷背部湿性啰音显著处。每日1次，5~7日为1疗程。用于肺部湿性啰音持续不消者。

二、饮食疗法

1．**瓜蒌茶**　选用全瓜蒌30个，洗净，蒸熟压扁晒干，切丝，煎水，代茶饮。辅治痰热闭肺，咳嗽痰多。

2．**川贝杏仁饮**　川贝3g，冰糖或蜂蜜少许。川贝、杏仁同置锅内加水煮沸后，放入冰糖或蜂蜜，转用文火煮30分钟。每日临睡前服5~10ml。辅治肺炎喘嗽痰多者。

三、针灸疗法

主穴：尺泽、孔最、列缺、合谷、肺俞、足三里。配穴：少商、丰隆、曲池、中脘，用于痰热闭肺证；气海、关元、百会，用于阳气虚脱证。

四、拔罐疗法

取穴肩胛骨双侧下部，拔火罐。每次5~10分钟，每日1次，5日为1疗程。用于肺炎后期湿性啰音长期不消失者。

【急危重症治疗】

一、心力衰竭的诊断

①呼吸突然加快（>60次/分）；②婴儿心率突然加快（婴儿>180次/分、幼儿>160次/分）；③骤然极度烦躁不安，明显发绀，面色发灰，指（趾）甲微血管充盈时间延长；④心音低钝，奔马律，颈静脉怒张；⑤肝脏迅速增大；⑥尿少或无尿，颜面眼睑或双下肢水肿。具有前5项者即可诊断为心力衰竭。

二、心力衰竭的治疗

除镇静、给氧外，要增强心肌的收缩力，减慢心率，增加心搏出量；减轻体内水钠潴留，以减轻心脏负荷。

1. **强心** 毛花苷丙（西地兰），洋地黄化总量 2 岁以下 0.03~0.04mg/kg，2 岁以上 0.02~0.03mg/kg，静脉注射，首次给洋地黄化总量的 1/2，余量分两次，每隔 4~6 小时用 1/4 量。

2. **利尿** 常用呋塞米（速尿），每次 1mg/kg，稀释成 2mg/ml，5~10 分钟缓慢静脉推注，必要时 8~12 小时可重复。

3. **血管扩张剂** 用于对洋地黄和利尿剂治疗效果不满意的心力衰竭和难治性心力衰竭疗效较好。临床可选用酚妥拉明、巯甲丙脯酸、硝普钠等。

4. **血管活性药物** 心力衰竭伴有血压下降时可用多巴胺，治疗心衰开始剂量为每分钟 2~5μg/kg，严重低血压可增加为每分钟 5~10μg/kg，必要时还可适量增加，一般不超过每分钟 30μg/kg。

三、糖皮质激素的应用

1. 严重喘憋或呼吸衰竭。
2. 全身中毒症状明显。
3. 伴有脑水肿、中毒性脑病、感染性休克等。常用地塞米松，每日 0.1~0.3mg/kg（或琥珀酸氢化可的松每日 5~10mg/kg），疗程 3~5 日。

【预防与护理】

一、预 防

1. 搞好卫生，保持室内空气新鲜。
2. 合理喂养，提倡户外活动，加强体育锻炼，增强体质。衣着要寒暖适宜，根据气温的高低随时增减衣服。
3. 冬春季节及气候骤变之时，特别是感冒流行期间少带小儿去公共场所，防止感受外邪。

二、护 理

1. 饮食宜清淡富有营养，多喂开水。
2. 保持安静，居室空气新鲜。
3. 保持呼吸道通畅。对于重症肺炎患儿要加强巡视，密切观察病情变化。

第四节 哮 喘

哮喘是小儿时期常见的肺系疾病。临床以发作性喘鸣气促，喉间哮鸣，呼气延长，甚则不能平卧，呼吸困难为特征。哮指声响言，喘指气息言，哮必兼喘，故通称哮喘。本病包括西医学所称的喘息性支气管炎、支气管哮喘。哮喘有明显的遗传倾向，部分有个人过敏史。任何年龄均可发病，婴幼儿发病率最高。本病一年四季都可发作，尤其好发于春秋二季及气候骤变之时，多因感受外邪而诱发。常在夜间或（和）清晨发作、加重。

哮喘患儿大多数可经治疗缓解或自行缓解。在正规合理治疗、调护下，随着年龄增长，本病大多可以治愈。但亦有少数病儿由于长期反复发作而成痼疾。

【病因病机】

哮喘的发病原因既有内因，也有外因。内因责之于肺、脾、肾三脏不足，导致痰饮留伏。外因责之于感受外邪，接触异物、异味以及嗜食咸酸甘甜等。其病位主要在肺、脾、肾三脏。

人体水液的正常代谢，依赖于肺脾肾三脏的气化功能。肺主治节，为水之上源；脾主运化，为水谷之海；肾者水脏，主津液。若肺脾肾三脏功能失调，气化失司，则水液代谢失常，导致痰浊内生。小儿时期肺脏娇嫩，外邪犯肺，或肺脏虚弱，则治节无权，水津不能正常输布，凝液为痰；脾虚不能为胃行其津液，运化失司，湿聚为痰；肾气虚弱，不能蒸化水液，水湿上泛为痰。痰饮留伏，成为哮喘的夙根。

哮喘发作，必因伏痰受外邪引动而诱发。感受外邪，以六淫为主。六淫之邪，以风寒、风热居多。邪犯于肺，肺失宣肃，肺气不利，引动伏痰，痰随气升，气因痰阻，相互搏击，阻塞气道，气机升降不利，以致呼多吸少，气息喘促、喉间哮吼痰鸣，发为哮喘。其他如嗜食咸酸甘甜，接触异物、异味，活动过度，或情绪激动，亦能刺激机体，触动伏痰，阻于气道，影响肺的通降功能，而诱发哮喘。

哮喘发作，若系外感风寒，内伤生冷，或素体阳虚，寒痰内伏者，则发为寒性哮喘；若感受风热，或风寒化热，或素体阴虚，痰热内伏者，则发为热性哮喘；若痰热内蕴，又感风寒，可见外寒内热证；若痰饮壅肺未消，肾阳虚衰已显，则成肺实肾虚之证。如果哮喘反复发作，又常导致肺脾肾三脏受损，形成缓解期虽然痰饮留伏未动，但出现肺脾气虚、脾肾阳虚或肺肾阴虚等证。

总之，哮喘的发生均由外因作用于内因所致。正如《证治汇补·哮病》所言："内有壅塞之气，外有非时之感，膈有胶固之痰，三者相合，闭拒气道，搏击有声，发为哮病。"哮喘发作期以邪实为主，缓解期以正虚为重，但亦有发作期、缓解期界限不显著，发作迁延，虚实夹杂的证候。

【诊　断】

一、诊断要点

1. 常突然发作，发作之前，多有喷嚏、咳嗽等先兆症状。发作时喘促，气急，喉间哮鸣，咳嗽阵作，甚者不能平卧，烦躁不安。

2. 有反复发作的病史。发作多与某些诱发因素有关，如气候骤变、受凉受热、进食或接触某些过敏物质等。

3. 多有婴儿期湿疹史，或家族过敏史。

4. 发作时肺部听诊可闻及两肺哮鸣音，以呼气时明显，呼气延长。支气管哮喘如伴继发感染，可闻及湿啰音。

5. 血象检查，在一般情况下，支气管哮喘的白细胞总数正常，嗜酸性粒细胞可增高；伴肺部细菌感染时，白细胞总数及中性粒细胞均可增高。

6. 不同类型哮喘的诊断

（1）婴幼儿哮喘：凡年龄在3岁以下，喘息反复发作者，可按计分法进行诊断。计分方法为：喘息发作≥3次，3分；肺部出现哮鸣音，2分；喘息症状突然发作，1分；有其他特异性病史，1分；一二级亲属有哮喘病史，1分。评分标准为：总分≥5分者诊断婴幼儿哮喘；哮喘发作只2次，或总分≤4分者初步诊断婴幼儿哮喘（喘息性支气管炎）。如肺部有哮鸣音可做以下试验：①1‰肾上腺素0.01ml/kg皮下注射，15~20分钟后若喘息缓解或哮鸣音明显减少者加2分；②予以沙丁胺醇气雾剂或其水溶液雾化吸入后，观察喘息或哮鸣音改变情况，如减少明显者可加2分。

（2）3岁以上儿童哮喘：①喘息呈反复发作；②发作时肺部出现哮鸣音；③平喘药物治疗有显效。

（3）咳嗽变异性哮喘：①咳嗽持续或反复发作超过1个月，常伴夜间或清晨发作性咳嗽，痰少，运动后加重；②临床无感染征象，或经较长时间抗生素治疗无效；③用支气管扩张剂可使咳嗽发作缓解，是诊断本病的基本条件；④有个人或家族过敏史，气道反应性测定、变应原检测等可作辅助诊断。

二、鉴别诊断

1. 支气管淋巴结结核 本病是由肿大淋巴结压迫支气管或因结核病变损伤支气管壁导致部分或完全阻塞的疾病，临床表现为阵发性痉挛性咳嗽、喘息，伴疲乏、低热、盗汗等症状，结核菌素检查可以协助诊断。

2. 肺炎喘嗽 以发热，咳嗽，痰壅，气急，鼻煽为主症。肺部听诊可闻及细湿啰音，以脊柱两旁及肺底部为多，无过敏史及反复发作的病史。胸部 X 线可见点片状阴影。

【辨证论治】

一、辨证要点

本病临床分发作期与缓解期，辨证时主要从寒热虚实和肺脾肾三脏入手。①发作期哮吼痰鸣，气急喘息，以邪实为主，需辨寒热。凡咳喘痰黄，身热面赤，口干舌红为热性哮喘；咳喘畏寒，痰多清稀，舌苔白滑为寒性哮喘。②缓解期哮喘已平，以正虚为主，辨其肺脾肾三脏不足。凡多汗，易感冒，气短，咳嗽无力属肺虚；纳差，便溏，形体消瘦属脾虚；动则喘促咳嗽，面色苍白，形寒肢冷属肾虚。

二、治疗原则

本病发作期以邪实为主，当攻邪以治其标，分辨寒热虚实而随证施治。由于痰饮内伏是哮喘的夙根，故不论治标治本，均须豁痰化痰，或温肺化痰，或清肺化痰，或豁痰通腑。缓解期以正虚为主，当扶正以治其本，调其肺脾肾等脏腑功能，消除伏痰夙根。若虚中夹实，虚实夹杂，则应扶正祛邪，标本兼顾。

三、分证论治

（一）发作期

1. 寒性哮喘

证候 咳嗽气喘，喉间有痰鸣音，痰多白沫，恶寒无汗，鼻流清涕，四肢欠温，面色少华，舌淡红，苔薄白或白腻，脉浮滑。

证候分析 本证的特征是喘咳气促，喉间哮鸣，恶寒无汗，四肢欠温，舌苔白。常发于寒冷季节，多因外感风寒而诱发。亦有表证不明显，而以寒饮伤肺证候为主要表现。

治法　温肺散寒，化痰定喘。

方药　小青龙汤合三子养亲汤加减。常用麻黄、桂枝宣肺散寒；干姜、细辛、半夏温肺化饮；白芥子、苏子、莱菔子行气化痰；白芍、桂枝解表和营；细辛、五味子辛散酸收，敛肺平喘。

加减　咳甚加紫菀、款冬花、旋覆花化痰止咳；哮吼甚加射干、地龙解痉祛痰平喘；痰湿重加厚朴、白芥子、苏子行气化痰；若咳喘哮吼，表证不明显者，可用射干麻黄汤加减。

2. 热性哮喘

证候　咳嗽喘息，声高息涌，喉间哮吼痰鸣，咯痰黄稠，胸膈满闷，身热面赤，口干咽红，尿黄便秘，舌红苔黄或黄腻，脉滑数。

证候分析　本证的特征是咳嗽喘急，声高息涌，咯痰黄稠，身热咽红，舌红苔黄或黄腻。本证与寒性哮喘的鉴别关键在于有无热象。

治法　清肺化痰，止咳平喘。

方药　麻杏石甘汤合苏葶丸加减。常用炙麻黄、生石膏、黄芩宣肺清热；杏仁、前胡、瓜蒌仁化痰止咳；葶苈子、苏子、桑白皮泻肺平喘。

加减　喘急者加地龙清热平喘；痰多者加胆南星、竹沥豁痰降气；咳甚者加炙百部、炙款冬花宣肺止咳；热重者选加栀子、虎杖、鱼腥草清热解毒；便秘者加枳实、生大黄降逆通腑。若表证不著，喘咳痰鸣，痰色微黄者，可选用定喘汤加减，以清化痰热，定喘止咳。

3. 外寒内热

证候　咳喘哮吼，恶寒发热，鼻塞喷嚏，流清涕，咯痰黏稠色黄，口渴喜饮，大便干结，舌红苔白，脉滑数。

证候分析　本证的特征是外有恶寒怕冷，头痛身重，喷嚏，鼻塞流清涕等风寒表证，内有热势较高，口渴引饮，咯痰黏稠色黄，便秘等痰热里证。临床常见于寒性哮喘，表寒未解，邪已入里化热者。

治法　解表清里，定喘止咳。

方药　大青龙汤加减。常用麻黄、桂枝、白芍散寒解表和营；细辛、五味子、半夏、生姜蠲饮平喘；重用生石膏、黄芩清泄肺热；生甘草和中；葶苈子、苏子、射干、紫菀化痰平喘。

加减　热重者加栀子、鱼腥草清其肺热；痰热喘甚者加地龙、黛蛤散、竹沥清化痰热。

4. 肺实肾虚

证候　病程较长，哮喘持续不已，动则喘甚，面色欠华，畏寒肢冷，神疲纳呆，小便清长，常伴咳嗽痰多，舌淡或红，苔薄白，脉细弱。

证候分析 本证多见于禀赋不足及哮喘久病不愈的患儿，其特征为上盛下虚。上盛肺实可见喘促胸满，咳嗽痰鸣；下虚肾衰可见喘息无力，动则尤甚，畏寒肢冷，神疲纳呆。

治法 泻肺补肾，标本兼顾。

方药 射干麻黄汤合都气丸加减。常用炙麻黄、射干宣肺祛痰平喘；款冬花、紫菀润肺化痰；半夏、细辛、五味子化饮平喘；山茱萸、熟地、补骨脂益肾培元；山药、茯苓健脾益气。

加减 痰多色白，屡吐不绝者，加白果、芡实补肾健脾化痰；发热，咯痰黄稠者，加黄芩、冬瓜子、金荞麦清化痰热。

（二）缓解期

1. 肺脾气虚

证候 反复感冒，气短自汗，咳嗽无力，神疲懒言，面白少华，纳差便溏，舌淡苔薄白，脉细弱。

证候分析 本证的特征是气短多汗，易感冒，咳嗽无力，纳差便溏。

治法 健脾益气，补肺固表。

方药 人参五味子汤合玉屏风散加减。常用人参、五味子补气敛肺；茯苓、白术健脾补气；黄芪、防风益气固表；紫菀、百部、橘红化痰止咳。

加减 汗出甚者加煅龙骨、煅牡蛎、浮小麦固涩止汗；痰多咳嗽加半夏、桔梗化痰止咳；腹胀明显加枳壳、木香、槟榔理气运脾；便溏者加山药、扁豆健脾化湿。

2. 脾肾阳虚

证候 动则喘促咳嗽，气短心悸，面色苍白，形寒肢冷，脚软无力，腹胀纳差，大便溏泄，舌质淡，苔薄白，脉细弱。

证候分析 本证的特征是喘促咳嗽，形寒肢冷，脚软无力，腹胀纳差，大便溏薄。

治法 健脾温肾，固摄纳气。

方药 金匮肾气丸加减。常用附子、肉桂、鹿角片温肾补阳；山茱萸、熟地黄、仙灵脾补益肝肾；茯苓、山药健脾；胡桃肉、五味子、白果敛肺固摄。

加减 虚喘明显加蛤蚧、冬虫夏草补肾纳气；咳嗽痰多加半夏、陈皮、紫菀化痰止咳；夜尿多者加益智仁、桑螵蛸补肾固摄。

3. 肺肾阴虚

证候 咳嗽时作，喘促乏力，干咳少痰，面色潮红，消瘦气短，夜间盗汗，手足心热，夜尿多，舌红苔花剥，脉细数。

证候分析　本证见于哮喘久病不愈的患儿，其特征是咳嗽时作，喘促乏力，动则气短，干咳少痰，消瘦气短，舌质红，舌苔少或花剥。

治法　养阴清热，补益肺肾。

方药　麦味地黄丸加减。常用麦门冬、百合养阴润肺；山茱萸、熟地黄、枸杞子、山药补益肾阴；五味子益肾敛肺；丹皮清热；茯苓健脾。

加减　盗汗甚加知母、黄柏滋阴清热；潮热加鳖甲、青蒿清虚热；呛咳不爽加百部、北沙参润肺止咳。

四、中药成药

1. **小青龙口服液**　每次 10ml，每日 2 次。用于寒性哮喘。
2. **哮喘颗粒**　每次 10g，每日 2 次，开水冲服。用于热性哮喘。
3. **固本咳喘片**　每次 2 ~ 3 片，每日 3 次。用于缓解期脾、肺、肾虚弱证。

五、简易方药

1. 麻黄、五味子、甘草各 30g。研细末，分成 15 包，每次 1 包，每日 3 次。用于哮喘虚中夹实证。
2. 干地龙粉，每次 3g，每日 2 次，装胶囊内开水吞服。用于热性哮喘。

【其他疗法】

一、外治疗法

1. **止哮膏**　白芥子 21g，延胡索 21g，甘遂 12g，细辛 12g。共研细末，分成 3 份，每隔 10 天使用 1 份。用时取药末 1 份，加生姜汁调稠如 1 分硬币大，分别贴在肺俞、心俞、膈俞、膻中穴，2 ~ 4 小时后揭去。若贴后皮肤发红，局部出现小疱疹，可提前揭去。贴药时间为每年夏天的初伏、中伏、末伏，连用 3 年。用于预防哮喘发作。
2. **桃仁膏**　桃仁、杏仁、栀子仁、白胡椒等分，糯米适量，共为细末。鸡蛋清调成糊状，敷双侧涌泉穴，12 ~ 24 小时取下，连用 1 ~ 3 次。用于哮喘发作期。
3. **哮痰膏**　明矾、面粉、米醋、蜂蜜，混合成糊状。每次用 15g，敷于脐中，隔日换 1 次，连用 20 日。用于哮喘缓解期。

二、饮食疗法

1. **米醋蛋**　低度米醋适量，鸡蛋 2 个，煮熟去汁，食蛋，每次 1 个，每日

2 次。用于寒性哮喘。

2. 猪肺萝杏汤 猪肺 100g，白萝卜 50g，杏仁 9g。将猪肺洗净切成小块，白萝卜切成小块，杏仁去皮尖，加水炖至烂熟后食用。用于寒性哮喘。

3. 绿茶蛋 绿茶 10g，鸡蛋 2 个，同煮至蛋熟，去壳再煮至水干。食蛋，每次 1 个，每日 2 次。用于热性哮喘。

4. 豆腐萝卜汁 取豆腐 500g，麦芽糖 100g，生萝卜汁 1 杯混合煮开，每日 2 次。用于热性哮喘。可常食，病愈停服。

三、针灸疗法

1. 发作期 取定喘、天突、内关。咳嗽痰多者，加膻中、丰隆。

2. 缓解期 取大椎、肺俞、足三里、肾俞、关元、脾俞。每次取 3~4 穴，轻刺加灸，隔日 1 次。在好发季节前做预防性治疗。

【急危重症治疗】

哮喘发作时出现严重的呼吸困难，在合理应用拟交感神经药物和茶碱类药物 12 小时后仍不见缓解，应诊断为哮喘持续状态。哮喘持续状态的治疗：

一、吸氧

浓度以 40% 为宜，相当于每分钟 4~5L，用面罩雾化吸入更为合适，使氧分压（PaO_2）保持在 9.3~12.0kPa（70~90mmHg）。

二、支气管扩张剂的应用

1. 沙丁胺醇（舒喘灵）溶液雾化吸入 用氧或空气压缩泵作动力，雾化吸入，常用浓度为 0.5%，初为 1~2 小时 1 次，好转后 6 小时 1 次。

2. 氨茶碱 首剂 4~5mg/kg，20~30 分钟内静脉滴注，继后以每小时 0.8~1mg/kg 维持 3 小时，或 6 小时后按开始剂量重复 1 次，若在 6 小时内用过氨茶碱，其开始剂量应减少。

3. 沙丁胺醇（舒喘灵）静脉注射 上述治疗效果不显著时，可予沙丁胺醇静脉注射，学龄期儿童每次 5μg/kg，学龄前期小儿用量减半。

三、糖皮质激素

早期、较大剂量、短期、静脉使用。甲基强的松龙每次 1~2mg/kg，或氢化可的松每次 5~10mg/kg，每 6~8 小时静脉滴注 1 次。亦可用普米克令舒气泵雾化吸入。

四、补液、纠正酸中毒

一般开始可给 1/3 张含钠液，以后用 1/4 ~ 1/5 张含钠液维持，补液量为每日 50 ~ 100ml/kg，根据病情调整。明显的代谢性酸中毒可用碳酸氢钠溶液纠正。

五、镇静剂

可用 10% 水合氯醛加等量温水灌肠，慎用或禁用其他镇静剂；在插管条件下，亦可用安定镇静，剂量为每次 0.3 ~ 0.5mg/kg，静脉注射，每分钟不超过 1mg。

六、机械呼吸

指征为：①严重持续性呼吸困难；②呼吸音减弱至几乎听不到哮鸣音及呼吸音；③呼吸肌过度疲劳而使胸廓活动受限；④意识障碍，甚至昏迷；⑤吸入40% 氧气而紫绀仍无改善、二氧化碳分压（$PaCO_2$）≥8.6kPa（65mmHg）。

【预防与护理】

一、预　防

1. 重视预防复发，避免各种诱发因素，适当进行体育锻炼以增强体质。
2. 注意气候影响，做好防寒保暖工作，尤其气候转变或换季时，要预防外感诱发哮喘。
3. 加强自我管理教育，将防治知识教给患儿及家属，调动他们的抗病积极性。

二、护　理

1. 居室宜空气流通，阳光充足。冬季要和暖，夏季要凉爽通风。避免接触特殊气味。
2. 饮食宜清淡而富有营养，忌食生冷油腻、辛辣酸甜以及海鲜鱼虾等可能引起过敏的食物。
3. 密切注意观察病情变化。

第五节　反复呼吸道感染

感冒、乳蛾、咳嗽、肺炎喘嗽等呼吸道疾病在一段时间内反复发作，达到一定次数，即称为反复呼吸道感染。本病主要发生在 6 个月至 6 岁的小儿，1～3 岁的幼儿更为常见。反复呼吸道感染一年四季均可发生，冬春气候变化剧烈时尤其容易反复发作，随着年龄的增长，本病有减少发作的趋势，到学龄期前后往往病情明显好转。若反复呼吸道感染，治疗不当，容易引发哮喘、水肿、痹证、过敏性紫癜等病证，严重影响小儿的生长发育和身心健康。一般呼吸道感染可由病毒、细菌等多种病原体引起，而反复呼吸道感染不仅与多种病原体的感染有关，还与机体免疫功能低下、营养不良和微量元素的含量变化有密切关系。

古代医籍"感冒"、"咳嗽"、"肺炎喘嗽"等病的文献记载中有关于本病的散在描述，其中与虚人感冒、体虚感冒比较接近。

【病因病机】

反复呼吸道感染多因先天禀赋不足，后天调养不当，卫外不固，而致外邪屡屡入侵，邪毒流连，稍愈又作，反复不已。其病位在肺，发病机理主要是肺、脾、肾三脏不足，卫外功能薄弱，感邪于肺。

1．**禀赋不足，体质虚弱**　父母体弱多病或母亲妊娠时失于养胎，罹患各种疾病，或早产、双胎、多胎、胎气孱弱，生后肌骨嫩怯，腠理疏松，抵抗力较正常儿低下，难耐六淫不正之气的侵袭，稍触即发。

2．**喂养不当，调护失宜**　人工喂养或因母乳不足，过早断乳，而又未能及时合理添加辅食，或小儿偏食、厌食、营养不良，脾胃运化力弱，精微摄取不足，脏腑失养，功能降低，尤以脾肺二脏功能下降，难敌外邪，则经常犯病。

3．**少见风日，不耐寒热**　户外活动过少，日照不足，肌肤不密，卫外不固，对寒冷暑热等自然气候变化的适应能力差，一旦感寒冒暑，随即发病，或他人患病，一染即病。

4．**用药不当，损伤正气**　感冒时过服解表发散之剂，损伤卫阳，或滥用抗生素，或长期服用清热泻火药等，耗损正气，正气虚弱而反复感邪不已。

5．**正虚邪伏，遇感乃发**　外邪侵袭之后，由于正气素来虚弱，邪毒往往流连，留伏于里，一旦受到诱因刺激，新感易受，留邪内发；或虽无新感，旧病复燃，诸证又起。

总之，小儿脏腑娇嫩，肌肤薄弱，藩篱疏松，阴阳二气均较稚嫩，复感儿则肺、脾、肾三脏更为不足，卫外功能薄弱，对外邪的抵抗力差；加上寒温不能自调，一旦偏颇，六淫之邪不论从皮毛而入，或从口鼻而受，均可导致小儿反复呼吸道感染。

【诊　断】

一、诊断要点

1. 0~2岁小儿，每年呼吸道感染10次以上，其中下呼吸道感染3次以上；3~5岁小儿，每年呼吸道感染8次以上，其中下呼吸道感染2次以上；6~12岁小儿，每年呼吸道感染7次以上，其中下呼吸道感染2次以上。

2. 上呼吸道感染第2次距第1次至少要间隔7天以上。

3. 若上呼吸道感染次数不够，可加下呼吸道感染次数。至少观察1年。

二、分　期

1. **感染期**　上呼吸道感染时表现为发热，咳嗽，鼻塞，喷嚏，咽红，扁桃体充血肿大等症；下呼吸道感染时表现为发热，咳嗽，喘息，痰鸣，鼻煽，两肺可闻及干湿啰音等。外周血象白细胞总数正常或升高，中性粒细胞上升或正常，胸部X线透视肺纹理增粗或有斑片状、云雾状阴影。

2. **迁延期**　此期呼吸道急性感染的症状逐渐缓解，部分症状已消失，但常残留咳嗽、低热、多汗、体倦、纳呆等症，咽红，扁桃体肿大，肺部啰音不吸收，外周血象与肺部X线表现不一。

3. **恢复期**　此期呼吸道感染症状、体征大致消失，表现为虚多邪少。患儿可出现倦怠、多汗、纳呆、形体消瘦或虚胖、舌淡、苔薄、脉数无力诸症，稍不注意，病情极易反复，或间隔一段时间后又接着下一次感染。可伴有血清免疫球蛋白（Ig）、分泌型免疫球蛋白（SIg）偏低，微量元素锌缺乏等。

【辨证论治】

一、辨证要点

反复呼吸道感染的辨证重在辨明邪正消长变化。感染期以邪实为主，迁延期正虚邪恋，恢复期以正虚为主。感染期初起时多有外感表证，应辨别风寒、风热、外寒里热之不同，夹积、夹痰之差异，本虚标实之病机；迁延期邪气渐平，肺脾肾虚象之显现；恢复期病机关键不在邪多而在正虚，应辨别肺脾肾何脏虚损为主。

二、治疗原则

感染期以祛邪为主，按感冒、乳蛾、咳嗽、肺炎喘嗽等不同疾病治疗，同时应注意小儿正虚的体质特点；迁延期以扶正为主，兼以祛邪；恢复期当固本为要，或补气固表，或健脾和营，或补肾壮骨，或滋阴清热等。本节所述，以恢复期治疗为主，此时要抓住补益的时机，使"正气存内，邪不可干"，以达到减轻或减少发作的效果。

三、分证论治

1. 营卫失和，邪气留恋

证候 反复感冒，不耐寒热，平时汗出不温，肌肉松弛；或伴有低热，咽红，乳蛾肿大不消或肺炎喘嗽后久不康复；舌淡红，苔薄白，或花剥，脉浮数无力，指纹紫滞。

证候分析 本证多见于肺气虚弱，卫阳不足的小儿。卫阳不足，营阴外泄，故汗多不温是本证特征。邪毒留恋的常见表现为咽红，乳蛾肿大不消，咳嗽，痰多，喉间呼噜。

治法 扶正固表，调和营卫。

方药 黄芪桂枝五物汤加减。常用黄芪益气固卫；桂枝通阳散寒；白芍和营敛阴；炙甘草、大枣调中。

加减 汗多者加煅龙骨、煅牡蛎、碧桃干固表止汗；兼有咳嗽者加百部、杏仁、炙款冬花宣肺止咳；痰多者加前胡、白芥子；身热未清加青蒿、白薇、连翘、银柴胡清宣肺热；咽红，乳蛾肿大不消加玄参、淡射干、板蓝根利咽消肿；便秘加瓜蒌仁、枳壳、生大黄清热解毒通腑。

2. 肺脾两虚，气血不足

证候 屡受外邪，咳喘迁延不已，或愈后又发，面黄少华，厌食，或嗜食肥甘生冷，肌肉松弛，或大便溏薄，咳嗽多汗，唇口色淡，舌质淡红，脉数无力，指纹淡。

证候分析 本证多见于后天失调，喂养不当，过早断乳之小儿。肺虚为主者屡受外邪，咳喘迁延，多汗；脾虚为主者面黄少华，肌肉松弛，厌食便溏。

治法 健脾益气，补肺固表。

方药 玉屏风散加味。常用黄芪补气固表；白术、党参、山药健脾益气；牡蛎敛表止汗；陈皮健脾化痰；防风固表而祛风邪。

加减 余邪未清者加大青叶、黄芩、连翘清解余热；汗多加浮小麦、五味子固表止汗；纳少厌食加鸡内金、炒谷芽、焦山楂开胃消食；便溏者加炒苡仁、茯苓、山药健脾化湿；便秘积滞者加生大黄、枳壳导滞消积。

3. 肾虚骨弱，精血失充

证候 反复感冒，甚则咳喘，面白无华，肌肉松弛，动则自汗，寐则盗汗，睡不安宁，严重者立、行、齿、发、语五迟，或鸡胸龟背，舌苔薄白，脉搏无力。

证候分析 本证多因先天禀赋不足，或后天失调，顾护失宜，日照不足，骨骼生长不良，肾虚骨弱，肺卫不固，故软脆不堪风寒。肾虚骨弱的特征是生长发育迟缓，出现五迟证候。

治法 补肾壮骨，填阴温阳。

方药 补肾地黄丸加味。常用熟地黄、山药、山茱萸峻补三阴；五味子敛阴益气；麦冬滋阴益肺；菟丝子温补肾气；泽泻、茯苓、丹皮泄浊清热。

加减 五迟者可加鹿角胶、补骨脂、生牡蛎补肾壮骨；汗多者加黄芪、煅龙骨益气固表；低热者加地骨皮、鳖甲清虚热；阳虚者加鹿茸、紫河车、肉苁蓉温阳固本。

4. 肺胃阴虚，邪热缠绵

证候 反复咽红疼痛，或乳蛾肿大布有血丝，咽喉不利，梗阻不适，喜好冷食，唇鼻干燥、红赤，大便干结，小便短黄，舌边尖红，苔薄白或薄黄，脉细数。

证候分析 本证多因小儿体属纯阳，加之喂养护理不当，内生积滞，阳热之邪最易乘虚而入，蕴胃灼肺，日久肺胃阴虚，虚热上炎，与六淫外邪内外呼应，疾病反复发作。

治法 滋阴清肺，养胃利咽。

方药 养阴清肺汤加减。常用生地、麦冬生津养阴；玄参清虚火解毒；丹皮凉血散瘀消肿，与桔梗、牛蒡子、板蓝根合用散邪利咽；贝母润肺化痰；白芍敛阴泄热。

加减 咽喉肿痛严重者，加连翘、黄芩、射干、土牛膝根清热利咽；咽喉干燥疼痛者，加玄参、木蝴蝶润喉利咽。

四、中药成药

1. **玉屏风口服液** 每次 10ml，每日 2~3 次，连服 3~6 个月。用于肺脾两虚，气血不足证。

2. **黄芪生脉饮口服液** 每次 10ml，每日 2 次，可连服 2~3 个月。用于气阴两虚证。

3. **百令胶囊** 每次 1/2~1 粒，每日 1 次，连服 3~6 个月。用于肺脾两虚，气血不足证。

4. 鱼腥草注射液   每次1~2滴滴鼻，每日2次，用5天停2天，连用8周后停药。用于呼吸道感染流浊涕，咽喉红肿疼痛者。

五、简易方药

1. 黄芪10g，红枣30g，煎汤代茶，可服2~3月。用于肺脾两虚，气血不足证。

2. 人参、五味子、川贝母（按3:2:1组成），研成细末，制成散剂或水丸、糖衣片，每次3g，每日3次。用于肺脾两虚，气血不足证。

3. 西洋参，每日8g，炖服，趁热饮，不拘时服。用于气阴两虚证。

【其他疗法】

一、外治疗法

白术、丁香、肉桂、炙麻黄、五味子、胡椒、细辛、白芥子、炙黄芪、半夏共研细末，姜汁调成糊状，贴敷双风门、双肺俞、双脾俞、双膈俞穴，每次15~30分钟，每日1次，15日为1疗程。

二、饮食疗法

1. 太子参20g，大米50g。先将太子参加水煮沸30分钟后去渣留汁，再加入大米煮粥，早晚温服。用于肺脾两虚，气血不足证。

2. 黄芪15g，黑豆30g，羊肚一具。加水煎汤，加适量食盐调味，食羊肚饮汤。用于肺脾两虚，气血不足兼多汗者。

三、针灸疗法

1. 耳压法   取咽喉、气管、肺、大肠、脾、肾、内分泌、皮质下、神门、脑干、耳尖（放血）。先将耳廓皮肤用75%酒精消毒，取0.4cm×0.4cm方形胶布，中心贴1粒王不留行籽，对准耳穴贴压，用手轻压片刻，6日为1疗程。

2. 温灸法   肺、肝、脾、肾、大肠俞各30分钟，每周5次，30日为1疗程。

四、推拿疗法

开天门、推坎宫、揉太阳、揉肺俞、运耳后高骨、分推膻中、捏脊柱。每日1次，12日为1疗程，连续3~5个疗程。

【预防与护理】

一、预　防

1. 锻炼身体，增强体质，提高抗病能力。

2. 保持个人和公共环境卫生，室内空气流通，参加户外活动，适当晒太阳，按时预防接种。

3. 感冒流行期间不去公共场所。家中有人感冒时可用食醋熏蒸室内：每平方米空间用食醋 2～5ml，加水 1～2 倍，置容器内，加热至全部气化。每日 1 次，连续 3～5 日。

4. 避免接触过敏物质，如尘螨、油漆、花粉等。

二、护　理

1. 饮食多样而富于营养，不偏嗜冷饮、香燥食品。

2. 汗出较多时，用干毛巾擦干，勿吹风着凉，洗澡时尤应注意。

3. 经常用金银花甘草水或生理盐水漱口，每日 2～3 次，直至病情基本稳定。

第四章

脾系病证

第一节 鹅口疮

鹅口疮是小儿常见口腔疾病，临床以口腔、舌上满布白屑，状似鹅口为特征。因其白屑色白如雪，故又名"雪口"。鹅口疮多发生于新生儿及久病体弱、营养不良的婴幼儿。如果治疗及时、得当，预后一般较好。

西医学称本病为"真菌性口腔炎"，由感染白色念珠菌引起，如果长期、大量应用广谱抗生素，破坏口腔微生态平衡，引起菌群失调，亦可继发本病。

【病因病机】

鹅口疮的发生，是由内、外两方面因素所致。内因责之心脾积热，循经上蒸口舌；或脾肾阴亏，虚火上浮。外因责之口腔护理不慎，感染秽毒之邪。本病病位主要在心、脾、肾三经。心脾积热，上熏口舌；肾阴亏损，虚火上浮是其基本病机。

小儿禀体阳热亢盛或阴虚火旺，加之口腔护理不当，感染秽毒之邪可致鹅口疮。正如《诸病源候论·鹅口候》中指出："小儿初生，口里白屑起，乃至舌上生疮，如鹅口里，世谓之鹅口，此由在胎时受谷气盛，心脾热气，熏发于口故也。"后世的《外科正宗·鹅口疮》对本病的临床表现和发生机理作了进一步的描述："鹅口疮皆心脾二经胎热上攻，致满口皆生白斑雪片，甚则咽间叠叠肿起，致难乳哺，多生啼叫。"

1. **心脾积热** 患儿在其胎儿时期，其母过食辛辣、油炸或温补之品；或五志化火；或外感热邪，母体蕴热，循血脉传于胎儿；或出生之时，感受母体产道秽毒之邪；或出生后，口腔护理不当，秽毒之邪内侵，积热蕴结心脾，循经上熏口舌，即发为鹅口疮。

2. **虚火上浮** 胎禀不足，肾阴亏虚；或久病体虚，津液耗伤，脾虚及肾，气阴内耗。阴虚不能制阳，虚火循经上炎，而发为本病。

【诊 断】

一、诊断要点

1. 有护理不当、感染邪毒病史，或长期使用广谱抗生素病史。
2. 口腔、舌上出现白屑，融合成片，状如凝乳；或堆积成块，形似积雪。
3. 鹅口疮重者，白屑可蔓延至鼻道、咽喉、食道，甚则壅塞气道，引起呼吸急促、吞咽困难、面色青紫、喉中痰鸣等危候。
4. 显微镜检查：取白屑少许涂片，可发现白色念珠菌的菌丝及芽孢。

二、鉴别诊断

本病多与白喉相鉴别。白喉假膜多起于扁桃体，渐次蔓延于咽、软腭、喉部或鼻腔等处，其色灰白，不易擦去。若强行擦除，可致出血。多伴有咽痛、声音嘶哑或咳如犬吠，颈部淋巴结肿大、疼痛，以及发热、精神萎靡等全身中毒症状。

【辨证论治】

一、辨证要点

本病的辨证，重在辨别虚实。实证病程较短，白屑较厚，发展较快，周围黏膜红赤明显。虚证白屑较少，蔓延较缓，周围黏膜红赤不著，口气没有明显的热臭感，可伴有全身虚热之象。

其次辨别脏腑，心经热甚者，每以舌上白屑较多，舌红、心烦、溲赤等症较为明显；脾经热盛者，则以唇颊白屑为多，甚至白屑上延鼻道，下及咽喉，致吮乳、吞咽和呼吸困难，并常伴有大便干结等症。

二、治疗原则

本病的治疗，轻者往往仅用外治法即可治愈；重者须配合内治法，针对火热秽毒之邪，予以清热泻火。心脾积热者，当予清热解毒，清心泻脾；阴虚火旺者，则要滋补脾肾，育阴降火。

三、分证论治

1. 心脾积热

证候 口腔舌上满布白屑，蔓延迅速，相互融合成片，周围黏膜较为红赤，口气热而臭秽，面红唇赤，烦躁不宁，吮乳啼哭，便秘溲赤。舌质红，指纹紫滞，脉数实。

证候分析 本证特点是发病急，来势迅速，白屑较厚，面红唇赤，烦躁不宁。若失治、误治，白屑向鼻咽、食道蔓延，壅塞气道，可致呼吸急促，吞咽困难，面色青紫，喉中痰鸣等危重证候。

治法 清热解毒，清心泻脾。

方药 清热泻脾散加减。常用黄连、黄芩、栀子、石膏清热泻火解毒；生地、麦冬、玄参滋阴养液，以防火热之邪伤阴；佐以赤茯苓、灯心草引热下行。

加减 烦躁不宁，加丹参、郁金、琥珀清心除烦，安神定志；大便燥结难下，加生大黄、玄明粉泻下通便，引热下行；咽干、口渴引饮，加天花粉、芦根生津止渴。

2. 虚火上炎

证候 口内白屑散布，周围黏膜红赤不著，面白颧红，手足心热，口干盗汗，虚烦少寐，神疲乏力。舌红少苔，指纹淡，脉细数。

证候分析 本证特点是起病缓，来势慢，病程长，白屑稀疏，周围红赤不著，伴阴虚内热之象。若素体脾气亏虚或久病伤及脾气，可见食欲不振、大便溏薄；若阴虚及阳，症见精神萎靡、肢冷怯寒、大便澄澈清稀如水。

治法 滋补脾肾，引火归原。

方药 知柏地黄丸加减。常用熟地、山药、茯苓、山茱萸健脾滋肾；丹皮、泽泻、知母、黄柏泻火坚阴；酌用肉桂引火归原。

加减 纳呆食少、大便溏泻者，加白术、薏苡仁、芡实、莲子健脾止泻；精神萎靡、形寒怯冷者，加附子、吴茱萸温肾散寒。

四、中药成药

1. **黄栀花口服液** 每次 5~10ml，每日 2~3 次。用于心脾积热证。
2. **导赤丹** 每次 1~3g，每日 2~3 次。用于湿热熏蒸证。
3. **知柏地黄丸** 每次 3g，每日 3 次。用于虚火上浮证。

【其他疗法】

一、外治疗法

1. 冰硼散、青黛散、紫金锭、珠黄散、西瓜霜喷剂等任选1种，每次适量，涂敷患处，每日3～4次。用于心脾积热证。

2. 锡类散、养阴生肌散任选1种，每次适量，涂敷患处，每日3～4次。用于虚火上炎证。

3. 肉桂、附子各等量，共研细粉，装瓶备用。每次取10～20g，加适量面粉，用高粱酒调成糊状，贴敷两足涌泉穴，1～2小时后取下。用于虚火上炎证。

4. 黄柏15g，青黛9g，肉桂3g，冰片0.5g。共研细末，取适量涂敷患处。每日2～3次。实火证可将黄柏增至30g，虚火证黄柏、肉桂各用9g。

5. 生石膏、硼砂各2.5g，人中白、黄连、青黛、乳香、没药各1g，冰片0.3g。共研细末，涂敷患处。每日4～5次。用于心脾积热证。

6. 凤尾草20～40g，加入菜油中煎约1分钟，去渣，加适量蜂蜜搅匀。每次适量，涂于患处，每日3～4次。用于各种证型。

7. 吴茱萸15g，胡黄连6g，大黄6g，生南星3g。共研细末。1岁以内每次用3g，1岁以上可增至5～10g，用醋调成糊状，晚上涂于患儿两足心，外加包扎，晨起除去。用于鹅口疮各证型。

二、推拿疗法

清天河水、揉总筋、揉小天心、推四横纹、揉掌小横纹、补肾经、分手阴阳。食欲不振，加清板门；五心烦热，加推三关、揉二马。每日1～2次。

【预防与护理】

一、预　防

1. 保证足够营养，提高抗病能力。

2. 注意口腔卫生，母亲喂奶前要洗净乳头及手。小儿食具、用具要经常煮沸消毒。

3. 积极防治慢性病，勿滥用抗生素。

4. 用0.006%大蒜素清洗口腔黏膜，每日3次，连续4日。具有预防作用。

二、护理

1. 注意口腔洗漱，保持清洁。
2. 饮食应清淡、富于营养，尽量少食用辛热之品。
3. 保持心情舒畅。

第二节　口　疮

口疮是小儿常见的口腔疾患，临床以齿龈、舌体、两颊、上腭、唇等处发生溃疡为特征。若满口溃烂，上覆糜腐，称为"口糜"；溃疡只发生在口角，名曰"燕口疮"。

本病以婴幼儿多见，发病无明显季节性，临床既可单独发生，亦可伴发于外感热病或其他疾病过程中。如果治疗及时、得当，一般预后较好。部分患儿因体质虚弱，口疮可反复发生，迁延难愈。

口疮包括了西医学所称的急性溃疡性口炎、卡他性口炎和疱疹性口炎。

【病因病机】

口疮的发生，多由将养过温，感受外邪，心脾积热；或调护不当，秽毒内侵；或久病体弱，虚火上炎等原因所致。正如《诸病源候论·口疮候》所言："小儿口疮，由血气盛，兼将养过温，心有客热熏上焦，令口舌生疮也。"《幼幼集成·口疮证治》亦指出："口疮者，满口赤烂。此因胎禀本厚，养育过温，心脾积热，熏蒸于上，以成口疮。"其病位主要在心脾二经，涉及到肾。基本病机是风热乘脾、心脾积热、虚火上炎。

1. **风热乘脾**　小儿脏腑娇嫩，卫外未固，若调护失宜，则易感外邪。六淫之中尤以风热所致口疮者最为常见。胎热内盛，或过食辛辣，阳热亢盛，复外感风热之邪蕴结于脾经，致脾经热盛，上熏于口而生疮疡。

2. **心脾积热**　胎禀热盛，火热之邪积滞心脾，或因性情急躁而郁火内生；或口腔护理不慎，饮食过热、过咸，黏膜损伤，感染邪毒，致内外合邪，火热蕴积心脾，循经上炎，熏灼口舌而致口舌生疮。手少阴之经通于舌，足太阴之经通于口，因此心脾二经有热，则口舌最易生疮。

3. **虚火上浮**　素体禀赋不足，阴液不足，阴不制阳，虚火内生；或久患热病，或久泻不止，久病吐泻，脾胃虚寒，无根之虚火上浮，亦可发为口疮。

【诊　断】

一、诊断要点

（1）有喂养不当，过食辛热、炙煿食品，或外感发热病史。

（2）齿龈、舌体、两颊、上颚等处出现黄白色溃疡点，大小不等，甚则满口糜腐，疼痛流涎，可伴发热或颌下淋巴结肿大、疼痛。

（3）血象检查：血白细胞常有增高，但疱疹性口炎则血白细胞多偏低。

二、鉴别诊断

1. **鹅口疮**　以口腔及舌上、齿龈等处满布白屑，周围有红晕为特点，一般无疼痛、流涎。多见于新生儿或体质较差的婴幼儿。

2. **手足口病**　多发生在春夏季，以 4 岁以下小儿多见。除口腔黏膜溃疡之外，伴手、足、臀部皮肤疱疹。

【辨证论治】

一、辨证要点

本病的辨证，重在辨别虚实。临床以实证为多，风热乘脾者，病程较短，口疮散在，疼痛不甚，常伴有风热表证；心脾积热者，多起病较急，溃疡融合成片，周围红赤明显，疼痛较剧，流涎较多，口气臭秽，常伴便秘溲赤。虚证溃疡较少，周围淡红，疼痛较轻，兼神疲体倦、颧红等或伴面色萎黄，纳呆食少，腹胀便溏等脾虚证。

二、治疗原则

口疮治疗的基本法则是清热降火。风热乘脾者，宜疏风散热；心脾积热者，宜解毒清心；阴虚火旺者，宜滋阴泻火；阴火上炎者，则要温补脾肾，引火归原。在内治的同时，配合口腔局部外治，可增强疗效，以促进溃疡病灶愈合。对重症患儿，还应中西医结合治疗。

三、分证论治

1. **风热乘脾**
证候　起病较急，口唇、颊内、齿龈、上颚等处出现疱疹、溃疡，周围鲜红，疼痛较甚，口气热而臭秽，流涎较多，可伴有发热恶风、面红目赤、咽干口渴等。舌边尖红，脉浮数。

证候分析 本证以来势急、发展快、溃疡多、疼痛较甚为特点，系因风热之邪乘脾所致，或有局部咬伤或烫伤病史。

治法 疏风清热。

方药 银翘散加减。常用金银花、连翘、板蓝根清热解毒；薄荷、牛蒡子、荆芥疏风散火；竹叶、芦根清心除烦；甘草解毒调和诸药。

加减 咽干口渴者，加麦冬、花粉生津止渴；发热较重、面红目赤或有局部咬伤者，加黄芩、栀子清热泻火。

2．心脾积热

证候 口腔舌上溃疡较多，常相互融合成片，周围黏膜较为红赤，口气臭秽，流涎较多，面红唇赤，烦躁不宁，吮乳啼哭，或兼便秘溲赤。舌质红绛，指纹紫滞，脉数有力。

证候分析 本证特点是口舌溃疡或糜烂，舌尖边较多，色红赤灼热，疼痛烦躁，溃疡范围大，里热征象明显，多见于积滞蕴热的患儿。

治法 清热解毒，清心泻脾。

方药 清热泻脾散加减。常用黄连、黄芩、栀子、生石膏、大青叶清热泻火解毒；生地、赤芍、玄参、麦冬清营凉血，滋阴养液；赤茯苓、灯心草引热下行。

加减 面赤唇红、烦躁多啼、小便短黄者，可合用导赤散；大便燥结者，加生大黄、玄明粉泻下通便，引火下行；积滞日久加山楂、莱菔子消积导滞。

3．虚火上浮

证候 口内溃疡较少，其色较浅，疼痛较轻，面白颧红，手足心热，虚烦少寐，神疲乏力。舌红少苔，指纹淡，脉细数。

证候分析 本证特点起病缓，来势慢，病程较长。常伴阴虚内热之象，且易反复发作。若久病伤脾，失于健运，湿热内生所致者，症见散在的灰白色溃疡、周围黏膜苍白、流涎较多、疼痛不明显，伴有面色萎黄、纳呆食少、腹胀便溏等。

治法 滋补脾肾，养阴清热。

方药 知柏地黄丸加减。常用熟地、山药、山茱萸、茯苓健脾滋肾；丹皮、泽泻、知母、黄柏养阴清热；或酌用肉桂引火归原。

加减 久病脾虚气陷、阴火上炎所致者，临床见面白唇淡、手足欠温、口疮反复发作，用理中汤加肉桂以温补脾肾，引火归原。

四、中药成药

1. **牛黄解毒片**　每次 1~2 片，每日 3 次。用于风热乘脾证。
2. **小儿化毒散**　每次 0.6g，每日 2 次，3 岁以内小儿酌减。用于心脾积热证。
3. **六味地黄丸**　每次 3g，每日 2~3 次。用于虚火上浮证。
4. **知柏地黄丸**　每次 3g，每日 2~3 次。用于虚火上浮证。

【其他疗法】

一、外治疗法

1. 乌贼骨、白及、黄连、甘草等量研末，涂拭患处，每日 3~4 次。
2. 牛黄、冰片各 1.5g，青黛、西瓜霜、人中白各 9g，寒水石、硼砂各 15g，黄连 6g，共研极细末敷患处，每日 3~4 次。
3. 牛黄 3g，硼砂 30g，黄连 30g，孩儿茶 30g，黄柏 60g，栀子 60g，甘草 60g，冰片 30g。共研细末，装瓷瓶封存备用。每次 0.3~0.6g 涂擦口腔，每日 3~4 次。
4. 双料喉风散或冰硼散涂敷患处，每日 3~4 次。
5. 冰硼散、青黛散、西瓜霜、珠黄散任选一种，取适量涂敷患处，每日 3 次。用于口疮实证。
6. 锡类散、养阴生肌散任选一种，取适量涂敷患处，每日 3 次。用于虚火上浮证。
7. 冰片 3g，硼砂 6g，玄明粉 12g，朱砂 6g，青黛 6g。共研细末。每次适量，涂敷患处，每日 3 次。用于口疮实证。
8. 吴茱萸 15~30g，研细粉。醋调，睡前敷于两涌泉穴，胶布固定，翌晨除去。用于虚火上浮证。

二、推拿疗法

1. 清天河水，揉总筋，揉小天心，推四横纹，揉内劳宫，清心经，分手阴阳。用于风热乘脾证。
2. 推天柱骨，揉天突，清胃，清板门。发热加退六腑，水底捞明月，二扇门。用于风热乘脾证。
3. 清胃经，清板门，退六腑，清大肠，清天河水。腹胀加分腹阴阳、摩腹；便秘加推下七节骨。用于脾胃积热证。

4. 清心平肝，清天河水，清小肠，捣小天心。用于心火上炎证。

5. 补肾，揉二马，分手阴阳，清天河水，推涌泉穴。用于虚火上浮证。

【预防与护理】

一、预　防

1. 保证足够营养，提高抗病能力。

2. 注意饮食卫生，食物宜新鲜、清洁、营养全面。多食蔬菜、水果，少食辛热、香燥、酸辣刺激之品。注意口腔卫生。

3. 保持家用饮食餐具清洁，定期消毒。

二、护　理

1. 做好口腔卫生工作，饮食后及时漱口，保持口腔清洁。清洁口腔时不宜用粗硬布帛拭口。

2. 对急性热病、体弱久病的小儿，注意检查口腔，及早发现破损，及时治疗，促其愈合，减轻疼痛。

3. 避免过烫、过咸饮食，减少进食时的痛苦。

第三节　泄　泻

泄泻是小儿常见脾胃病证，临床以大便次数增多、粪质稀薄或如水样为特征。本病一年四季都可发生，以夏秋季节发病率为高，不同季节发生泄泻的临床表现有所不同。泄泻发病的年龄多在3岁以下。泄泻如能及时治疗，一般预后较好。若起病急骤，泄下过度可出现伤阴伤阳的变证。小儿久泻不愈者，则易转为疳证或慢惊风等危重证候。近10年来，由于环境卫生和营养条件的改善，病原检测手段和治疗措施的提高，我国小儿泄泻的发病率和死亡率都有了明显的下降。

西医学称为腹泻病，根据病因分为感染性腹泻和非感染性腹泻两类。

由于小儿具有"稚阳未充，稚阴未长"的生理特点，泄泻易耗伤气液，所以病情危重或治疗不及时者，阴津受劫，元阳损伤，可出现伤阴伤阳的变证。小儿久泻之后，脾虚不复，或泄泻反复，脾气虚弱，不能运化水谷精微，生化气血，影响小儿生长发育，可导致疳证的发生。久泻不止，元气受伤，脾胃虚弱，不能滋肾涵肝，可导致肝木无制，虚风内动，而出现慢惊风等危重证候。

【病因病机】

小儿泄泻发生的原因，以感受外邪、内伤饮食、脾胃虚弱为多见。其主要病变脏腑在脾胃。胃主受纳腐熟水谷，脾主运化水湿和水谷精微，若脾胃受病，则饮食入胃之后，水谷不化，精微不布，清浊不分，合污而下，致成泄泻。正如《幼幼集成·泄泻证治》中提出："夫泄泻之本，无不由于脾胃。盖胃为水谷之海，而脾主运化，使脾健胃和，则水谷腐化而为气血以行荣卫。若饮食失节，寒温不调，以致脾胃受伤，则水反为湿，谷反为滞，精华之气不能输化，乃致合污下降，而泄泻作矣。"

1. **感受外邪** 小儿脏腑柔嫩，肌肤薄弱，冷暖不知自调，易为外邪侵袭而发病。外感风、寒、暑、热诸邪常与湿邪相合而致泻。由于时令气候不同，长夏多湿，故外感泄泻以夏秋季节多见，感受外邪中又以湿热致泻最常见，风寒致泻则一年四季都可能发生。

2. **内伤饮食** 小儿脾常不足，运化力弱，饮食不知自节，若调护失宜，乳哺不当，饮食失节或不洁，过食生冷瓜果或难以消化之食物，皆能损伤脾胃，发生泄泻。

3. **脾胃虚弱** 小儿素体脾虚，或久病迁延不愈，脾胃虚弱，使胃弱腐熟无能，脾虚运化失职，因而水反为湿，谷反为滞，脾胃不能分清别浊，水湿水谷合污而下，导致脾虚泄泻。亦有暴泻实证，失治误治，迁延不愈，如风寒、湿热外邪虽解而脾胃损伤，转为脾虚泄泻者。

4. **脾肾阳虚** 脾虚致泻者，一般先耗脾气，继伤脾阳，日久则由脾及肾，造成脾肾阳虚。阳气不足，脾失温煦，阴寒内盛，水谷不化，并走肠间，而致澄澈清冷，洞泄而下的脾肾阳虚泻。

由于小儿稚阳未充、稚阴未长，患泄泻后较成人更易损阴伤阳发生变证。重症泄泻患儿，泻下过度，易于伤阴耗气，出现气阴两伤，甚至阴伤及阳，导致阴竭阳脱的危重变证。若久泻不止，脾气虚弱，肝旺而生内风，可形成慢惊风；若脾虚失运，生化乏源，气血不足，难以荣养脏腑肌肤，久则可致疳证。

【诊　断】

一、诊断要点

1. 有乳食不节、饮食不洁，或冒风受寒、感受时邪病史。

2. 大便次数明显增多，甚至达 10 次以上。粪呈淡黄色或清水样；或夹奶块、不消化物，如同蛋花汤样；或黄绿稀溏，或色褐而臭，夹少量黏液。可伴有恶心、呕吐、腹痛、发热、口渴等症。

3．重证泄泻，可见小便短少、高热烦渴、神疲萎软、皮肤干瘪、囟门凹陷、目眶下陷、啼哭无泪等脱水症状，以及口唇樱红、呼吸深长、腹胀等酸碱平衡失调和电解质紊乱的临床表现。

4．大便镜检可有脂肪球或少量白细胞、红细胞。

5．大便病原学检查可有轮状病毒等病毒检测阳性，或致病性大肠杆菌等细菌培养阳性。

二、病程分类

1．**急性腹泻**　病程不超过2周。

2．**迁延性腹泻**　病程2周至2月。

3．**慢性腹泻**　病程超过2月。

三、病情分型

1．**轻型腹泻**　临床主要是胃肠道症状，食欲不振、溢奶或呕吐；大便次数增多，每日可达4~5次或10余次，每次大便量不多，为黄绿色糊状稀便，夹有白色或黄白色奶瓣，可有泡沫和少量黏液。大便镜检可见大量脂肪球。无明显的全身症状，精神尚好，体温大多正常，偶有低热，体重不增或稍减，无明显脱水和电解质紊乱现象。

2．**重型腹泻**　常急性起病，有较重的胃肠道症状，食欲下降，常伴呕吐，严重者可吐出咖啡渣样液。大便每日十数次至数十次，呈黄绿色或黄色，每次量多，呈蛋花汤样或水样，可有少量黏液。有发热等全身中毒症状。一般状态较差，烦躁不安，精神萎靡，嗜睡，甚至昏迷，并有较明显的水、电解质紊乱。

四、鉴别诊断

1．**生理性腹泻**　多为母乳喂养，小儿外观较虚胖，出生后不久大便次数即较多，质稀薄，呈黄绿色，但不伴呕吐，食欲好，体重增加正常，喂养至添加辅食后可自愈。

2．**细菌性痢疾**　有疾病接触史或不洁食物史，主要表现为发热、腹痛、腹泻、脓血便及里急后重。中毒型起病急，甚至惊厥，病情重笃。大便镜检可见大量脓细胞、红细胞及吞噬细胞。大便培养阳性。

3．**阿米巴痢疾**　起病较缓，毒血症状轻，大便次数比较少，里急后重症状较轻或无，右侧腹部轻压痛，粪便多见紫红色果酱样黏冻便，镜检见较多的红细胞，少许白细胞，可见夏科－雷登结晶，粪便涂片若找到阿米巴滋养体或包囊时可以确诊。

【辨证论治】

一、辨证要点

小儿泄泻以八纲辨证为纲，常证重在辨寒、热、虚、实；变证重在辨阴、阳。本病的虚实之辨主要观察病程、病势和腹痛情况：实证一般病程较短、病势较急、腹痛拒按；虚证一般病程较长、病势较缓、腹痛喜按。寒热之证主要从大便情况和舌苔方面辨别：寒证一般粪便清稀如水，色淡黄，臭气不显，舌淡，苔薄白腻；热证一般泻下如水注或有黏液，色黄褐，热臭气重，舌红，苔黄腻。

常证按起病缓急、病程长短分为暴泻、久泻。暴泻多属实，久泻多属虚或虚中夹实。暴泻辨证：湿热泻发病率高，便次多，便下急迫，色黄褐气秽臭，或见少许黏液，舌苔黄腻；风寒泻大便清稀多泡沫，臭气轻，腹痛显著，伴外感风寒症状；伤食泻有伤食史，纳呆腹胀，便稀夹不消化物，泻下后腹痛减。久泻辨证：脾肾阳虚泻较脾虚泻病程更长，大便澄澈清冷，完谷不化，阳虚内寒症状显著。变证多数由于泻下不止，若精神萎软、皮肤干燥，为气阴两伤证；而精神萎靡、尿少或无、四肢厥冷、脉细欲绝，则为阴竭阳脱证。

二、治疗原则

泄泻的治疗，以利湿止泻为基本法则。根据不同的证型分别治以清热利湿、祛风散寒、消食导滞、健脾益气、温补脾肾。泄泻变证，总属正气大伤，分别治以益气养阴、酸甘敛阴、护阴回阳、救逆固脱。除内服药外，治疗泄泻还常运用单方草药、外治、推拿、针灸等法。

三、分证论治

（一）常证

1．湿热泻

证候　大便水样，或如蛋花汤样，泻下急迫，量多次频，气味秽臭，或见少许黏液，腹痛时作，食欲不振，或伴呕恶，神疲乏力，或发热烦闹，口渴欲饮，小便短黄，舌质红，苔黄腻，脉滑数，指纹紫。

证候分析　本证以起病急，泻下急迫，量多次频，舌质红，苔黄腻为特征。若泻下过度，易于转为伤阴甚至阴竭阳脱变证。失治误治，迁延日久，则易转变为脾虚泄泻。

治法　清肠解热，利湿止泻。

方药　葛根黄芩黄连汤加减。常用葛根解表退热，生津升阳；黄芩、黄连清解胃肠湿热；地锦草、豆卷清肠化湿；甘草调和诸药。

加减　发热重，泻下频数加鸡苏散、辣蓼、马鞭草清热解毒；发热口渴加生石膏、芦根清热生津；湿重水泻明显加泽泻、车前子、苍术燥湿利湿；泛恶苔腻加藿香、佩兰芳化湿浊；呕吐加竹茹、半夏降逆止呕；腹痛加木香理气止痛；食欲不振加焦山楂、焦神曲运脾消食。

2．风寒泻

证候　大便清稀，夹有泡沫，臭气不甚，肠鸣腹痛，或伴恶寒发热，鼻流清涕，咳嗽，舌质淡，苔薄白，脉浮紧，指纹淡红。

证候分析　本证的特征是大便清稀夹有泡沫，臭气不甚，肠鸣腹痛。多发生在秋冬季节。寒邪易伤阳气，见大便清稀，肢冷神萎，需防伤阳变证。

治法　疏风散寒，化湿和中。

方药　藿香正气散加减。常用藿香、苏叶、白芷、生姜疏风散寒，理气化湿；半夏、陈皮、苍术温燥寒湿，调理气机；茯苓、甘草、大枣健脾和胃。

加减　大便质稀色淡，泡沫多，加防风炭以祛风止泻；腹痛甚，里寒重，加干姜、砂仁、木香以温中散寒理气；腹胀苔腻，加大腹皮、厚朴顺气消胀；夹有食滞者，去甘草、大枣，加焦山楂、鸡内金消食导滞；小便短少加泽泻、车前子渗湿利尿；恶寒、鼻塞、声重加荆芥、防风以加强解表散寒之力。

3．伤食泻

证候　大便稀溏，夹有乳凝块或食物残渣，气味酸臭，或如败卵，脘腹胀满，便前腹痛，泻后痛减，腹痛拒按，嗳气酸馊，或有呕吐，不思乳食，夜卧不安，舌苔厚腻或微黄，脉滑实，指纹滞。

证候分析　起病前常有乳食不节史，便稀夹不消化食物，气味酸臭，脘腹胀痛，泻后痛减。伤乳者稀便夹乳凝块；伤食者夹食物残渣。本证可单独发生，也常为其他证候中的兼证。若病程迁延，积不化而脾气伤，易转为脾虚泻，或脾虚夹积，转为疳证。

治法　运脾和胃，消食化滞。

方药　保和丸加减。常用焦山楂、焦神曲、鸡内金消食化积导滞；陈皮、半夏理气降逆；茯苓健脾渗湿；连翘清解郁热。

加减　腹痛加木香、槟榔、延胡索理气止痛；腹胀加厚朴、广木香、莱菔子消积除胀；呕吐加藿香、生姜和胃止呕。

4．脾虚泻

证候　大便稀溏，色淡不臭，多于食后作泻，时轻时重，面色萎黄，形体消瘦，神疲倦怠，舌质淡，苔白，脉缓弱，指纹淡。

证候分析 本证常由暴泻失治迁延而成，病程较长，大便稀溏，多于食后作泻，伴有全身脾虚征象。有偏脾气虚和偏脾阳虚的区别。若进一步发展，则由脾及肾，易转成脾肾阳虚泻，或久泻而成疳证。

治法 健脾益气，助运止泻。

方药 参苓白术散加减。常用党参、白术、茯苓、甘草补脾益气；山药、莲子肉、扁豆、薏苡仁健脾化湿；砂仁、桔梗理气和胃。

加减 胃纳呆滞，舌苔腻，加藿香、苍术、陈皮、焦山楂以芳香化湿，消食助运；腹胀不舒加木香、乌药理气消胀；腹冷舌淡，大便夹不消化食物，加炮姜以温中散寒，暖脾助运；久泻不止，内无积滞者，加煨益智仁、肉豆蔻、石榴皮以固涩止泻。

5. 脾肾阳虚泻

证候 久泻不止，大便清稀，澄澈清冷，完谷不化，或见脱肛，形寒肢冷，面色㿠白，精神萎靡，睡时露睛，舌质淡，苔白，脉细弱，指纹色淡。

证候分析 本证见于久泻患儿，以大便澄澈清冷，完谷不化，形寒肢冷为特征。有偏脾阳虚和偏肾阳虚的区别。若继续发展，则成疳泻，甚至阳脱而亡。

治法 温补脾肾，固涩止泻。

方药 附子理中汤合四神丸加减。常用党参、白术、甘草健脾益气；干姜、吴茱萸温中散寒；附子、补骨脂、肉豆蔻温肾暖脾，固涩止泻。

加减 脱肛加炙黄芪、升麻升举中阳；久泻滑脱不禁加诃子、石榴皮、赤石脂收敛固涩止泻。

（二）变证

1. 气阴两伤

证候 泻下过度，质稀如水，精神萎软或心烦不安，目眶及囟门凹陷，皮肤干燥或枯瘪，啼哭无泪，口渴引饮，小便短少，甚至无尿，唇红而干，舌质红少津，苔少或无苔，脉细数。

证候分析 本证多起于湿热泄泻，特征是精神萎软，皮肤干燥，小便短少。有偏耗气和偏伤阴的区别。若不能及时救治，则很快发展为阴竭阳脱证。

治法 健脾益气，酸甘敛阴。

方药 人参乌梅汤加减。常用人参、炙甘草补气健脾；乌梅涩肠止泻；木瓜祛湿和胃，以上四药合用能酸甘化阴；莲子、山药健脾止泻。

加减 久泻不止加山楂炭、诃子、赤石脂涩肠止泻；口渴引饮加石斛、玉竹、天花粉、芦根养阴生津止渴；大便热臭，夹有黏液加黄连、辣蓼清解内蕴湿热。

2.阴竭阳脱

证候 泻下不止，次频量多，精神萎靡，表情淡漠，面色青灰或苍白，哭声微弱，啼哭无泪，尿少或无，四肢厥冷，舌质淡无津，脉沉细欲绝。

证候分析 本证常因气阴两伤证发展，或久泻不止阴阳俱耗而成。临床以面色青灰或苍白，精神萎靡，哭声微弱，尿少或无，四肢厥冷，脉沉细欲绝为特征。本证为变证危证。

治法 挽阴回阳，救逆固脱。

方药 生脉散合参附龙牡救逆汤加减。常用人参大补元气；麦冬、五味子、白芍、炙甘草益气养阴，酸甘化阴；附子回阳固脱；龙骨、牡蛎潜阳救逆。

加减 四肢厥冷加红参、干姜温阳固脱。

四、中药成药

1. **葛根芩连微丸** 每次 1~2g，每日 3~4 次。用于湿热泻。
2. **藿香正气液** 每次 5~10ml，每日 3 次。用于风寒泻。
3. **纯阳正气丸** 每次 1.5~3g，每日 3~4 次。用于中寒泄泻，腹冷呕吐。
4. **健脾八珍糕** 每次 2 块，开水调成糊状，每日 2~3 次。用于脾虚泻。
5. **附子理中丸** 每次 2~3g，每日 3~4 次。用于脾肾阳虚泻。

五、简易方药

1. 山楂炭 10g，炙鸡内金 4g，砂仁 1g，共研细末，每次服 1g，每日 3 次。用于伤食泻。

2. 苍术炭、山楂炭各等分，研末，每次 1~2g，每日 2~3 次。用于风寒表证不著，腹泻次数不多之偏湿泻。

3. 苍术炭、炮姜炭、山楂炭各等分，研末，每次 1~2g，每日 2~3 次。用于脾肾阳虚泻之轻证。

4. 地锦草、马齿苋、铁苋菜各 15~30g，取 1~3 味，为煎剂或制成合剂，每日分服。用于湿热泻。

5. 地锦草、辣蓼草各 30g，水煎服，每日 1 剂。用于湿热泻。

6. 石榴皮 10g，水煎加红糖，每日 1 剂。用于久泻无积滞者。

7. 焙黄怀山药 100g，砂仁 5g，共研细末，每次服 10g，加少量开水或葡萄糖水调成糊状喂服，每日 2~3 次，平日常服。用于脾虚久泻。

8. 生葛根 30g，绿茶 2g，白糖 20g，食盐 0.5~1g（呕吐加生姜 1~2 片），煎水成 300ml，代茶饮。用于久泻伤阴者的辅助治疗。

【其他疗法】

一、外治疗法

1. 鬼针草60～90g，煎汤后乘温洗足，以水浸至脚踝为度。每日1～2次。用于单纯性腹泻。

2. 丁香1份，肉桂2份，共研细末。每次用1～3g，纳脐中，外贴纸膏药，每日1次。用于脾肾阳虚泻。

3. 吴茱萸30g，苍术20g，丁香6g，胡椒30粒。用火焙干，研成粉末，混合均匀，装瓶备用。用时取药末1.5～2g，陈醋或植物油调成糊状，敷于脐部，外以纱布固定，每日换药1次。用于脾虚或脾肾阳虚泻。

4. 肉桂3g，细辛0.9g，干姜6g。上药共研细末，入冷开水和匀，填于患儿脐部，每日换药1次。用于风寒泻。

5. 葛根5g，黄连5g，黄芩10g，马齿苋30g，木香6g，浓煎成100ml，每次10～30ml保留灌肠，每日2次。用于湿热泻。

6. 芒硝30g，肉桂粉5g，用蜜水调成胶状，放在纱布上覆盖腹部，每日1次。用于重型泄泻引起的严重腹胀（中毒性肠麻痹）。

7. 单味中药胡椒粉填脐，以填平肚脐为度，然后用伤湿止痛膏覆盖固定，每日或隔日1次。用于风寒泻。

二、饮食疗法

1. 鲜萝卜叶30g，洗净切碎，加水150ml，煎成50ml，分次服，每日1剂，疗程3～5天。用于湿热泻。

2. 薤白30～60g，洗净切碎，加糯米30～60g，煮粥分次服，每日1剂，疗程3～5天。用于风寒泻。

3. 乌梅、山楂各10g，加水适量同煎50～100ml，分次服，每日1剂，疗程3～5天。用于伤食泻。

4. 糯米30～50g，莲子、山药各10g，红枣10枚，煮粥。用于脾虚泄泻。

5. 芋芀、薤白各30～60g，洗净切成块，加糯米30～60g，煮粥分次服，每日1剂，疗程5～7天。用于脾虚泻。

三、针灸疗法

1. 体针 取穴天枢、足三里、长强。湿热泻加曲池、内庭；伤食泻加建里、内庭、公孙；脾虚泻加气海、中脘；虚寒泻加关元、阴陵泉。此外发热者加大椎、合谷；呕吐者，加内关、上脘；腹胀痛者加下脘、合谷；纳差加针四缝；虚证，针后加灸，每日 1~2 次。

2. 脐针 取脐四边穴（脐旁上、下、左、右各开 1 寸处）。以四穴上下左右为序，进针 2~3 分深，不留针。对虚寒者缓刺，捻转半分钟；实热者，急刺捻转 10 秒钟。病情急者每日 1 次，病情缓者隔日 1 次。用于泄泻各证。

3. 耳针 取大肠、小肠、脾、神门、下脚端、直肠下端。每次选 3~4 穴，局部消毒，毫针刺之，或刺后埋针，每日 1 次。亦可用王不留行籽贴压上穴，隔日 1 次，每日按压 2~3 次。

4. 灸法 用艾条温灸神阙穴，每日 1 次，灸至皮肤红晕为度。用于虚寒泄泻。

四、推拿疗法

补脾经、推大肠、摩腹、揉脐、按揉足三里、推上七节骨、揉龟尾、捏脊。伤食泻加清大肠，运内八卦，揉板门、中脘、天枢；风寒泻加推三关，揉外劳宫，腹痛加掐揉一窝风，拿肚角；湿热泻加清胃经、大肠、小肠，退六腑，揉天枢；热重者加清天河水；脾虚泻加补大肠，推三关；脾虚损及肾阳，加补肾经，揉外劳宫；久泻不止，加按揉百会。

【急危重症治疗】

脱水患儿要采用液体疗法，对预防腹泻脱水，及轻度、中度脱水，可用口服补液盐（WHOORS）。配方为氯化钠 3.5g，碳酸氢钠 2.5g，枸橼酸钾 1.5g，葡萄糖 20g，加温开水 1000ml。按轻度脱水 50~80ml/kg，中度脱水 80~100ml/kg，少量频服，8~12 小时将累积损失量补足。脱水纠正后维持补液，将口服补液盐加等量水稀释使用。

中度以上脱水或吐泻重或腹胀的患儿应当静脉补液。第 1 天补液总量中度脱水为 120~150ml/kg，重度脱水为 150~180ml/kg。溶液中电解质与非电解质溶液的比例主要根据脱水性质而定，判断有困难时按等渗性脱水用 1/2 张含钠液。输液速度取决于脱水程度和大便量。纠正酸中毒和缺钾等电解质紊乱依病情需要处理。次日脱水和电解质紊乱得到基本纠正后，主要是补充生理需要量（每日 60~80ml/kg）和异常的继续损失量，可选口服补液或静脉补液。

【预防与护理】

一、预 防

1. 注意饮食卫生，食品应新鲜、清洁，不吃变质食品，不要暴饮暴食。饭前、便后要洗手，餐具要卫生，对水源、食品及食具要消毒。
2. 注意气候变化，及时增减衣服，防止感受外邪，避免腹部受凉。
3. 提倡母乳喂养，不宜在夏季及小儿有病时断奶，添加辅食应采取逐渐过渡方式，注意合理喂养。
4. 不可滥用抗生素，以避免肠道菌群失调。

二、护 理

1. 适当控制饮食，减轻脾胃负担。对吐泻严重及伤食泄泻患儿暂时禁食4~8小时，以后随着病情好转，逐渐增加饮食量。忌食油腻、生冷及不易消化的食物。
2. 保持皮肤清洁干燥，勤换尿布。每次大便后，要用温水清洗臀部，并扑上爽身粉，防止发生红臀。
3. 密切观察病情变化，以及早发现泄泻变证。

第四节 厌 食

厌食，是指小儿较长时期见食不贪、食欲不振甚至厌恶进食的病证。多见于1~6岁儿童，城市儿童中发病率较高。夏季暑湿当令，易于困遏脾阳，常使症状加重。患儿除食欲不振外，一般无其他明显不适。大多数患儿预后良好，部分患儿病程迁延不愈，可致气血生化不足，抗病能力下降，而易罹患他病，甚至影响生长发育转化为疳证。

中医古代文献中没有小儿厌食的病名，文献中的"不思食"、"不嗜食"、"不饥不纳"、"恶食"等病证的表现与本病相似。近二、三十年来对厌食的诊断、理论研究、证治规律屡有报道，积累了许多行之有效的临床经验。

外感疾病或某些慢性疾病过程中常可见到食欲不振的症状，不属本病范畴，但继发于这些疾病之后的厌食可参照本病辨证论治。

【病因病机】

厌食的病因主要是喂养不当、他病伤脾、禀赋不足、情志失调，损伤脾胃正常纳化功能，致脾胃失和，纳化失职。盖胃司受纳，脾主运化，脾胃调和，则知饥欲食，食而能化。诚如《灵枢·脉度》所言："脾气通于口，脾和则口能知五谷矣。"厌食的病变部位主要在脾胃，其基本病机是脾胃受损，纳化失职。

1. 饮食伤脾　常由于家长缺乏育儿知识，喂养不当，使小儿过食油腻肥甘；或过早添加不适当的辅食，或饮食不节，进食不规律，饥饱无度，贪吃零食或偏食；又或喂养不足，未按时添加辅食，或断乳后频繁更换饮食品种，难以消化而损伤脾胃。由于小儿体质不同，其病机有虚实寒热之异。一般早期多实证、热证，病变在胃；日久则多虚证、寒证，病变及脾。

2. 久病及脾　小儿为稚阴稚阳之体，卫外不固，易感外邪而致肺炎、泄泻等病证发生，日久则耗气伤阴，损及脾胃，影响正常饮食。

另外，先天禀赋不足或后天失于调养，使脾胃亏虚，失于健运；气候多雨或居处潮湿，困阻脾土，气滞不行；精神抑郁，情志不畅，遏抑脾气，均可导致厌食的发生。

【诊　断】

一、诊断要点

1. 有喂养不当、病后失调、先天不足或情志失调史。

2. 长期食欲不振，厌恶进食，食量明显少于正常同龄儿童，面色少华，形体偏瘦，但精神尚好，活动如常。

3. 排除其他外感、内伤慢性疾病所致食欲不振。

4. 查尿木糖排泄率及尿淀粉酶低于正常值，提示患儿小肠吸收功能偏低。

二、鉴别诊断

1. 积滞　病程较短，系因乳食内积，气滞不行而成。临床表现为脘腹胀满、嗳腐泛酸、口气臭秽、不思乳食、大便不调等。

2. 疳证　病程较长，由于脾胃虚损、气血亏虚，全身肌肤及脏腑失养所致，临床表现为形体羸瘦、毛发焦枯、精神萎靡或烦躁不宁，并常伴有生长发育障碍。

【辨证论治】

一、辨证要点

本病病位在脾胃，辨证重点在于区分脏腑虚实。初期以食滞胃腑、脾失健运为主，表现为见食不贪、食而无味或食后腹胀，大小便基本正常，精神状态良好，无气阴虚损之象；日久可损及胃阴与脾气，胃阴不足者见口干多饮、便干肤燥、脾气急躁，脾胃气虚者则食少便多、面色萎黄、精神不振。

二、治疗原则

厌食病机为脾运胃纳功能失常，故治疗以健运脾胃为主要原则。在各种证候的治疗中都要注重运脾开胃法的应用。脾运不健者，治当运脾消食和胃；阴伤胃弱者，治以育阴养胃以助润降；脾胃气虚不运者，则要益气健脾以促消化。在药物治疗的同时应调节饮食，纠正不良饮食习惯。

三、分证论治

1．脾失健运

证候　见食不贪，食而无味，饮食稍多则腹胀嗳气，或恶心呕吐，面色少华，形体消瘦不明显，精神状态尚好，大小便基本正常，舌苔白腻，脉滑有力。

证候分析　本证型多见于厌食早期，病程较短，病情较轻，以实证为主，常因饮食伤脾、思虑伤脾或湿邪困脾所致。以见食不贪，食而无味，面色少华，形体消瘦不明显为特点。

治法　调和脾胃，消食理气。

方药　曲麦枳术丸加减。常用神曲、麦芽消食开胃，陈皮、枳壳理气健脾，苍术、佩兰化湿运脾。

加减　嗳气呕吐明显者，加半夏、白蔻仁降逆止呕；体倦苔腻者，加藿香、厚朴化湿理气；肚腹胀满者，加广木香、莱菔子、鸡内金消食理气。

2．胃阴不足

证候　口干多饮，不思进食，形体略瘦，肤燥不润，脾气时而急躁，大便偏干，小便短少，舌红少苔或有花剥、光剥，脉细。

证候分析　胃属阳土，喜润恶燥，以通为用，以降为顺。胃阴不足，失于润降，故多饮少食，肤燥形瘦。虚火内生则脾气急躁，津不上承见口干少苔。

治法　育阴养胃，理气调脾。

方药　养胃增液汤加减。常用石斛、南沙参、麦门冬养阴清胃，乌梅、白芍、甘草化阴润胃，香橼皮、炒谷芽理气调脾。

加减 口渴多饮者，加芦根、天花粉生津止渴；大便干结者，加瓜蒌仁、火麻仁润肠通腑。

3．脾胃气虚

证候 长期厌恶进食，甚至拒食，大便常夹不消化食物残渣，食少而便多，面色萎黄，形体日渐瘦弱，精神不振，汗多无力，舌淡苔薄，脉缓无力。

证候分析 脾胃同居中焦，主受纳与运化饮食。一旦脾胃之气受损，则纳化失司而厌食，气血亏损而日渐瘦弱，精神失养而不振，卫外不固而多汗。病程日久，气血生化乏源可发展为疳证。

治法 益气健脾，行气助运。

方药 异功散加减。常用党参、太子参、白术、山药、茯苓益气健脾，陈皮、枳壳、神曲、焦山楂理气消食助运。

加减 湿盛苔腻者，加藿香、扁豆化湿健脾；腹胀拒按者，加木香、大腹皮理气除胀；大便稀溏者，加煨姜、益智仁温中止泻；汗出较多者，加黄芪、煅牡蛎、浮小麦固表止汗。

四、中药成药

1. **小儿香橘丸** 每次 1 丸，每日 2~3 次。用于脾失健运证。
2. **小儿健脾丸** 每次 1 丸，每日 2 次。用于脾胃气虚证。
3. **启脾丸** 每次 1 丸，每日 2 次。用于脾胃气虚证。
4. **香砂六君丸** 每次 3g，每日 2~3 次。用于脾胃气虚证。
5. **儿康宁口服液** 每次 10ml，每日 3 次。用于脾胃气虚证。

五、简易方药

1. 苍术、山楂各 10g，陈皮、鸡内金各 6g，水煎服，每日分 3~4 次服。用于脾失健运证。

2. 全蝎 8g，鸡内金 10g，研极细末。2 岁以下每次 0.2g，3 岁以上每次 0.6g，每日 2 次。连服 4 天为 1 个疗程，每疗程间歇 3 天。用于脾失健运证。

3. 皂角研末，过 100 目筛。1~2 岁每次 0.3g，3~4 岁每次 0.5g，5~6 岁每次 0.8g，每日 2 次，糖水送服。用于脾胃气虚兼痰湿内阻证。

4. 山药 10g，焦山楂、鸡内金、扁豆各 6g，甘草 4g，乌梅、沙参、白芍各 5g。水煎服，每日 1 剂。用于胃阴不足证。

5. 太子参 30g，枸杞子 15g，五味子 6g，鸡内金 10g，煎后去渣，加适量蜂蜜即可。每日 1 剂，早晚分服。用于胃阴不足证。

【其他疗法】

一、外治疗法

1. 高良姜、青皮、陈皮、荜茇、荜澄茄、苍术、薄荷、蜀椒各等量，研为细末，做成香袋，佩带于胸前。

2. 藿香、佩兰、槟榔、山药、扁豆、白芷、砂仁、黄芪、白术、党参各等分，用无纺棉制成11cm×9cm药棉，盖神阙穴。每10日换药1次，30日为1个疗程。

3. 牙皂30g，砂仁、茯苓、焦麦芽、神曲、焦山楂、肉豆蔻各12g，人参、白术各10g，川朴9g，广木香6g，冰片2g，麝香0.4g。粉碎，以凡士林调膏状。敷于中脘、气海穴上，每日1换，3日为1个疗程。

4. 丁香、吴茱萸各30g，肉桂、细辛、木香各10g，白术、五倍子各20g，共研细末。取药粉5～10g，用酒或生姜汁调成糊状，外敷神阙，用伤湿止痛膏固定。24小时换药1次，7～10日为1个疗程。

5. 槟榔2份，高良姜1份。将二药共研成细末，装瓶备用。以药末填充脐中，外用纱布覆盖，加胶布固定，每日1次。用于脾胃气虚证。

二、饮食疗法

1. 炒鸡内金30g，炒白术60g，研细末过筛。与红糖、炒芝麻各30g，精面粉500g，加水适量和匀。制成20个小饼，上锅微火烙成焦黄松脆香甜即成。每次1个，5岁以下每日2次，5岁以上每日3次，饭前食用。用于脾胃气虚证。

2. 胎盘、鸡内金、羊肝各等量，洗净去筋膜，焙或烘干，共研细末。1～2岁每次服3g，2岁以上每次服6g，每日3次，连服7日。用于脾胃气虚证。

3. 生姜、党参、山药各250g，蜂蜜3000ml，将生姜捣碎取汁，党参、山药研成细末，同蜂蜜一起搅匀，慢火煎煮成膏，每次1汤匙，每日服3次，热粥送服，连服数日。用于脾胃气虚证。

4. 白萝卜洗净，切碎，捣烂，用洁净布绞汁30～40ml，浓茶半杯，蜂蜜15g，和匀，蒸热，分次服完，每日1剂，疗程10～20天。用于胃阴不足证。

三、针灸疗法

1. 体针

（1）脾失健运：取脾俞、足三里、阴陵泉、三阴交，平补平泻。每日1次，10次为1个疗程。

（2）脾胃气虚：取脾俞、胃俞、足三里、三阴交，用补法。每日1次，10

次为 1 个疗程。

以上证型均可用三棱针点刺四缝穴，挤出黏液。3 日后重复 1 次。

2. 耳针　取脾、胃、肝、小肠、心、下脚端，常规消毒，用耳穴探测仪找准穴位，毫针刺，中、弱刺激；或将备用胶布上的王不留行籽按压于穴位上，隔天 1 次，双耳轮换，10 次为 1 个疗程。每日按压 3～5 次，每次 3～4 分钟，以稍感疼痛为度。

3. 皮肤针　取脾俞、胃俞、三焦俞、华佗夹脊穴（7～17 椎）、足三里，局部消毒后，以皮肤针快速轻轻叩刺，以局部皮肤潮红而不出血为度，隔日 1 次。

4. 拔罐　取中脘、足三里、关元俞、脾俞，患儿仰卧，取口径 1.5cm 陶罐，用闪火法在中脘、足三里拔 5 分钟；再令患儿俯卧，同前法在脾俞、关元俞拔罐，隔日 1 次。

四、推拿疗法

1. 推补脾穴 5 分钟，揉一窝风 3 分钟，分阴阳 2 分钟，逆运内八卦 3 分钟，推四横纹 4 分钟，推清天河水 1 分钟。用于脾失健运证。

2. 推补脾穴 5 分钟，推补肾水 5 分钟，推清板门 5 分钟，逆运内八卦 3 分钟，推四横纹 2 分钟，清天河水 1 分钟。用于脾气虚弱证。

3. 顺运内八卦 3 分钟，清胃 3 分钟，清天河水 1 分钟，运水入土 5 分钟。用于胃阴不足证。

以上各证型均可配合捏脊疗法。

【预防与护理】

一、预　防

1. 注意饮食调节，按时进餐，适当控制零食，及时纠正小儿偏食及饮食不按时、不定量等不良习惯，节制冷饮和甜食。

2. 合理喂养，添加辅食要适当，讲究烹调方法，烹饪时要注意食物的色、香、味、形，增加孩子的食欲。少食肥甘厚味，不滥用补品、补药。

3. 保证充足睡眠，适量活动，定时排便。

二、护　理

1. 在疾病恢复期间，饮食添加不宜过多。

2. 适当调整饮食品种、口味，以增进小儿食欲。

3. 改善进餐环境，排除各种干扰，让孩子专心吃饭。保持心情舒畅。适当增加活动，以促进消化。

第五节　积　滞

积滞是指小儿内伤乳食，停聚中焦，积而不化，气滞不行而形成的一种胃肠疾患。以不思乳食，脘腹胀满，嗳气酸腐，大便溏薄酸臭或便秘为特征。又名"乳滞"、"食滞"、"食积"、"伤食"等。本病一年四季均可发生，尤以夏季暑湿之时发病率最高。各年龄小儿都可发病，以婴幼儿多见。先天不足，脾胃素虚，人工喂养、病后失调者更易罹患。本病如能及时治疗，一般预后良好，少数患儿可因积滞日久，迁延失治，进一步损伤脾胃，导致气血生化乏源，影响小儿营养与生长发育而转为疳证。

本病西医学称为"婴幼儿消化不良症"。

【病因病机】

积滞的发生，常由喂养失当，损伤脾胃；或脾胃虚弱，复伤乳食。主要病变脏腑在脾胃。基本病机是乳食停聚，积而不化，气滞不行。因脾主运化，胃主受纳，若脾胃受损，纳化失和，宿食停积，气滞不行，致成积滞。正如《证治准绳·幼科·宿食》所云："小儿宿食不消者，胃纳水谷而脾化之，儿幼不知搏节，胃之所纳脾气不足以胜之，故不消也。"

1. **乳食内积**　小儿脾常不足，乳食不知自节。若调护失宜，喂养不当，则易为乳食所伤。伤于乳者，多因哺乳不节，过急过量，或人工喂养，冷热不调，搭配失当，停积胃肠，成为乳积；伤于食者，多因调护失宜，暴饮暴食，或乱吃零食，贪食生冷，或过食肥甘厚味、煎炸炙煿、坚硬难化之物，或晚餐食量过多，或添加辅食过快不易消化，则成食积。

2. **脾虚夹积**　禀赋不足，脾胃素弱，或病后失调，体虚未复；或过服苦寒攻伐之品，致胃肠虚寒，腐熟运化不及；或乳食稍增而停滞不化成为积滞。此即"积因脾虚而成"。

若积久不消，迁延失治，进一步损伤脾胃，导致气血生化不足，营养和生长发育障碍，形体日渐消瘦可转为疳证。

【诊　断】

一、诊断要点

1. 有伤乳、伤食史。

2. 不思乳食，脘腹胀满，嗳气酸腐，大便溏薄或便秘酸臭，舌苔厚腻。

3. 伴见烦躁啼哭，夜寐不安或呕吐等症。

4. 大便检查，有不消化食物残渣、脂肪球。

二、鉴别诊断

厌食 长期食欲不振，甚则拒食，一般无脘腹胀满、嗳气酸腐、大便酸臭等症状，精神状态基本正常。

【辨证论治】

一、辨证要点

积滞以八纲辨证为纲，根据体质、病因、病程、腹部情况及伴见症状，分辨虚、实、寒、热证。凡素体阳盛体实，喜食肥甘厚味之品，病程短，脘腹胀满，疼痛拒按，口气臭秽，嗳腐吞酸，大便酸臭，烦躁不安，或伴手足心热，小便短黄，大便臭秽或大便秘结，舌苔黄厚腻者，属实证、热证；若素体脾虚，贪食生冷或过服寒凉药物，病程长，食后饱胀，腹满喜按，大便溏薄酸腥，小便清长，或朝食暮吐，暮食朝吐，或伴面黄唇淡，神疲肢倦，舌淡苔白腻者，多属虚证、寒证或虚实夹杂证。但亦有少数脾胃虚弱者，初病即见本虚标实证候。

二、治疗原则

积滞治疗以消食化积、理气导滞为基本法则。其具体治法，当随不同见证而区别对待。实证以消积导滞为主，积滞化热者，辅以清解积热；热结肠腑者，通腑攻下；偏寒食积聚者，配以温脾散寒。虚实夹杂证以消补兼施为主，又当分虚实孰轻孰重，积重而脾虚轻者，当消中兼补；积轻而脾虚重者，宜补中佐消。然小儿脾胃稚弱，消导之剂每易耗气，故应中病即止；补脾之药易致甘腻壅滞，不可过用。此外，除内服药物外，还常使用单方草药、外治、推拿、针灸等疗法。

三、分证论治

1．乳食内积

证候 不思乳食，嗳气酸腐或呕吐食物、乳块，脘腹胀满，或疼痛拒按，大便酸臭，小便短黄，烦躁啼哭，夜卧不安，或手足心热，舌红苔黄腻或白厚，脉滑数，指纹紫滞。

证候分析 本证的特征是病程短，不思乳食，嗳气酸腐，腹胀拒按，大便酸臭，舌苔厚腻。调治不当，迁延伤脾，则易发展为脾虚夹积。

治法 消乳化食，和中导滞。

方药 乳积者，消乳丸加减。常用麦芽、焦神曲、谷芽消乳化积；陈皮、香附行气导滞；茯苓、砂仁和中健脾。食积者，保和丸加减。常用山楂消肉积，神曲、莱菔子消面食之积；鸡内金消陈腐之积；陈皮、砂仁行气宽中；连翘清解郁热；茯苓健脾祛湿。

加减 大便秘结加大黄通腑攻下；腹胀明显加枳实、厚朴行气导滞；口气臭秽，面赤唇红，手足心热加胡黄连、炒枳实、黄芩导滞清热；舌红苔燥加玄参、麦冬滋阴润燥；腹胀冷痛，舌苔白腻加高良姜、香附温中行气止痛。

2. 脾虚夹积

证候 不思乳食，食后饱胀，腹满喜按，大便溏薄酸腥，夹有不消化食物或乳块，或呕吐酸腐，形体消瘦，面色萎黄，神倦乏力，舌质淡，舌苔白腻，脉细滑，指纹淡滞。

证候分析 本证的特征是面黄神倦，腹满喜按，大便酸腥，夹有不消化乳食，舌苔白腻，指纹淡滞。若病情进一步发展，重伤脾胃，气血亏虚，形体失养，可转变为疳证。

治法 健脾助运，消食化滞。

方药 健脾丸加减。常用党参、白术健脾益气；焦山楂、焦神曲、炒麦芽消食化积；苍术、砂仁醒脾化湿；枳实、陈皮理气导滞。

加减 大便稀溏加炒薏苡仁、炒扁豆健脾止泻；腹痛喜按加桂枝、炒白芍、广木香温中缓急止痛；肢体畏寒，大便清稀，加炮附片、干姜温肾助阳；恶心呕吐加生姜、半夏、砂仁温胃止呕；舌苔白腻加藿香、佩兰醒脾化湿。

四、中药成药

1. **化积口服液** 每次 5~10ml，每日 2~3 次。用于乳食内积证。

2. **清热化滞颗粒** 1~3 岁每次 1 袋，4~7 岁每次 2 袋，8~14 岁每次 3 袋，每日 3 次。用于积滞化热证。

3. **枳实导滞丸** 每次 2~3g，每日 2~3 次。用于积滞较重，郁而化热者。

4. **启脾丸** 每次 2~3g，每日 2~3 次。用于脾虚夹积证。

5. **香砂枳术丸** 每次 2~3g，每日 2~3 次。用于乳食积滞证。

五、简易方药

1. 鸡内金 30g，研为细末，每次 2~3g，每日 2~3 次。用于乳食积滞证。

2. 黑、白丑各 10g，焙干研为细末，调和面粉，制成干饼，每日服 2~3 片。用于食积重证。

3. 牵牛、大黄各等量，共研细末。半岁以内每次 0.5g；7 个月 ~ 1 岁每次 1g；1 ~ 2 岁每次 1.5g；2 ~ 3 岁每次 2g；4 ~ 6 岁每次 2.5g；7 ~ 10 岁每次 3g；11 ~ 14 岁每次 4 ~ 6g。每日 3 次，糖水冲服。用于食积化热证。

4. 党参、白术各 6g，鸡内金 10g，水煎服，每日 1 剂。用于脾虚夹积证。

【其他疗法】

一、外治疗法

1. 玄明粉 3g，胡椒粉 0.5g，研细粉，拌匀。置于脐中，外盖纱布，胶布固定。每日换 1 次。用于乳食内积证。

2. 白术 25g，枳实 15g，大黄 10g，共研细末，用白醋调成糊状，外敷脐中，外盖塑料纸，并加胶布固定。每日 1 次。用于食积化热证。

3. 高良姜 2g，槟榔 4g，共研细末，敷脐中，纱布固定，每日 1 次。用于脾虚夹积证。

4. 麦麸 100g，枳实、槟榔粉各 20g，白酒、醋适量，拌匀，放入锅内炒热，分 2 袋装，交替热敷腹部，每次 2 小时。用于脾虚夹积证。

二、针灸疗法

1. **体针**　取足三里、天枢。乳食内积加中脘；脾胃虚弱加胃俞；呕吐加内关。实证用平补平泻法；虚证用补法。每日 1 次，10 次为 1 疗程。

2. **耳穴**　取胃、大肠、神门、交感、脾。每次选 3 ~ 4 穴。用王不留行籽贴压，左右交替，每日按 3 ~ 4 次。

三、推拿疗法

1. 清胃经，揉板门，运内八卦，推四横纹，揉按中脘、足三里，推下七节骨，分腹阴阳。用于乳食内积证。

2. 上穴加清天河水、大肠；烦躁者揉曲池清心平肝。用于食积化热证。

3. 补脾经，运内八卦，摩中脘，清补大肠，揉按足三里。用于脾虚夹积证。以上各证均可配合捏脊 3 ~ 5 遍。

【预防与护理】

一、预　防

1. 合理喂养，调节饮食，乳食宜定时定量，富含营养，易于消化，多吃蔬菜，保持大便通畅。忌暴饮暴食，过食肥甘辛辣，偏食零食及妄加滋补。

2. 应根据小儿生长发育所需，添加辅食宜由少到多、由稀到稠、由素到荤，品种逐渐增加，切不可突然增减过多或过少。

二、护　理

1. 积滞患儿治疗期间，应适当控制饮食，待病愈后，逐渐恢复正常饮食。

2. 注意病情变化，及时给予处理。大便不通者，用蜂蜜 10～20ml 冲服；严重者可用甘油栓剂或开塞露通便；呕吐者，减少食量，可饮生姜茶止呕；脾肾虚弱者，宜用红枣小米粥调服。

第六节　疳　证

疳证是由喂养不当或多种疾病影响，致脾胃受损，气液耗伤而形成的一种慢性病证。临床以形体消瘦，面色无华，毛发干枯，精神萎靡或烦躁，饮食异常，大便不调为特征。本病发病无明显季节性，多见于 5 岁以下小儿。因起病缓慢，病程迁延，不同程度地影响小儿的生长发育，严重者还可导致阴竭阳脱，因而被古人视为恶候，列为儿科四大要证之一。建国以来，随着生活水平提高和医疗条件的改善，本病的发病率已明显下降。本病如能积极治疗，一般预后良好。仅有少数重症由于脾胃受损较重，日久不愈可累及其他四脏，亡津液生内热，五脏皆损，预后较差。

"疳"的含义有二：其一曰"疳者甘也"，言其病因，强调疳证乃由恣食肥甘厚味，损伤脾胃所致；其二曰"疳者干也"，言其病机为气血津液枯涸，主症为形体干枯羸瘦。

自古以来医家对于疳证的分类认识不一，有以五脏分类，如肝疳、心疳、脾疳、肺疳、肾疳；有以病因分类，如蛔疳、食疳、哺乳疳；有以患病部位分类，如眼疳、鼻疳、口疳等；有以证候分类，如疳嗽、疳泻、疳肿胀等；有以病情轻重分类，如疳气、疳虚、疳积、疳极、干疳等。目前临床一般将疳证按病程、病情及证候特点分类，分为疳气、疳积、干疳三大证候及其他兼证。

本病西医学泛指小儿营养不良及多种维生素缺乏症，以及由此而引起的合并症。

【病因病机】

小儿疳证的病因较多，以饮食不节、喂养不当、营养失调、疾病影响以及先天禀赋不足最为常见，病变部位主要在脾胃，可涉及五脏。胃主受纳，脾主运化，共主饮食的消化、吸收及水谷精微输布，以营养全身。脾健胃和，则气血津液化生有源，全身上下内外得以滋养。若脾胃失健，生化乏源，则气血不足，津液亏耗，肌肤、筋骨、经脉、脏腑失于濡养，日久则形成疳证。正如《小儿药证直诀·脉证治法》所言："疳皆脾胃病，亡津液之所作也。"

1. 饮食不节，喂养失当　此为疳证最常见的病因，可分太过、不及两端。太过指乳食不节，过食肥甘厚味、生冷坚硬难化之物，或饮食偏嗜，妄投滋补等损伤脾胃，致食滞中焦，积久不消，胃失受纳，脾失健运，气血生化乏源，机体失养，日久而形成疳证。正所谓"积为疳之母，无积不成疳"。不及多为母乳匮乏，代乳品过稀，未及时添加辅食，或纳少、挑食等致营养失衡，长期不能满足生长发育需要，气液亏耗，形成疳证。

2. 疾病影响，气血亏耗　多因小儿患慢性消耗性疾病，如呕吐泻痢，反复感染，时行热病，肺痨诸虫，经久不愈，失于调治，或误用攻伐，致脾胃受损，津液耗伤，水谷精微化生不足，气血渐衰，久而成疳。正如《幼科铁镜·辨疳疾》所言："疳者……或因吐久、泻久、痢久、疟久、汗久、热久、咳久、疮久，以致脾胃亏损，亡津液而成也。"

3. 禀赋不足，脾肾虚弱　孕期久病，或药物损伤胎元，或孕母营养不足，或早产、多胎、畸形，致先天肾气亏虚，元气虚怯，诸脏皆伤，胎儿发育不良，生后脾胃不健，水谷难以消化，气血不荣，形疲体弱而成疳证。

由于小儿脏腑娇嫩，脾胃素弱，患疳证后，可因脾胃受损程度、病程长短而有差别，病情轻重差异悬殊。病之初起仅见脾胃失调，呈现胃强脾弱，肌肤失荣不著者，称为"疳气"；若失于调治，病情进展，脾胃受损，纳化不及，积滞内停，壅塞气机，阻滞络脉，虚中夹实者，为"疳积"；若病情进一步发展或失于调治，脾胃日渐衰败，津液消亡，气血耗伤，元气衰惫者，称为"干疳"。

"干疳"是疳证的严重阶段，其病变脏腑已不局限于脾胃，除脾脏本身之兼证外，还可兼见其他脏腑的症状，所谓"有积不治，传之余脏"即出现在此期。脾病及肝，肝血不足，目失所养，而致视物昏花、夜盲目翳者，谓之"眼疳"；脾病及心，心失所养，心火上炎，而见口舌生疮者，称为"口疳"；脾病及肺，土不生金，肺气亏虚，卫外不固，易患外感，出现咳喘、潮热者，谓之"肺疳"；脾病及肾，肾精不足，肾失所养，致五迟五软，鸡胸、龟背者，谓之"肾疳"，重者可突然出现面色苍灰、血压下降、脉微欲绝等阴竭阳脱之危候。

【诊　断】

一、诊断要点

1. 有喂养不当或病后饮食失调及长期消瘦史。

2. 形体消瘦，体重比正常同龄儿的平均值低 15% 以上，面色不华，毛发稀疏枯黄；严重者干枯羸瘦，体重可比正常平均值低 40% 以上。

3. 常有饮食异常，大便干稀不调，或脘腹膨胀等明显脾胃功能失调症状。兼有精神不振，或好发脾气，烦躁易怒，或喜揉眉擦眼，或吮指磨牙等症。

4. 贫血者，血红蛋白及红细胞减少。出现肢体浮肿，属于疳肿胀（营养性水肿）者，血清总蛋白大多在 45g/L 以下，血清白蛋白约在 20g/L 以下。

二、鉴别诊断

1. **厌食** 以长时期厌恶进食、食量减少为特征，无明显消瘦。精神尚好，腹部多无所苦，一般不涉及他脏，预后良好。

2. **积滞** 以不思乳食、食而不化、肚腹胀满、大便酸臭为特征，无明显形体消瘦。

【辨证论治】

一、辨证要点

小儿疳证有主证、兼证之别，主证以八纲辨证为纲，重在辨清虚、实；兼证以脏腑辨证为纲，以分清疳证所累及之脏腑。主证按病程长短、病情轻重及虚实分为疳气、疳积、干疳三个阶段。疳气为疳证的初期阶段，病情轻浅，属脾胃不和之轻证。病情发展，称为疳积，属脾虚夹积的虚实夹杂证。若病程迁延，则发展为疳证后期之干疳阶段，属脾胃衰败，津液消亡的虚、重证。兼证及危重证候常出现在干疳阶段。

二、治疗原则

疳证的治疗，以健运脾胃为基本原则。根据主证、兼证不同，采用不同的治法。疳气以和为主；疳积以消为主或消补兼施；干疳以补为要。出现兼证者，则随证治之。同时要注意喂养方式，及时治疗各种原发疾病。因疳证患儿脾胃虚损严重，无论药调食补，均宜缓缓图之，方可取得较好疗效，切勿急于求成。除内服药外，还可运用单方草药、推拿、外治、针灸等疗法，病情严重者，可配合西医疗法。

三、分证论治

（一）常证

1. 疳气

证候 形体略瘦，体重不增，面色少华或微黄，毛发稀疏，食欲不振，或能食善饥，大便不调，精神正常或易发脾气，舌质略淡，苔薄微腻，脉细有力。

证候分析 本证的特征是形体消瘦、食欲不振、体重低于正常值 15% ~ 25%，属疾病初期，病情轻浅，未及他脏。若失于调治，脾虚失运，积滞内停，则可转为疳积。

治法 调脾健运。

方药 资生健脾丸加减。常用党参、白术、山药益气健脾；茯苓、薏苡仁健脾渗湿；藿香、砂仁、扁豆醒脾开胃；炒谷芽、焦神曲、焦山楂消食助运。

加减 食欲不振，腹胀，苔厚腻去党参、白术，加苍术、鸡内金、厚朴运脾化湿，消积除胀；性情急躁，夜卧不宁加钩藤、胡黄连抑木除烦；大便稀溏加炮姜温运脾阳；大便干结加莱菔子、火麻仁润肠通便；多汗易感加黄芪、防风、煅牡蛎补气固卫；口干肤燥，舌红少津加沙参、石斛、白芍滋阴养胃。

2. 疳积

证候 形体明显消瘦，肚腹胀满，甚则青筋暴露，面色萎黄，毛发稀疏结穗，困倦嗜睡或烦躁，睡眠不宁，或揉眉挖鼻，吮指磨牙，食欲不振，部分食欲亢进，甚或喜食异物，大便夹不消化食物或下虫，舌淡苔腻，脉沉细而滑。

证候分析 本证多由疳气发展而来，属虚实夹杂之证，临床以腹大肢瘦为特征。体重一般低于正常值25% ~ 40%，属脾虚胃弱，积滞内停，虚实夹杂证。辨别有积无积，当视腹之满与不满，腹满者为有积。肚腹胀满，嗳气酸腐者为食积；腹胀有块，推揉可散，大便下虫为虫积；腹闷痞块，推之不移为血积；大腹胀满，叩之如鼓为气积。本证重者可出现兼证，若失于调治，病情进展，则转为干疳。

治法 消积理脾。

方药 肥儿丸加减。常用人参、白术、茯苓益气健脾；山楂、麦芽、神曲、鸡内金消食化滞；大腹皮、槟榔理气消积；黄连、胡黄连清心平肝，退热除烦；甘草调和诸药。

加减 腹胀明显加枳实、木香理气宽中；大便秘结加火麻仁、郁李仁润肠通便；烦躁不安，揉眉挖鼻加栀子、莲子心、石决明清热除烦，平肝抑木；消谷善饥，嗜食异物加黄芩、连翘消胃中伏火；肌肤干燥，口干舌红少津加石斛、天花粉滋阴养胃；潮热、盗汗加地骨皮、银柴胡清虚热；小便混浊加薏苡仁、萆薢清热泻浊；胁下痞块加穿山甲、鳖甲、丹参、郁金活血散结；大便下虫加苦楝皮、雷丸、炒榧子杀虫消积，虫去后再调理脾胃。

3. 干疳

证候　形体极度消瘦，皮肤干瘪起皱，大肉已脱，面呈老人貌，毛发干枯，精神萎靡，啼哭无力，腹凹如舟，杳不思食，大便稀溏或便秘，舌淡嫩，苔少，脉细弱。

证候分析　本证为疳证后期之重候，临床以形体极度消瘦、精神萎靡、杳不思食为特征。体重低于正常值40%以上。病已至此，脾胃衰败，津液消亡，气血两败，常出现病涉五脏的种种兼证，严重者可随时出现气血衰亡、阴竭阳脱的变证。

治法　补益气血。

方药　八珍汤加减。常用人参、白术、茯苓、甘草补脾益气；熟地、白芍、当归、鹿角胶养血活血；陈皮、扁豆、砂仁醒脾理气；神曲、麦芽开胃助运。

加减　气虚无力加黄芪补气健脾；四肢欠温，大便稀溏去熟地、当归，加附子、吴茱萸、桂枝温补脾肾；夜寐不安加五味子、夜交藤、茯神宁心安神；若突然出现面色苍白，呼吸微弱，四肢厥冷，脉微欲绝者，应急施独参汤或参附龙牡救逆汤回阳救逆固脱，并配合西医抢救。

（二）兼证

1. 眼疳

证候　两目干涩，畏光羞明，眼角赤烂，甚则黑睛混浊，白翳遮睛，舌红苔少，脉沉细。

证候分析　本证由脾病及肝，肝血不足，虚火上炎，目失濡养所致，又称为肝疳。以形体消瘦，伴上述眼部症状为特征。

治法　养肝明目。

方药　石斛夜光丸加减。常用石斛、麦冬、生地、枸杞子滋补肝肾；菊花、白蒺藜、蝉蜕、木贼退翳明目；青葙子、夏枯草清肝明目；川芎、枳壳行气活血。

加减　入夜视物不清，甚则夜盲者，可选羊肝丸加减。

2. 口疳

证候　口舌生疮，甚或满口糜烂，秽臭难闻，面赤唇红，夜卧不宁，五心烦热，小便短黄，或吐舌、弄舌，舌质红，苔薄黄，脉细数。

证候分析　本证由脾病及心，心失所养，心火上炎所致，又称为心疳。以形体消瘦，虚烦不安，口舌生疮为特征。

治法 清心泻火。

方药 泻心导赤散加减。常用黄连、栀子、连翘清心除烦；竹叶、灯心草、赤茯苓清心利尿；生地、麦冬、玉竹滋阴生津。

加减 口疮局部外用冰硼散或珠黄散涂搽患处。

3. 疳肿胀

证候 足踝浮肿，甚或颜面或全身浮肿，按之凹陷，面色无华，神疲乏力，四肢不温，腰膝酸软，小便短少，大便溏薄，舌淡苔白，脉沉迟无力。

证候分析 本证由脾病及肾，气不化水，水湿泛溢肌肤所致。以下肢浮肿，按之凹陷难起，浮肿渐及全身，体重先减后增，并伴肢冷便溏为特征。

冶法 健脾温阳利水。

方药 真武汤合五苓散加减。常用附子、白术温肾健脾；茯苓、泽泻、猪苓渗湿利水消肿；桂枝、生姜温阳行气化水。

加减 浮肿明显加干姜，重用茯苓温阳化气行水。

四、中药成药

1. **肥儿丸** 每次1粒，每日2次。用于疳气证及疳积之轻证。
2. **小儿香橘丹** 每次1丸，每日3次。1周岁以下酌减。用于疳积证。
3. **人参健脾丸** 每次3g，每日2次。用于疳积兼腹泻证。
4. **十全大补丸** 每次2~4g，每日3次。用于干疳证。
5. **明目地黄丸** 每次3~6g，每日2次。用于眼疳证。

五、简易方药

1. 鸡内金30g，神曲100g，麦芽100g，山楂100g，共研细末。每次1~3g，糖水调服，每日3次。用于疳积轻证。

2. 鸡肝或猪肝30g，苍术9g，煮熟，食肝喝汤，每日1剂，连服2~3周。用于眼疳。

3. 绿豆30g，黑矾3g，水煎，单食绿豆，每日1剂。用于疳积证。

4. 炙鳖甲15g，炮山甲10g，炒白术15g，砂仁10g，炒榧子10g，槟榔10g，枳实10g，莱菔子10g，鸡内金25g，共研细末。每次1~3g，糖水调服，每日2次。用于疳积重证。

5. 胡黄连粉、鸡内金粉按1:3的比例混匀。每次1~2g，每日3次。用于脾虚肝旺或脾弱胃强证。

【其他疗法】

一、外治疗法

1. 莱菔子适量研末，阿魏调和。敷于伤湿止痛膏上，外贴于神阙穴。每日1次，连用7日为1疗程。用于疳积证腹部气胀者。

2. 大黄6g，芒硝6g，栀子6g，杏仁6g，桃仁6g，共研细末。加面粉适量，用鸡蛋清、葱白汁、醋、白酒少许，调成糊状，敷于脐部。每日1次，连用3～5日。用于疳积证腹部胀实者。

3. 杏仁10g，桃仁10g，栀子10g，芒硝10g，白胡椒7粒，葱白7根。共研末捣烂，加鸭蛋清1只，白酒3ml，调成饼糊，敷两足心及脐，每日1换。用于疳气证及疳积之轻证。

二、针灸疗法

1. **体针** 主穴：合谷、曲池、中脘、气海、足三里、三阴交。配穴：脾俞、胃俞、痞根（奇穴，腰1旁开3.5寸）。中等刺激，不留针。每日1次，7日为1疗程。用于疳气证、疳积轻证。烦躁不安，夜眠不宁加神门、内关；脾虚夹积，脘腹胀满加刺四缝；气血亏虚重加关元；大便稀溏加天枢、上巨虚。

2. **刺四缝** 取四缝，常规消毒后，用三棱针在穴位上快速点刺，挤压出黄色黏液或血少许，每周2次为1疗程。用于疳积证。

3. **皮针法** 取脾俞、胃俞、华佗夹脊穴（第7～12椎），用梅花针轻度叩打，每日1次，每次叩打20分钟。用于疳气证及疳积证。

三、推拿疗法

1. **疳气** 补脾经、运八卦、补肾经、揉板门、捏脊、揉足三里。
2. **疳积** 补脾经、清胃经、清心平肝、捣小天心、分手阴阳、分腹阴阳。
3. **干疳** 补脾经、补肾经、运八卦、揉二马、捏脊、揉足三里。

四、捏脊疗法

可用于疳气证、疳积证。背部无肉，皮包骨头者不可应用。

【急危重症治疗】

1. 有细菌感染者，使用抗生素；有霉菌感染者使用制霉菌素等。

2. 重症患儿可考虑成分输血，婴儿每次25～30ml，隔2～3日1次；或酌情选用葡萄糖、氨基酸、脂肪乳剂等高营养液静脉滴注。因患儿长期处于低代谢状态，心肾功能均较差，故静脉补充时，不可操之过急。

3. 营养不良性水肿的治疗。除增加饮食中的蛋白质摄入量外，还可静脉应用水解蛋白、氨基酸溶液或白蛋白。必要时可少量多次输血浆，同时限制食盐，可适当加用利尿剂，以助水肿及早消退。

4. 并发症治疗。及时发现和纠正电解质紊乱和酸中毒；防治低血糖，特别在下半夜更应警惕；纠正同时存在的严重贫血；如有感染应积极给予抗感染，防治霉菌感染；补液时注意总量、速度，防止引起心力衰竭导致死亡。

【预防与护理】

一、预　防

1. 提倡母乳喂养，乳食定时定量，按时按序添加辅食，供给充足营养，以满足小儿生长发育的需要。

2. 合理安排生活起居，保证充足的睡眠时间，经常户外活动，呼吸新鲜空气，多晒太阳，增强体质。

3. 及时纠正饮食偏嗜、过食肥甘滋补、贪吃零食、饥饱无常等不良饮食习惯。

4. 发现体重不增或减轻，食欲减退时，要尽快查明原因，及时加以治疗。

二、护　理

1. 保证病室温度适宜，光线充足，空气新鲜，患儿衣着要柔软，注意保暖，防止交叉感染。

2. 病情较重的患儿要加强全身护理，防止褥疮、眼疳、口疳等并发症的发生。

3. 定期测量患儿的体重、身高以及时了解和分析病情，检查治疗结果。

4. 加强饮食调护，饮食应富含营养，易于消化，添加辅食，应按由少到多，由稀到稠，由精到粗的顺序，循序渐进地进行。

第七节　腹　痛

腹痛是以胃脘以下、脐周及耻骨以上部位发生疼痛为主要症状的小儿常见临床证候。腹痛包括大腹痛、脐腹痛、少腹痛和小腹痛。疼痛发生于胃脘以下、脐部以上部位者为大腹痛；发生于脐周部位者为脐腹痛；发生于小腹两侧或一侧者为少腹痛；发生于脐下腹部正中者为小腹痛。

本病证可发生于任何年龄与季节，其中一部分腹痛属于急腹症范围常需紧急外科处理，误诊漏诊易造成严重损害，甚至危及生命。由于婴幼儿不会准确叙述疼痛，多表现为无故啼哭。正如《古今医统·腹痛》所言："小儿腹痛之病，诚为急切。凡初生二三个月及一周之内，多有腹痛之患。无故啼哭不已，或夜间啼哭之甚，多是腹痛之故。"

腹痛可由多种疾病引起，本节所讨论的主要为腹部脏器功能性病变如再发性腹痛等，如果由其他疾病所致腹痛则可以在明确病因诊断，并给以相应治疗的基础上，参照本节内容辨证论治。

【病因病机】

小儿脾胃薄弱，经脉未盛，易为各种病邪干扰。六腑以通降为顺，经脉以流通为畅，若感受寒邪、乳食积滞、脾胃虚寒、情志刺激、外伤，皆可使气滞于脾胃肠腑，六腑不通则腹痛。其病变部位主要在肝、脾、六腑及经脉。脾喜运而恶滞，肝喜调达而恶抑郁，肝、脾、六腑、经脉受病，则可致脏腑功能失调，气机郁阻不通，经脉滞涩不畅而发生腹痛。故《幼幼集成·腹痛证治》曰："夫腹痛之证，因邪正交争，与脏气相击而作也。"

1. **感受寒邪** 小儿脏腑筋骨柔弱，寒暖不知自调，因护理不当，衣被单薄，腹部为风冷寒气所侵；若饮食当风，或过食生冷瓜果，寒邪凝滞中焦，搏结肠间，则中阳受戕。寒主收引，寒凝则气滞而血泣，气血不畅，经络不通而发生腹痛。故《素问·举痛论》说："寒邪客于肠胃之间，膜原之下，血不得散，小络引急，故痛。"

2. **乳食积滞** 乳贵有时，食贵有节。若乳食不节，暴饮暴食，或饱食强食、临卧多食；或过食坚硬、油腻厚味难消之物，则可致脾胃受损，食停中焦，气机壅塞不通，而发生腹痛。正如《幼科发挥·积痛》所言："小儿腹痛，属食积者多。"

3. **热结胃肠** 《素问·举痛论》曰："热气留于小肠，肠中痛，瘅热焦渴则坚干不得出，故痛而闭不通矣。"如果积滞不消，郁而化热，热积胃肠；或平素妄加滋补，过食辛辣香燥、膏粱厚味，胃肠积热；或外感时邪，入里化热，热灼肠津，致燥屎闭结，腑气不通，亦可发生腹痛。

4. **脏腑虚冷** 禀赋不足，脾阳素虚；或病中过用苦寒攻伐药物，损伤脾阳。脾阳不能运展，水谷停而不行，壅遏气机，失于温煦，则腹部绵绵作痛。故《小儿卫生总微论方·心腹痛》曰："小儿心腹痛者，由于脏腑虚而寒冷之气所干，邪气与脏气相搏，上下冲击，上则为心痛，下则为腹痛，上下俱作，心腹皆痛。"

5. 气滞血瘀 小儿起居不慎，跌仆损伤；或因暴力，损伤腹部；或因腹部手术，损伤脉络，瘀血内留；或因腹部脏腑内伤，久病积瘀以致瘀血内停，脏腑气机不得宣通，而形成腹痛。此外，亦有因小儿情志怫郁，肝失条达，克侮脾土，或进食啼哭，气食相结，肝脾不和，气机阻滞而发生腹痛者。

由于病因不同，小儿素体差异，形成病机属性有寒热虚实之分。一般感受寒邪，或过食生冷，或素体阳虚而腹痛者，属于寒性腹痛；过食辛辣香燥或膏粱厚味成积滞，热结阳明而腹痛，属于热性腹痛；若因气滞血瘀者，常表现为寒热错杂之证。病情演变分虚实，其发病急、变化快，因寒、热、食、积等损伤所致者，多为实证；起病缓，变化慢，常因脏腑虚弱所致者，多为虚证。两者亦可相互转化，实证未得到及时治疗，可以转为虚证；虚证复感寒邪或伤于乳食，又可成虚实夹杂之证。

【诊　断】

腹痛的原因很多，其中有内科疾病，也有不少是外科疾病，应详细询问患儿的年龄，腹痛起病的缓急、病程长短及腹痛的性质、部位、发作的诱因等。此外，腹痛的伴随症状在鉴别诊断中也具有重要意义。年龄比较小的孩子不能述说，要靠突然发生的反常哭闹、面色苍白、出汗、精神不好及固定体位来判断。

1. 符合以下特点者，可诊断为再发性腹痛：①腹痛突然发作，持续时间不太长，能自行缓解；②腹痛以脐周为主，疼痛可轻可重，但腹部无明显体征；③无伴随病灶器官症状，如发热、呕吐、腹泻、咳嗽、气喘、尿频、尿急、尿痛等；④反复发作，每次发作时症状相似。

2. 全身性疾病及腹部以外器官疾病产生的腹痛：①呼吸系统疾病引起的腹痛常伴有咳嗽，或扁桃体红肿，肺部有啰音等；②心血管系统疾病引起的腹痛常伴有心悸，心脏杂音，心电图异常；③神经系统疾病引起的腹痛常反复发作，脑电图异常，腹型癫痫并服抗癫痫药有效；④血液系统疾病引起的腹痛常伴有贫血、血象及骨髓象异常；⑤代谢性疾病引起的腹痛，如糖尿病有血糖、尿糖增高，铅中毒有指甲、牙齿染黑色，卟啉病有尿呈红色，曝光后色更深等可助诊断。

3. 若疼痛持续不止，或进行性加重，要考虑排除器质性疾病的腹痛：①胃肠道感染如急性阑尾炎、结肠炎、腹泻病、急性坏死性小肠炎、肠寄生虫病，除有腹痛外，还有饮食不调史及感染病史，大便及血象化验有助于诊断。②胃肠道梗阻、肠套叠、嵌顿性腹股沟斜疝，有腹痛及腹胀和梗阻现象，全腹压痛，腹肌紧张，肠鸣音消失，X 线检查可助诊断。③肝胆疾病如胆道蛔虫、肝炎、胆囊炎、胆结石症，常有右上腹阵痛和压痛，肝功能异常及 B 超检查等可助诊断。④泌尿系统疾病如感染、结石、尿路畸形、急性肾炎等，常有腰痛、下腹痛、尿道刺激症状，尿检异常、X 线检查可助诊断。⑤下腹痛对少女要注意是否卵巢囊肿蒂扭转、痛经。⑥内脏肝脾破裂，有外伤史，常伴有休克等。应配合实验室及医学影像诊断技术检查，作出诊断。

【辨证论治】

一、辨证要点

1. **首辨气、血、虫、食**　腹痛属气滞者，有情志失调病史，胀痛时聚时散，痛无定处；属血瘀者，有跌仆损伤或手术史，腹部刺痛，痛有定处，按之痛剧，局部满硬；属虫积者，有大便排虫史，或镜检有虫卵，脐周疼痛，时作时止；属食积者，有乳食不节史，嗳腐吞酸，呕吐不食，脘腹胀满。

2. **再辨寒、热、虚、实**　腹痛有寒热之分，而以寒证居多。如热邪内结，疼痛阵作，得寒痛减，兼有口渴引饮，大便秘结，小便黄赤，舌红苔黄少津，脉洪大而数，指纹紫者属热；暴痛而无间歇，得热痛减，兼有口不渴，下利清谷，小便清利，舌淡苔白滑润，脉迟或紧，指纹淡者属寒；腹痛还有虚实之分，一般急性腹痛多属实证，其痛有定处，拒按，痛剧而有形，饱而痛甚，兼有胀满，脉大有力；慢性腹痛多虚，其痛无定处，喜按，痛缓而无形，饥则痛作，兼有闷胀，舌淡少苔，脉弱无力。

腹痛证候，往往相互转化，互相兼夹。如疼痛缠绵发作，可以郁而化热；热痛日久不愈，可以转为虚寒，成为寒热错杂证；气滞可以导致血瘀，血瘀可使气机不畅；虫积可兼食滞，食滞有利于肠虫的寄生等。

二、治疗原则

治疗腹痛，以调理气机，疏通经脉为主要原则，根据不同的证型分别治以温散寒邪、消食导滞、通腑泻热、温中补虚、活血化瘀。除内服药外，还常运用推拿、外治、针灸等法配合治疗，以提高疗效。

三、分证论治

1. 腹部中寒

证候　突发腹痛，疼痛剧烈，阵阵发作，痛处喜暖，得温则舒，遇寒痛甚，肠鸣辘辘，面色苍白，痛甚者，额冷汗出，唇色紫暗，肢冷，或兼吐泻，小便清长，舌淡红，苔白滑，脉沉弦紧，指纹青红。

　　证候分析　有外感寒邪或饮食生冷病史，其腹痛以疼痛拘急、肠鸣切痛、得温较舒、遇冷痛甚、面白肢冷为主要特点。因小儿稚阳未充，寒易伤阳，故寒凝气滞腹痛者多见。

　　治法　温中散寒，理气止痛。

　　方药　养脏汤加减。常用木香、丁香、香附芳香散寒，调理气机；当归、川芎温通血脉；肉桂温中散寒。

　　加减　腹胀加砂仁、枳壳理气消胀；恶心呕吐加法夏、藿香和胃止呕；兼泄泻加炮姜、煨肉豆蔻温中止泻；抽掣阵痛加小茴香、延胡索温中活血止痛。寒甚痛剧加制附子、高良姜以温脏散寒；拘急阵痛加白芍、甘草缓急止痛；兼风寒表证加桂枝、苏叶疏风散寒。

　　2. 乳食积滞

　　证候　脘腹胀满，疼痛拒按，不思乳食，嗳腐吞酸，或腹痛欲泻，泻后痛减，或时有呕吐，吐物酸腐，矢气频作，粪便臭秽，夜卧不安，舌质偏红，苔厚腻，脉沉滑，指纹紫滞。

　　证候分析　有伤乳伤食病史，小儿脾常不足，运化力弱，乳食又不知自节，故易伤食。食积停滞，郁积胃肠，气机壅塞，痞满腹胀腹痛，且常伴有呕吐、泄泻病证。

　　治法　消食导滞，行气止痛。

　　方药　香砂平胃散加减。常用苍术、陈皮、厚朴、砂仁、香附、枳壳理气行滞；焦山楂、焦神曲、焦麦芽消食化积；白芍、甘草调中和营。

　　加减　腹胀明显，加槟榔、莱菔子理气行滞；伴呕吐加半夏和胃降逆止呕；兼感寒邪者，加乌药、干姜温中散寒行滞；食积郁而化热，面赤烦躁者，加黄芩、连翘清解积热；大便秘结不通加生大黄清热通腑，或用枳实导滞丸理气行滞，泻下肠胃积热。

　　3. 胃肠结热

　　证候　腹痛胀满，疼痛拒按，烦躁口渴，喜冷饮，面赤唇红，手足心热，大便秘结，小便黄赤，舌质红，苔黄燥，脉滑数，指纹紫滞。

　　证候分析　本证多见于阳盛体实患儿，有过食香燥，食积郁热，感受邪热之病史。以腹痛胀满，疼痛拒按，大便秘结，兼里热证候为主要特点。

　　治法　通腑泄热，行气止痛。

　　方药　大承气汤加减。常用生大黄、芒硝泻热通便，荡涤胃肠，活血祛瘀；厚朴行气破结，消痞除满；升麻、黄连清泄胃热；木香、枳实理气行滞散结。

　　加减　腹痛便秘，口干，舌红少津者，治以滋阴增液，泄热通便，选增液承气汤，药用玄参、麦冬、生地养阴生津润燥，大黄、芒硝软坚泻热通便。因肝郁气滞，肝热犯胃之实热腹痛，用大柴胡汤加减，以疏肝和解清热，泻阳明热结。

4. 脾胃虚寒

证候　腹痛绵绵，时作时止，痛处喜温喜按，得食稍缓，面白少华，精神倦怠，手足不温，乳食减少，食后作胀，大便稀溏，唇舌淡白，脉沉缓，指纹淡红。

证候分析　本证多见于形瘦体弱，脾胃素虚，或病中过用苦寒攻伐、峻下消削之品。因中阳受损，脏腑血脉失于温养，水谷不运，气血不畅，血脉凝滞而腹痛。以腹痛绵绵，喜温喜按，反复发作，伴脾胃虚寒之象为主要特点。

治法　温中理脾，缓急止痛。

方药　小建中汤合理中丸加减。常用桂枝温经和营；白芍、甘草缓急止痛；饴糖、大枣、生姜、党参、白术甘温补中；干姜温中祛寒。

加减　手足不温，虚寒重加附子、肉桂以温阳散寒；气血亏虚者，加黄芪、当归补气养血；气滞脘闷加木香、砂仁理气除胀；脾虚夹积，纳呆腹胀者选健脾丸加鸡内金、厚朴健脾理气化积；伴呕吐清涎者，加丁香、吴茱萸以温中降逆，大便稀溏加山药、薏苡仁健脾渗湿。

5. 气滞血瘀

证候　腹部刺痛或胀痛，经久不愈，痛有定处，按之痛剧，或腹部有癥瘕结块拒按，胀满，青筋显露，舌紫黯或有瘀点，脉涩，指纹紫滞。

证候分析　本证常有腹部外伤、手术或癥瘕等，因有形之瘀血结聚，血瘀气滞而腹痛。以痛有定处，痛如针刺，按之痛剧，或腹部癥瘕为特征。

治法　活血化瘀，行气止痛。

方药　少腹逐瘀汤加减。常用肉桂、干姜、小茴香温通经脉；蒲黄、五灵脂、赤芍、当归、川芎活血散瘀；延胡索、没药理气活血，软坚止痛。

加减　气滞胀痛明显，加川楝子、玄胡索理气止痛；有癥瘕或有手术、外伤史者，加三棱、莪术活血散瘀消癥；形气不足，神倦乏力加黄芪、人参益气扶正。

四、中药成药

1. **藿香正气液**　每次5～10ml，每日2～3次。用于腹部中寒证。
2. **良附丸**　每次3～6g，每日2次。用于腹部中寒证。
3. **保和丸**　每次3～6g，每日2次。用于乳食积滞证。
4. **木香顺气丸**　每次3～6g，每日2～3次。用于气滞血瘀证。
5. **附子理中丸**　每次2～3g，每日2～3次。用于脾胃虚寒证。

6. **健脾丸**　每次 3~6g，每日 2 次。用于脾虚夹积证。

7. **元胡止痛片**　每次 2~3 片，每日 2~3 次。用于气滞血瘀证。

五、简易方药

1. 炮莪术研为细末，每次服 3g；或鸡内金、枳实各 10g，煎服；或焦神曲、炒麦芽、焦山楂各 10g，黑白丑各 3g，煎服。用于食积腹痛。

2. 延胡索粉 1g，沉香粉 0.6g，肉桂粉 0.3g，顿服。用于腹部中寒证。

3. 两面针 15~30g，水煎服。用于腹痛各个证型。

4. 小茴香 6g，吴茱萸 3g，橘核、枳壳各 9g，水煎服。用于脾胃虚寒证。

5. 丁香、川椒、干姜各等分，研末，每次 1g，开水送服。用于腹部中寒证。

6. 肉桂 3g，川椒 1g，炒白芍 9g，炙甘草 3g，每日 1 剂，水煎服。用于脾胃虚寒证。

【其他疗法】

一、外治疗法

1. 小麦麸皮 500g，加 5~6 枚切碎葱根或葱白，拌匀，放锅内加热，布包热敷腹部。用于腹部中寒证。

2. 淡豆豉、大粒食盐各适量，生姜数片，葱白数茎。捣烂，同炒至热，装入布袋，温敷脐腹部，同时轻轻揉按，冷后炒热再敷，直至痛止。用于腹部中寒证。

3. 香附 60g，食盐 6g，生姜 9g，混合捣烂炒热，用布包成 2 份，轮流熨腹部。用于寒积气滞证。

4. 广木香、高良姜、肉桂各 2g，陈皮 3g，丁香 1g，共研细末。每次用 2g，以米醋或凡士林混合成膏，摊两层纱布中间，敷于神阙。24 小时更换，3 日为 1 个疗程。用于腹部中寒证。

5. 生葱头 250g，捣烂炒热热敷肚脐。用于腹部中寒证。

6. 公丁香、白豆蔻各 3g，肉桂 2g，白胡椒 4g，共研细末，过 100 目筛，贮瓶备用。用时取药末 1~1.5g，填敷脐中，外贴追风膏。用于腹部中寒证。

7. 用炒热食盐，以布包裹，从上腹到下腹，反复多次热敷肌表，或用吴茱萸炒热，布包熨腹部。用于虚寒腹痛。

二、饮食疗法

1. **茴香蛋**　小茴香 10g，炮姜 8g，加水煎煮，打入荷包蛋 2 个服用。用于腹部中寒证。

2. **砂仁莲子粥**　砂仁 5g，莲子 20g，捣碎，粳米 50g，冰糖适量，加水 500ml，煎至米烂为度，每日 3 次。用于虚寒腹痛。

3. **桃仁粥**　桃仁 10g，捣碎，粳米 50g，加水 500ml，煎煮至米烂。每日 3 次。用于血瘀腹痛。

4. **橘核茶**　橘核、荔枝核各 15g，加水适量煮汁，代茶饮，可加入少许红糖调味。用于气滞腹痛。

三、针灸疗法

1. **体针**　取足三里、中脘、合谷、天枢。寒积者加灸神阙；食积者加内庭、公孙；实热者加行间、内庭、下巨虚；虚寒者加脾俞、肾俞；血瘀者加膈俞、行间。刺用平补平泻手法，捻转提插，年长儿可留针 15 分钟至腹痛消失。

2. **耳针**　取脾、胃、大肠、小肠、肝、胆。虚证加肾；实证加三焦；痛甚加神门；便秘加直肠、肛门。热证用绿豆，寒证用王不留行籽置于胶布中，贴压耳穴，并作轻轻按压，至有胀痛感。每日按压 3～5 次，每周换贴 2～3 次，6 次为 1 个疗程。用于慢性腹痛。

四、推拿疗法

1. 补脾经，揉外劳宫，推三关，摩腹，捏揉一窝风，拿肚角。用于腹部中寒证。

2. 补脾经，清大肠，揉板门，运八卦，揉中脘，揉天枢，分腹阴阳，拿肚角。用于乳食积滞证。

3. 补脾经，补肾经，推三关，揉外劳宫，揉中脘，揉脐，按揉足三里。用于虚寒腹痛。

4. 运八卦，清胃，退六腑，推四横纹，清板门，清大肠。用于胃肠积热证。

5. 补脾经，揉外劳宫，运八卦，推三关，揉一窝风，揉脐，揉脾、胃、肾俞。用于脾胃虚寒证。

6. 拔罐：取中脘、气海、关元、天枢（双侧）。取 1.5cm 口径的玻璃罐，用闪火法，拔吸上述穴位，留罐 10～15 分钟，以局部充血为度，每日 1 次。

【急危重症治疗】

疑有外科急腹症者，应及时请外科会诊，有手术指征者应尽早手术治疗。对内科性腹痛，在明确诊断后，应采取相应的内科治疗。感染性疾病或伴有炎症者，应酌情选用抗生素治疗。因消化功能紊乱引起者，可给予胃酶合剂、乳酶生等调整消化功能，因暴食便秘者给予开塞露排便排气。有肠寄生虫病者给予杀虫驱虫。

有脱水及不能进食者，应据其脱水程度、性质、继续丢失量给予静脉补液。

对功能性腹痛及除外外科急腹症的其他腹痛，可给予解痉止痛等药物治疗。颠茄酊每日 0.05ml/kg，分 3~4 次口服。普鲁本辛每日 2mg/kg，分 4 次口服。654-2 每次 0.1~0.2mg/kg，口服或肌注，重者每次 0.3~0.5mg/kg 肌注。或阿托品每次 0.01mg/kg 口服，每次 0.1mg/kg 肌注。对再发性腹痛剧烈或烦躁者给予复方冬眠灵每次 1mg/kg 肌注。

【预防与护理】

一、预 防

1. 注意饮食卫生，忌过食生冷瓜果、饮料、不洁食品，禁止暴饮暴食。
2. 注意气候变化，避免感受外邪，注意腹部保暖。
3. 餐后稍事休息，勿作剧烈运动。

二、护 理

1. 腹痛剧烈或持续不减者，应密切观察病情变化，注意腹部体征，配合必要的辅助检查，以便尽早确诊，采取有效措施。
2. 根据病因，给予相应饮食调护。对食积腹痛者应暂禁食，或给流质半流质饮食；虫积腹痛者忌用甜食，适当给予食醋口服；热证腹痛者忌食辛辣肥甘厚味；虚寒腹痛者宜食甘温之味。
3. 寒性腹痛者应温服或热服药液，热性腹痛者应冷服药液，伴呕吐者，药液要少量多次分服。

第八节　营养性缺铁性贫血

营养性缺铁性贫血是由于体内铁缺乏致使血红蛋白合成减少而引起的一种小细胞低色素性贫血。轻度贫血可无自觉症状，中度以上的贫血，临床可见不同程度的面色苍白，指甲、口唇及眼结膜苍白，伴头晕乏力、纳呆、烦躁。本病为儿科常见疾病，属于中医学"血虚"范畴。发病年龄以 6 个月～3 岁为最多见。营养性缺铁性贫血可危害小儿健康，是我国重点防治的小儿常见病之一。

本病如能及时治疗，轻、中度贫血一般预后良好，重度贫血或长期轻、中度贫血可导致脏腑功能失调，气血虚弱，不仅影响小儿生长发育，并可使机体抗病能力下降，而易罹患感染性疾病。

【病因病机】

营养性缺铁性贫血发生的原因，以先天禀赋不足，喂养不当，或感染诸虫，疾病损伤为多见，其主要病变在脾肾心肝，血虚不荣是主要病机。血液是维持人体生命活动的重要物质，其化生与脾肾心肝功能有密切关系。脾胃为气血生化之源，心主血，既行血以维持全身各脏腑的正常功能活动，又参与血液的生成；肝藏血，与肾同源，血充精足，则肾有所主，肝有所藏，精血互化。脾肾心肝功能正常，则血液化生充盈，五脏六腑、四肢百骸得以濡养。若禀赋不足，喂养失当或疾病损伤等引起脏腑功能失调，影响血液化生时，则可导致本病发生。

1. **先天禀赋不足**　胎儿生长发育，全赖母体气血的供养。若孕母体弱或孕期调护不当、饮食不足或偏食挑食、疾病影响、药物攻伐等，致使孕母气血生化不足，影响胎儿生长发育，气血内亏而发病。

2. **后天喂养不当**　小儿生机蓬勃，发育迅速，所需营养物质相对较多，但脾常不足，消化功能薄弱，若饮食不节，饥饱无度，损伤脾胃，或母乳不足，或未及时添加辅食，或长期偏食、少食、挑食等，无以资生气血，而形成贫血。

3. **疾病耗气伤血**　小儿脏腑娇嫩，形气未充，不耐邪气侵扰，疾病克伐。若大病久病或病后失调，或感染诸虫等，伤及脾肾心肝，或长期失血，气血耗伤，也可形成贫血。

由于以上各种病因，造成脾虚运化失职不能化生气血，肾虚精亏，髓失充养，阴血不生，心失气血充养而心神不宁，肝失阴血充养则虚火内生，因而产生本病的种种证候。

【诊　断】

一、诊断要点

1. 有明确的缺铁病史，如铁供给不足、吸收障碍、需要增多或慢性失血病史。

2. 临床表现：发病缓慢，皮肤黏膜逐渐苍白或苍黄，以口唇、口腔黏膜及甲床最为明显，神疲乏力，食欲减退。年长儿有头晕等症状。部分患儿可有肝脾肿大。

3. 为小细胞低色素性贫血，平均血红蛋白浓度（MCHC）<31%，红细胞平均体积（MCV）<80fl，平均血红蛋白（MCH）<27pg。

4. 3月~6岁血红蛋白<110g/L，6岁以上血红蛋白<120g/L。

5. 血清铁、总铁结合力、运铁蛋白饱和度、红细胞原卟啉、血清铁蛋白等异常。

6. 铁剂治疗有效。用铁剂治疗6周后，血红蛋白上升20g/L以上。

二、病情分度

1. **轻度**　血红蛋白：6个月至6岁为90~110g/L，6岁以上为90~120g/L；红细胞为（3~4）×10^{12}/L。

2. **中度**　血红蛋白为60~90g/L；红细胞为（2~3）×10^{12}/L。

3. **重度**　血红蛋白为30~60g/L；红细胞为（1~2）×10^{12}/L。

4. **极重度**　血红蛋白为<30g/L；红细胞为<1×10^{12}/L。

三、鉴别诊断

1. **再生障碍性贫血**　又称全血细胞减少症。临床以贫血、出血、感染为特征。实验室检查呈全血减低象。

2. **巨幼细胞性贫血**　又称大细胞性贫血。以维生素 B_{12} 缺乏或叶酸缺乏为主要病因，临床除贫血表现外，有烦躁不安、表情呆滞、嗜睡、反应迟钝、智力障碍，甚则肢体头身震颤、肌无力等神经系统表现。根据血象及骨髓象可作出鉴别。

【辨证论治】

一、辨证要点

本病的辨证以气血阴阳辨证与脏腑辨证相结合。本病总有气血亏虚、阴阳不足，需进一步辨其轻重，主要根据临床表现结合实验室检查分度判断。脏腑从脾心肝肾分证：食少纳呆，体倦乏力，大便不调，病在脾；心悸心慌，夜寐欠安，语声不振，病在心；头晕目涩，潮热盗汗，爪甲枯脆，病在肝；腰腿酸软，畏寒肢冷，发育迟缓，病在肾。

二、治疗原则

本病的治疗，以健脾开胃，益气养血为基本法则。要结合他脏虚损情况，分别治以滋养肝肾、养心安神、温补脾肾等法，但均不离健脾助运。小儿脾常不足，治疗时需时刻注意顾护脾胃，补而不滞，补不碍胃，不可过于滋补。同时还要注意气血阴阳的关系，补血兼益气，补阴兼扶阳。此外，还可运用中成药、外治、针灸、推拿等法。

三、分证论治

1．脾胃虚弱

证候 面色萎黄，唇甲色淡，形体消瘦，神疲乏力，食欲不振，大便不调，舌质淡，苔薄白，脉细无力，指纹淡红。

证候分析 本证的特征是纳呆食少，神疲乏力，大便不调，面色萎黄。多见于轻、中度贫血，以脾胃虚弱，纳化失健为主。若病情迁延，可进一步累及他脏，致重度贫血。

治法 健运脾胃，益气养血。

方药 六君子汤合当归补血汤加减。常用党参、白术、茯苓益气健脾；黄芪、当归、大枣益气养血；陈皮、半夏、生姜健脾温中；砂仁、麦芽醒脾助运。

加减 食欲不振加焦山楂、鸡内金消食化积；便溏或夹不消化食物残渣加薏苡仁、扁豆健脾止泻；腹胀加莱菔子、槟榔行气导滞；反复外感合玉屏风散益气固表御邪；便秘加决明子、柏子仁、火麻仁润肠通便。

2．心脾两虚

证候 面色萎黄或苍白，唇甲淡白，头晕目眩，心悸怔忡，夜寐不安，甚或语声低微、气短乏力、食欲不振，舌淡红，脉细弱，指纹淡红。

证候分析 本证多见于中度贫血，临床除血虚证候外，可见心悸怔忡，夜寐不安等心神失守之证候。由脾病及心，血不养神所致。

治法 补脾养心，益气生血。

方药 归脾汤加减。常用黄芪、人参、白术、茯苓健脾益气；当归、龙眼肉养心补血；酸枣仁、夜交藤、远志宁心安神；神曲、麦芽、陈皮、木香消食助运。

加减 夜寐不安加合欢皮、柏子仁养心安神；血虚明显加鸡血藤、大枣补血养血；纳呆加焦山楂、鸡内金开胃助运；便溏减当归用量，加苍术、薏苡仁健脾渗湿；自汗加浮小麦、煅牡蛎固涩敛汗；语迟智弱加石菖蒲、郁金开窍益智。

3．肝肾阴虚

证候 面色、皮肤、黏膜苍白，潮热盗汗，毛发干枯，甲白易脆，发育迟缓，腰膝酸软，四肢震颤，耳鸣目涩，甚或皮肤瘀斑，吐血、衄血，舌红少苔，脉细数。

证候分析　本证常见于中、重度贫血患儿。若继续发展，可导致阴损及阳，甚至阴竭阳衰。临床除血虚外，伴见发育迟缓、潮热盗汗、耳鸣目涩、腰膝酸软等症状。

治法　滋补肝肾，益精生血。

方药　左归丸加减。常用龟板、鹿角胶、菟丝子、阿胶滋养肝肾，大补精血；熟地、山药、山茱萸、枸杞子、阿胶滋阴养血；砂仁、陈皮、焦山楂健脾助运。

加减　潮热盗汗加鳖甲、地骨皮、白薇养阴清虚热；智力发育迟缓加紫河车、石菖蒲、远志补肾开窍；两目干涩加石斛、夜明砂、羊肝丸补肝明目；四肢震颤加地龙、钩藤、白蒺藜、全蝎养肝息风；皮肤瘀斑，吐血、衄血加旱莲草、女贞子滋阴凉血止血；胁下痞块加鳖甲、穿山甲、丹参活血消痞。

4. 脾肾阳虚

证候　面色苍白，唇舌爪甲苍白，发黄稀少，精神萎靡，畏寒肢冷，纳呆便溏，或完谷不化，发育迟缓，囟门迟闭，少气懒言，舌淡胖嫩，脉沉细无力，指纹淡。

证候分析　本证的特征是唇舌爪甲苍白，精神萎靡，畏寒肢冷，纳少便稀，发育迟缓。常为贫血重证，病情恶化，可发生阳气虚脱证。

治法　温补脾肾，益精养血。

方药　右归丸加减。常用熟地黄、山茱萸、枸杞子、菟丝子补肾益精；仙茅、淫羊藿、补骨脂、鹿角片温肾助阳；山药、焦山楂健脾助运。

加减　畏寒肢冷加附子、肉桂温补肾阳；囟门迟闭加牡蛎、龙骨补肾壮骨；头发稀疏加当归、黄芪补血生发；大便稀溏加白术、炮姜、肉豆蔻温阳止泻；下肢浮肿加茯苓、猪苓、泽泻利湿消肿；出血加参三七、仙鹤草、炮姜炭温经止血；冷汗肢厥脉微，急以参附龙牡救逆汤或参附注射液回阳救逆固脱。

四、中药成药

1. 健脾生血颗粒　1岁以下每次2.5g，1~3岁每次5g，3~5岁每次7.5g，5~12岁每次10g，每日3次。用于脾胃虚弱证。

2. 归脾丸　每次3g，每日3次。用于心脾两虚证。

3. 小儿生血糖浆　每次10ml，每日3次。用于肝肾阴虚证。

五、简易方药

1. 党参10~15g，大枣15~30枚，鸡血藤20g，水煎去党参、鸡血藤，食枣喝汤，每日1剂。用于脾胃虚弱证。

2. 黄芪 12~15g，龙眼肉 10g，水煎服，每日 1 剂。用于心脾两虚证。

【其他疗法】

一、饮食疗法

1. 猪胃一个，黄芪 60g，冰糖适量，炖熟，酌情分数天食用。用于脾胃虚弱证。

2. 生猪骨 250g，枸杞子 15g，黑豆 30g，大枣 10 枚，加水适量煎熬，去骨后，分多次食用。用于肝肾阴虚证。

二、针灸疗法

1. **体针**　取大椎、脾俞、胃俞、关元、足三里、气海、三阴交、肾俞、太溪。每次选 3~5 穴，用补法或平补平泻法，针后加灸。每日 1 次，10 次为 1 疗程。用于脾胃虚弱证、脾肾阳虚证。

2. **耳针**　取胃、脾、肾、肝、皮质下、内分泌、肾上腺。每次选 4~5 穴，用王不留行籽胶布贴压，左右交替，3 日一换。

3. **穴位注射**　取足三里、三阴交。用生脉注射液或黄芪注射液，每次每穴注射 1~2ml，隔日 1 次，左右交替。

三、推拿疗法

补脾经、推三关各 300 次，摩腹 100 次，按揉脾俞、胃俞、肾俞、足三里各 50 次，捏脊 3~5 遍。脾虚夹积加揉板门 100 次；心烦、夜寐不安加清心经，清肝经各 100 次；潮热盗汗揉二马，清天河水各 300 次，揉涌泉 100 次；肢冷便溏补肾 300 次、逆摩少腹 100 次。

【急危重症治疗】

一、铁剂治疗

1. **口服铁剂**　常用制剂有硫酸亚铁（含铁 20%）、富马酸亚铁（含铁 30%），葡萄糖酸亚铁（含铁 11%）。口服铁剂以元素铁计算，一般为每日 4.5~6mg/kg，分 3 次服用为宜。最好于两餐之间服药，同时服用维生素 C 能促进铁的吸收。

2. **注射铁剂**　用于口服铁剂疗效不满意，或不能耐受，或有消化道疾病影响铁的吸收者。常用注射铁剂有：右旋糖酐铁、山梨醇铁、葡聚糖铁等，一般作深部肌内注射。小儿注射铁剂（mg）= 150 − 患儿 Hb 值（g/L）×体重（kg）×

0.41。总量分次，首剂减半，每次肌注量不超过 5mg/kg，于 2～3 周内注射完毕。

二、输血治疗

重症贫血，尤其是有心功能不全或并发严重感染者，可予输血，以尽快改善贫血状态。贫血越重，一次输血量应越小，速度亦越慢，以免引起或加重心功能不全。血红蛋白在 30g/L 以下者，每次输血量为 5～7ml/kg，血红蛋白在 30～60g/L 者可给予 10ml/kg。对极重患儿有心力衰竭者以输浓缩红细胞为宜。

【预防与护理】

一、预　防

1. 加强孕期、哺乳期母亲的营养保健，确保婴儿健康。
2. 提倡母乳喂养，及时添加富含铁剂的辅食，如猪肝、瘦肉、鱼、蛋黄、蟹黄以及菠菜等新鲜蔬菜。
3. 纠正偏食、挑食、零食等不良习惯，防止脾胃损伤。
4. 积极治疗各类疾病，谨慎用药，加强病期护理，以防贫血的发生。

二、护　理

1. 加强饮食调理，讲究卫生，避免各种感染。
2. 饮食有节，易于消化，多食含铁丰富且吸收率高的食品，避免饥饱无度。
3. 对重症贫血患儿要加强护理，尽量卧床休息，密切观察病情变化，出现虚脱、出血等危证，应及时抢救。

第五章

心肝病证

第一节　汗　证

汗证是指小儿在安静状态下，全身或局部出汗过多，甚则大汗淋漓的一种病证。本病多发生于 5 岁以下的小儿，素体虚弱者多见。

汗是由皮肤排出的一种津液，汗液能润泽皮肤，调和营卫。小儿由于形气未充，腠理疏薄，在日常生活中，若因天气炎热，或衣被过厚，或喂奶过急，或剧烈运动，都较成人容易出汗，若无其他症状，不属病态。本节主要讨论因虚而致的汗出，至于因温热病引起的出汗，或属危重症阴竭阳脱、亡阳大汗者，均不在此列。本病一般预后良好，若合并疳证、肺痨等病证者，预后较差。

小儿汗证，多属西医学植物神经功能紊乱，至于维生素 D 缺乏性佝偻病、风湿热及结核病，虽然也常见多汗的症状，但不在本证讨论范畴。

【病因病机】

汗是人体五液之一，由阳气蒸化津液而来。心主血，汗为心之液，阳为卫气，阴为营血，阴阳平衡，营卫调和，则津液内敛。反之，若阴阳脏腑气血失调，营卫不和，卫阳不固，腠理开合不利，则汗液外泄。小儿汗证的发生，多由体虚所致。其主要病因为禀赋不足，调护失宜，病位主要在心肺脾。

1．表虚不固　卫气行于人体肌表，司汗孔之开合。卫气不固，腠理疏松而致津液外泄，自汗溱溱。小儿脏腑娇嫩，元气未充，腠理不密，所以容易出汗。若先天禀赋不足，或后天脾胃失调，肺脾气虚，表虚不固，津液外泄，汗出不止。

2．营卫不和　营为阴，卫为阳。若小儿营卫之气生成不足，或受疾病影响，或病后护理不当，营卫不和，致营阴不能内守而敛藏，卫气不能卫外而固密，则津液从皮毛外泄，发为汗证。

3. **气阴亏虚** 气属阳，血属阴。小儿血气嫩弱，若大病久病之后，气血亏损；或先天不足，后天失养的体弱小儿，气阴亏虚。气虚不能敛阴，阴亏虚火内炽，迫津外泄而为汗。

4. **湿热迫蒸** 小儿脾常不足，若平素饮食肥甘厚腻，可导致积滞内生，郁而生热。甘能助湿，湿热迫蒸，外泄肌表而致汗出。

总之，小儿无论自汗、盗汗，均有虚实之分。虚证有表虚不固、营卫不和、气阴亏虚，实证则为湿热迫蒸。

【诊　断】

一、诊断要点

1. 小儿在安静状态下，不因外界环境的影响，全身或局部出汗过多，甚则大汗淋漓。

2. 睡中汗出，醒时汗止称为盗汗；不分寤寐而出汗称为自汗。

二、鉴别诊断

1. **黄汗** 汗色发黄，染衣着色如黄柏色，多见于黄疸及湿热内盛者。

2. **战汗** 恶寒发热时全身战栗，随之汗出淋漓，或但热不寒，或汗出身凉，过后再作，常出现在热病过程中。

3. **脱汗** 发生于病情笃重时，出现大汗淋漓，或汗出如油；伴有肢冷、脉微、呼吸微弱，甚至神志不清等。

【辨证论治】

一、辨证要点

盗汗多为阴虚、血虚，自汗多为气虚、阳虚。但在辨别其阴阳属性时还应考虑其他证候。

汗证多属虚证。表虚不固证，汗出多以头颈胸背为主；营卫不和证，遍身汗出，多汗而不温；气阴两虚证，汗出遍身而伴虚热征象；湿热迫蒸证，汗出色黄，头部为主，齐颈而还，肤热便秘。

二、治疗原则

汗证以虚为主，所以扶正补虚是其基本治疗法则。表虚不固证，治以益气固表；营卫不和证，治以调和营卫；气阴亏虚证，治以益气养阴；湿热迫蒸证，治以清热泻脾。

三、分证论治

1. 表虚不固

证候　以自汗为主，或伴盗汗，患儿汗出以头部、肩背明显，动则尤甚，神疲乏力，面色少华，平素易患感冒。舌质淡，或舌边齿痕，苔薄白，脉细弱。

证候分析　本证主要见于肺气虚弱，表卫不固者，尤其是平时体质虚弱小儿。以头部、肩背部汗出明显，易罹感冒为特点。

治法　益气固表。

方药　玉屏风散合牡蛎散加减。常重用黄芪益气固表，配白术健脾益气；佐防风走表御风，补中寓散。牡蛎敛阴止汗，浮小麦养心敛汗，麻黄根收涩止汗，合黄芪益气固表。

加减　脾胃虚弱，纳呆便溏者加山药、炒扁豆、砂仁健脾助运；汗出不止者，每晚在睡前用龙骨、牡蛎粉外扑，敛汗潜阳。

2. 营卫不和

证候　自汗为主，或伴盗汗。患儿汗出遍身而不温，畏寒恶风，不发热，或伴有低热，精神疲倦，胃纳不佳，舌质淡红，苔薄白，脉缓。

证候分析　本证多为表虚者，主要见于各种急慢性疾病后，病邪虽去，正气未复，而致营卫失和。本证特点为遍身汗出而不温。

治法　调和营卫。

方药　黄芪桂枝五物汤加减。常用黄芪益气固表；桂枝温经通阳；配芍药护营收敛；生姜、大枣补益中气，调和营卫；浮小麦、煅牡蛎敛阴止汗。

加减　精神倦怠、胃纳不佳、面色少华者加党参、怀山药健脾益气；口渴、尿黄、虚烦不眠，兼有胃阴耗损者加芦根、石斛、柏子仁养阴安神。

3. 气阴亏虚

证候　以盗汗为主，也常伴自汗。患儿形体消瘦，汗出较多，神萎不振，心烦少寐，寐后汗多，或伴低热、口干、手足心灼热，哭声无力，口唇淡红，舌质淡，苔少或见剥苔，脉细弱或细数。

证候分析　本病多见于急病、久病、重病之后气血失调，或素体气阴两虚者。常可见形体消瘦及阴虚征象。

治法　益气养阴。

方药　生脉散加减。常用人参或党参益气生津；麦冬养阴清热；五味子、酸枣仁收敛止汗；生黄芪、防风益气固表。

加减 精神困顿，食少不眠，不时汗出，面色无华，气阳偏虚，去麦冬，加炙黄芪补中益气；低热口干，手足心灼热，加地骨皮、丹皮清虚热。

4. 湿热迫蒸

证候 自汗或盗汗，头部为主，齐颈而还，汗出肤热，汗渍色黄。形体壮实，口臭纳呆，口渴不欲饮，大便或秘或泻，臭秽异常，小便色黄。舌质红，苔黄腻，脉滑数。

证候分析 脾胃湿热蕴积，热迫津液外泄，故本证以头部汗出为主，肤热便秘、汗渍色黄为特点，同时可见湿热内蕴征象。

治法 清热泻脾。

方药 泻黄散加减。常用生石膏、栀子清泻脾胃积热；防风疏散伏热；藿香化湿和中；甘草调和诸药；麻黄根、糯稻根敛汗止汗。

加减 尿少色黄者，加滑石、车前草清利湿热；汗渍色黄者，加茵陈蒿、佩兰清化湿热；口臭口渴者，加胡黄连、丹皮清胃降火。

四、中药成药

1. **玉屏风口服液** 每次 5～10ml，每日 2 次。用于表虚不固证。
2. **生脉饮口服液** 每次 5～10ml，每日 2 次。用于气阴亏虚证。

五、简易方药

1. 黄芪、牡蛎、生地各 30g。共为细末，每次 3～6g。用于自汗、盗汗。
2. 糯稻根 30g，浮小麦、碧桃干各 10g。水煎服。用于自汗。
3. 浮小麦 30g，麻黄根 6g。水煎代茶饮。用于自汗。
4. 稽豆衣 30g，水煎，连服 3～7 日。用于盗汗。

【其他疗法】

一、外治疗法

1. 五倍子粉适量，温水或醋调成糊状，每晚临睡前敷脐中，用橡皮膏固定。用于盗汗。
2. 龙骨、牡蛎粉适量，每晚睡前外扑。用于自汗、盗汗。

二、饮食疗法

1. 黑豆煮烂，每日适量食之。用于表虚不固证。
2. 鸭血、糯米适量，煮烂食之。用于营卫不和证。

三、针灸疗法

主穴：大椎、曲池、合谷。配穴：三阴交、肺俞、肾俞。用补法或平补平泻法，每日 1 次，10 次为 1 疗程。

【预防与护理】

一、预　防

1. 进行适当的户外活动和体育锻炼，增强小儿体质。
2. 积极治疗各种急、慢性疾病，注意病后调理。
3. 药物治疗不宜辛散太过。

二、护　理

1. 减少活动，注意个人卫生，勤换衣被，保持皮肤清洁和干燥。
2. 汗出谨防风邪入侵，擦汗应用柔软干毛巾或纱布，勿用湿冷毛巾，避免受凉感冒。
3. 多汗易致耗气伤津，应补充水分及易消化、营养丰富的食物。不吃辛辣、肥腻、炙烤之品。

第二节　病毒性心肌炎

病毒性心肌炎是由病毒感染引起的以局限性或弥漫性心肌炎性病变为主的疾病，以神疲乏力、面色苍白、心悸、气短、肢冷、多汗为临床特征。本病以 3 ~ 10 岁小儿多见，其临床表现轻重不一。多数预后良好，少数重症患儿可发生心源性休克、心力衰竭，甚则猝死，少数心肌炎可发展演变为扩张性心肌病。部分患儿因治疗不及时或病后调养失宜，迁延不愈，形成顽固性心悸，常需数月或数年治疗，才能痊愈。

"病毒性心肌炎"病名在古代医籍中无专门记载，根据本病的主要临床症状，属于中医学风温、心悸、怔忡、胸痹、猝死等范畴。

【病因病机】

病毒性心肌炎发病的内在因素是正气亏虚，感受风热、湿热邪毒是引发该病的主要外因。本病的病变脏腑主要在心，无论是感受邪毒，还是正气虚弱，其共同的病理变化，都是心主血脉的功能失常。

小儿肺常不足，卫外不固，易受风热、湿热之邪侵袭。外感风热之邪多从鼻咽而入，首先犯于肺卫；外感湿热邪毒多从口鼻而入，蕴郁肠胃。

邪毒由表入里，留而不去，内舍于心，导致心脉痹阻，心血运行不畅，心失所养而出现心悸；邪毒化热，耗伤气阴，导致心之气阴不足，心气不足，运血无力，气滞血瘀而见心悸、胸痛；心阴耗伤，心脉失养，阴不制阳，可见心悸不宁；若患儿心阳受损，心脉失于温养，可见怔忡不安、畏寒肢冷。素体肺脾气虚，或久病伤及肺脾，常致病情迁延。肺虚则治节无权，水津不布；脾虚则运化失司，水湿内停，导致痰湿内生。痰瘀互结，阻滞脉络，可见胸闷、胸痛。

本病迁延不愈，常损阴伤阳，气阴亏虚，心脉失养，出现以心悸为主的虚证，或者兼有瘀阻脉络的虚实夹杂证。

总之，本病以外感风热、湿热邪毒为发病主因，瘀血、痰浊为主要病理产物，气阴耗伤，血脉受阻为主要病机变化。

【诊　断】

一、诊断要点

1. 临床诊断依据

（1）心功能不全、心源性休克或心脑综合征。

（2）心脏扩大（X 线、超声心动图检查具有表现之一）。

（3）心电图出现以 R 波为主的 2 个或 2 个以上的主要导联（I、II、aVF、V_5）的 ST – T 段持续改变，持续 4 天以上伴动态变化，如窦房传导阻滞、房室传导阻滞、完全性右或左束支传导阻滞，成联率、多形、多源、成对或并行性早搏，非房室结及房室折返引起的异位心动过速，低电压（新生儿除外）及异常 Q 波。

（4）血清肌酸激酶同工酶（CK – MB）升高，心肌肌钙蛋白（cTnI 或 cTnT）阳性。

2. 病原学诊断依据

（1）确诊指标：患儿心内膜、心肌、心包（活检、病理）或心包穿刺液检查，发现以下之一者可确诊：①分离到病毒；②用病毒核酸探针查到病毒核酸；③特异性病毒抗体阳性。

（2）参考依据：①自患儿粪便、咽拭子或血液中分离到病毒，且恢复期血清同型抗体滴度较第一份血清升高或降低 4 倍以上；②病程早期患儿血中特异性 IgM 抗体阳性；③用病毒核酸探针自患儿血中查到病毒核酸。

3. 确诊依据

（1）具备临床诊断依据 2 项，可诊断为心肌炎。发病同时或发病前 1~3 周有病毒感染的证据者支持诊断。

（2）同时具备病原学确诊依据之一，可确诊为病毒性心肌炎，具备病原学参考依据之一，可临床诊断为病毒性心肌炎。

（3）凡不具备确诊依据，应给予必要的治疗或随诊，根据病情变化，确诊或除外心肌炎。

（4）应除外风湿性心肌炎、中毒性心肌炎、先天性心脏病、结缔组织病以及代谢性疾病的心肌损害、甲状腺功能亢进症、原发性心肌病、原发性心内膜弹力纤维增生症、先天性房室传导阻滞、心脏自主神经功能异常、β 受体功能亢进及药物引起的心电图改变。

4. 分期

（1）急性期：新发病，症状典型及检查阳性发现明显且多变，病程在半年以内。

（2）迁延期：临床症状反复出现，客观检查指标迁延不愈，病程多在半年以上。

（3）慢性期：进行性心脏增大，反复心力衰竭或心律失常，病情时轻时重，病程在 1 年以上。

二、鉴别诊断

1. 风湿性心肌炎 在年长儿童中较多见，为风湿热的主要表现之一。多伴有其他风湿活动症状，如游走性关节疼痛、皮下结节、环形红斑等，实验室检查抗"O"增高、血沉增快。

2. 中毒性心肌炎 多有重症肺炎、白喉、败血症等原发疾病的感染症状，白细胞总数及中性粒细胞明显增高。多随原发病好转而逐渐恢复。

3. 心内膜弹力纤维增生症 多数于 1 岁以内发病。主要表现为充血性心力衰竭，心电图多呈左心室肥大，可同时出现 ST 段、T 波改变以及房室传导阻滞，X 线改变以左心室扩大为明显，肺纹理增多，左心尖搏动多减弱。

【辨证论治】

一、辨证要点

首先需辨明虚实，凡病程短暂，见胸闷胸痛、气短多痰、或恶心呕吐、腹痛腹泻、舌红、苔黄，属实证；病程长达数月，见心悸气短、神疲乏力、面白多汗、舌淡或偏红、舌光少苔，属虚证。一般急性期以实证为主，恢复期、慢性期以虚证为主，后遗症期常虚实夹杂。其次应辨别轻重，神志清醒，神态自如，面色红润，脉实有力者，病情轻；若面色苍白，气急喘息，四肢厥冷，口唇青紫，烦躁不安，脉微欲绝或频繁结代者，病情危重。

二、治疗原则

急性期重在清热解毒，疏利达邪，邪去则正安；恢复期或慢性期，以扶正为主，根据气血阴阳损伤情况予以益气补血，养阴温阳之法，同时配合活血化瘀，有利于心功能恢复。病初风热犯心者，治以清热解毒，养心活血；湿热侵心者，治以清化湿热，解毒达邪；气阴亏虚者，治以益气养阴，宁心安神；心阳虚弱者，治以温阳活血，养心通络；痰瘀阻络者，治以豁痰活血，化瘀通络。

三、分证论治

1. 风热犯心

证候　低热绵延或不发热，心悸，胸闷胸痛，鼻塞流涕，咽红肿痛，咳嗽，肌肉酸楚疼痛，舌质红，苔薄，脉数或结代。

证候分析　本证由外感风热邪毒，客于肺卫，袭肺损心所致。临床以风邪犯肺证候同时见头晕乏力、心悸气短、胸闷胸痛为特点。病程多在1~3个月以内，常见于急性期。

治法　清热解毒。

方药　银翘散加减。常用金银花、荆芥、薄荷、淡豆豉清热透表；牛蒡子、连翘清热解毒。

加减　邪毒炽盛加玄参、黄芩、生石膏清热泻火；胸闷胸痛加丹参、红花、郁金活血散瘀；心悸、脉结代加五味子、柏子仁养心安神。

2. 湿热侵心

证候　寒热起伏，心悸胸闷，全身肌肉酸痛，腹痛泄泻，肢体乏力，舌质红，苔黄腻，脉濡数或结代。

证候分析　本病由湿热邪毒蕴于脾胃，留滞不去，上犯于心所致。可兼见肠胃湿热蕴结及心神不宁的表现。

治法　清热化湿，宁心安神。

方药　葛根黄芩黄连汤加减。常用葛根清热解表；黄芩、苦参清化湿热；黄连、板蓝根清热解毒化湿。

加减　胸闷加瓜蒌、薤白理气宽胸；肢体酸痛加独活、羌活祛湿通络；心悸、脉结代加丹参、珍珠母、龙骨宁心安神；恶心呕吐加生姜、半夏化湿和胃止呕；腹痛泄泻加木香、扁豆、车前子行气化湿止泻。

3. 气阴亏虚

证候 心悸不宁，活动后尤甚，少气懒言，神疲倦怠，头晕目眩，五心烦热，夜寐不安，舌光红少苔，脉细数或促或结代。

证候分析 本证为中后期最常见的证型。病程多数已达3个月，但一般不超过6个月。本证偏气虚者少气懒言，神疲倦怠；偏阴虚者头晕目眩，烦热口渴，舌光红少苔。

治法 益气养阴，宁心安神。

方药 炙甘草汤合生脉散加减。常用炙甘草、党参益气养心；桂枝温阳通脉；阿胶、生地滋阴养血，以充血脉；麦冬、五味子养阴敛阴。

加减 心律不齐，加磁石、珍珠母以镇心安神；便秘常可诱发或加重心律不齐，故大便偏干应重用火麻仁，加瓜蒌仁、柏子仁、桑椹等养血润肠；夜寐不安，加柏子仁、酸枣仁以宁心安神。

4. 心阳虚弱

证候 心悸怔忡，神疲乏力，畏寒肢冷，面色苍白，头晕多汗，甚则肢体浮肿，呼吸急促，舌质淡胖或淡紫，脉缓无力或结代。

证候分析 本证由病久外邪损伤心阳，或素体虚弱，复感外邪，心阳不振所致。临床以心悸怔忡、脉缓无力或结代，伴阳气虚弱的表现为特点。病情严重，心阳暴脱者可见大汗淋漓，四肢厥冷，唇绀息弱，脉微细欲绝。

治法 温振心阳，宁心安神。

方药 桂枝甘草龙骨牡蛎汤加减。常用桂枝、炙甘草辛甘助阳；龙骨、牡蛎重镇安神，敛汗固脱；党参（或人参）、黄芪补益元气。

加减 形寒肢冷者，加熟附子、干姜温阳散寒；头晕失眠者，加酸枣仁、五味子养心安神；阳气暴脱者，加人参、熟附子、干姜、麦冬、五味子回阳救逆，益气敛阴。

5. 痰瘀阻络

证候 心悸不宁，胸闷憋气，心前区痛如针刺，脘闷呕恶，舌体胖，舌质紫暗，或舌边尖见有瘀点，舌苔腻，脉滑或结代。

证候分析 本证病程多在6个月以上，亦有病程少于6个月者。常为病毒性心肌炎的迁延期或恢复期。临床以胸闷憋气、心前区痛如针刺为特点。

治法 豁痰活血，化瘀通络。

方药 瓜蒌薤白半夏汤合失笑散加减。常用瓜蒌仁、薤白、半夏宽胸化痰止痛；蒲黄、五灵脂活血化瘀，行气止痛。

加减 心前区痛甚加丹参、郁金、降香、赤芍理气散瘀止痛；咳嗽痰多者加白前、款冬花化痰止咳；夜寐不宁者加远志、酸枣仁宁心安神。

四、中药成药

1. **丹参注射液** 每次 2～4ml（3 岁以下 2ml，3 岁以上 4ml），加入 10% 葡萄糖注射液 100～250ml 中，静脉滴注。每日 1 次，2 周为 1 疗程。用于痰瘀阻络证。

2. **参麦注射液** 每次 10～20ml，加入 10% 葡萄糖注射液 100～250ml 中，静脉滴注。每日 1 次，2 周为 1 个疗程。用于气阴两虚证。

3. **生脉饮口服液** 每次 5～10ml，每日 2 次。用于气阴两虚证。

4. **参附注射液** 每次 2ml，肌内注射，每日 2 次。或每次 8～16ml，加入 50% 葡萄糖注射液 30～40ml 中，静脉注射。1～2 次后，用 30～60ml 加入 10% 葡萄糖注射液 100～250ml 中，静脉滴注。每日 1～2 次。用于心阳虚衰，阳气欲脱者。

【其他疗法】

一、针灸疗法

1. **体针** 主穴取心俞、间使、神门，配穴取大陵、膏肓、内关。用补法，得气后留针 30 分钟，隔日 1 次。

2. **耳针** 取心、交感、神门、皮质下，隔日 1 次。或用王不留行籽压穴，用橡皮膏固定，每日按压 2～3 次。用于心律失常。

二、推拿疗法

按心俞、膻中，揉内关、神门，清补心经，掐揉小天心，掐揉五指节。

【预防与护理】

一、预 防

1. 增强体质，积极预防呼吸道或肠道病毒感染。

2. 避免过度劳累，防止精神刺激。

二、护 理

1. 患儿应尽量保持安静。烦躁不安时，给予镇静剂，以减轻心脏负担，减少心肌耗氧量。

2. 密切观察患儿病情变化，一旦发现严重心律失常应积极抢救治疗。

第三节 注意力缺陷多动症

注意力缺陷多动症又称儿童多动综合征，是儿童时期一种较常见的行为障碍性疾病。临床以注意力不集中、自我控制差、多动、情绪不稳、冲动任性，伴学习困难，但智力正常或基本正常为主要特征。本病多见于学龄期儿童，男孩多于女孩。发病与遗传、环境、产伤等有一定关系。本病预后较好，绝大多数患儿到青春期逐渐好转而痊愈。

古代医籍中未见关于本病的专门记载，根据其神志涣散、多语多动、冲动不安，可归入"脏躁"、"躁动"证中；由于患儿智力接近正常或完全正常，但活动过多，思想不易集中而导致学习成绩下降，故又与"健忘"、"失聪"等证有关。

【病因病机】

注意力缺陷多动症的病因主要有先天禀赋不足，或后天养护不当，或由外伤、病后失于调理，或情志失调、忧思惊恐过度等。本病主要病变在心、肝、脾、肾四脏，病机性质为本虚标实。肾阴不足为本，虚阳浮亢、心肝火盛为标。《素问·生气通天论》曰"阴平阳秘，精神乃治"，人的精神情志活动正常，有赖于人体阴阳平衡。而人的行为变化，常呈阴静阳躁，必须动静平衡才能维持阴平阳秘。因此，阴阳平衡失调为本病主要发病机制。

1. **先天禀赋不足** 父母体质较差，肾气不足，或妊娠期间孕妇精神调养失宜等，致使胎儿先天不足，肝肾亏虚，精血不充，脑髓失养，元神失藏。

2. **产伤外伤瘀滞** 产伤以及其他外伤，导致患儿气血瘀滞，经脉流行不畅，心肝失养而神魂不宁。

3. **后天护养不当** 过食辛热炙烤之品，导致心肝火炽；过食肥甘厚味，则酿生湿热痰浊；过食生冷，则损伤脾胃；病后失养，脏腑损伤，气血亏虚，均可导致心神失养、阴阳失调，而出现心神不宁、注意力涣散和多动。

4. **情绪意志失调** 小儿为稚阴稚阳之体，肾精未充，肾气未盛。由于生长发育迅速，阴精相对不足，导致阴不制阳，阳胜而多动。小儿年幼，心脾不足，情绪未稳，若教育不当，溺爱过度，放任不羁，则心神不定，脾意不藏，躁动不安，冲动任性，失忆善忘。

【诊　断】

一、诊断要点

1. 多见于学龄期儿童，男性多于女性。
2. 注意力涣散，上课思想不集中。
3. 情绪不稳定，冲动任性，学习成绩低于同龄儿童，但智力正常。
4. 翻手试验、指鼻试验、指指试验阳性。

二、鉴别诊断

1. **多发性抽动症**　是一种以运动、言语和抽搐为特点的综合征。常见头部、躯干、上下肢小抽动，并伴有不自主发声及秽语。
2. **智力低下**　智力低下小儿亦可有类似本病的临床表现，但有明显的智力障碍，多与遗传有关。
3. **正常顽皮儿童**　在小儿生长发育过程中，"天癸未至"可有阳盛多动及注意力分散的发育特点，但大部分时间仍能正常学习、完成作业。有自控能力，能遵守纪律，上课一旦出现小动作，经指出即可自我制约而停止。

【辨证论治】

一、辨证要点

本病以脏腑、阴阳辨证为纲。首先审别病变脏腑：在肝者，多烦躁易怒，冲动任性，好动难静，容易发怒，常不能自控；在心者，心烦不安，夜寐不宁，神气不定；在脾者，则疲倦乏力，兴趣多变，做事有头无尾；在肾者，多神疲乏力，神思涣散，注意力不集中，记忆力差，指甲、毛发不荣。其次辨别阴阳病性：阴静不足，症见注意力不集中、情绪不稳、神思涣散；阳亢躁动，症见多动易怒、冲动任性。本病实质为虚证，亦有标实之状，临床多见虚实夹杂。

二、治疗原则

本病主要病机特点是阳动有余，阴静不足。所以调和阴阳是本病的根本治疗原则。而调和阴阳主要在于调整脏腑功能和调理气血，以达到"五脏安定，血脉和利，精神乃居"的目的。肝肾阴虚证，治以滋养肝肾，平肝潜阳；心脾两虚证，治以养心安神，健脾益气；痰火内扰证，治以清热泻火，化痰宁心。病程中见有瘀血证，则佐以祛瘀等治法。

除药物外，尚包括教育引导、心理治疗、行为矫正治疗等，需要家长、教师及医生共同配合，交换信息，参与治疗。

三、分证论治

1. 肝肾阴虚

证候 烦躁易怒，多动多语，冲动任性，神思涣散；或有记忆力欠佳，学习成绩低下；或有形体消瘦，面颊发红，毛发不荣；或有遗尿，腰酸乏力；或有五心烦热，盗汗，大便秘结；舌红少津，苔薄，脉弦细数。

证候分析 本证以烦躁易怒，冲动任性，五心烦热，舌红少津，苔薄，脉弦细数为特征。肾阴虚者，形体消瘦，五心烦热，盗汗，腰酸乏力，记忆力差；肝阳亢者，烦急易怒，多动多语，冲动任性；肾精亏者，记忆力下降，学习困难。

治法 滋养肝肾，平肝潜阳。

方药 杞菊地黄丸加减。常用枸杞、熟地黄、山茱萸滋补肝肾；山药、茯苓健脾养心；菊花、丹皮、泽泻清肝肾之虚火。

加减 肝阳偏亢者，加龟板、龙齿、生牡蛎滋阴潜阳；夜寐不安者，加酸枣仁、柏子仁养心安神；盗汗者，加浮小麦、黄芪、煅牡蛎敛汗固涩；易怒急躁者，加石决明、钩藤平肝潜阳。

2. 心脾两虚

证候 神思涣散，注意力不能集中，神疲乏力，形体消瘦或虚胖，多动而不暴躁，多语冒失，做事有头无尾，睡眠不熟，记忆力差；伴自汗盗汗，食少纳呆，面色无华。舌淡胖，苔薄白，脉细软无力。

证候分析 本证以神思涣散，多动而不暴躁，多语冒失，记忆力差，神疲乏力，舌淡胖，苔薄白，脉细软无力为特征。偏心气虚者，形体消瘦，睡眠不熟，伴自汗盗汗；偏脾气虚者，形体虚胖，食少纳呆，面色无华，记忆力差。

治法 养心安神，健脾益气。

方药 归脾汤合甘麦大枣汤加减。常用党参、黄芪、白术、大枣、炙甘草补脾益气；茯神、远志、酸枣仁、龙眼肉、当归、淮小麦养心安神；木香理气助运。

加减 注意力不集中者，加益智仁、五味子养心宁神；睡眠不熟者，加合欢花、夜交藤宁心安神；健忘，舌苔厚腻者，加半夏、陈皮、石菖蒲化痰开窍。

3. 痰火内扰

证候 多动多语，烦躁不宁，冲动任性，难于制约，神思涣散，胸中烦热，懊恼不眠，痰多口苦，便秘尿赤，舌质红，苔黄腻，脉滑数。

证候分析 本证以多动多语，烦躁不宁，难于制约，胸中烦热，懊恼不眠，舌质红，苔黄腻，脉滑数为特征。

治法　清热泻火，化痰宁心。

方药　黄连温胆汤加减。常用黄连清热泻火；半夏、竹茹、胆南星清热燥湿化痰；陈皮、枳实理气化痰。

加减　痰火壅盛者，加瓜蒌皮、青礞石泻火涤痰；烦躁易怒者，加钩藤、龙胆草平肝泻火；大便秘结者，加生大黄清热通腑；口苦尿赤者，加山栀子清心除烦。

四、中药成药

1. **杞菊地黄丸**　每次3～5g，或杞菊地黄口服液5～10ml，每日2～3次。用于肝肾阴虚证。

2. **知柏地黄丸**　每次3～5g，每日2～3次。用于肝肾阴虚证兼虚火上炎。

3. **人参归脾丸**　每次3～5g，每日2～3次。用于心脾两虚证。

4. **柏子养心丸**　每次3～5g，每日2～3次。用于心脾两虚证。

五、简易方药

1. 女贞子15g，夜交藤、枸杞子、生牡蛎各12g，白芍、珍珠母各10g。水煎服，每日1剂。用于肝肾阴虚证兼虚火上炎。

2. 黄芪、党参、茯苓、白术、酸枣仁、炙远志、石菖蒲、当归各10g，五味子、炙甘草各5g。水煎服，每日1剂。用于心脾两虚证。

【其他疗法】

一、饮食疗法

1. 桑椹子，鲜果10～15g，干果5～8g，嚼服。10～15日为1疗程，服2个疗程，每疗程之间停服1周。用于肝肾阴虚或心脾两虚证。

2. 猪脊髓，淡盐蒸服适量。久服益肾精，补脑髓。用于肝肾阴虚证。

3. 龙眼肉500g（鲜品更佳），白糖50g。将龙眼肉放碗中加白糖，反复蒸晾3次，使色泽变黑，将龙眼肉再拌以少许白糖装瓶备用。每次4～5颗，每日2次，连服7～8日。用于心脾两虚证。

二、针灸疗法

1. **体针**　主穴取内关、太冲、大椎、曲池。注意力不集中配百会、大陵；活动过多配心俞；烦躁配神庭、膻中、照海，用泻法，不留针。每日1次，10

次为1疗程。

2．**耳针** 取心、神门、交感、脑点。浅刺不留针，每日1次。或用王不留行籽压穴，取穴同上。

三、推拿疗法

补脾经，揉内关、神门，按揉百会，摩腹，按揉足三里，揉心俞、肾俞、命门，捏脊，擦督脉、膀胱经第一侧线。

【预防与护理】

一、预 防

1．加强围产期及儿童期保健，避免早产、难产和产伤，防止小儿脑外伤、中枢神经系统感染等病变。

2．注意小儿心理卫生，给儿童创造宽松的社会环境及温馨的家庭气氛。

二、护 理

1．训练患儿合理安排作息时间，培养有规律的生活。

2．家长、学校和社会共同配合，给予患儿良好的教育和正确的心理指导。力诫歧视、惩罚或其他不当的教育方法，可恰当运用正性强化教育，以鼓励表扬为主。

3．加强患儿饮食营养，避免摄入兴奋性和刺激性的食物。平时饮食应注意多食健脾补肾的平性食物、蛋白质、微量元素，以及海鲜类、菌类、豆类、绿色蔬菜、硬壳果仁、香蕉等。

第四节 多发性抽动症

多发性抽动症曾称为抽动－秽语综合征、Tourette 综合征，现又称发声与运动联合抽动障碍。临床主要表现为不自主、反复、快速的一个或多个部位肌肉运动抽动，伴有不自主发声和语言障碍。本病发病无明显季节性，起病在 2～12 岁之间，男孩多于女孩。病程持续时间较长，可自行缓解或加重。

本病与中医学"风证"、"痰证"有相关之处，可归属于"惊风"、"抽搐"等范畴。

【病因病机】

本病病因与先天禀赋不足、产伤、窒息、感受外邪、情志失调等因素有关，多由五志过极，风痰外蕴而引发。其病位主要在肝，与心、脾、肾三脏有关，病理因素主要为肝风与痰火。肝体阴而用阳，主藏血，喜条达而主疏泄，其声为呼，其变动为握。故《小儿药证直诀·肝有风甚》指出："凡病或新或久，皆引肝风，风动而上于头目，目属肝，肝风入于目，上下左右如风吹，不轻不重，儿不能任，故目连劄也。"

1. **气郁化火** 肝主疏泄，性喜条达，若情志失调，则气机不畅，郁而化火，引动肝风，上扰清窍，则见皱眉眨眼，张口歪嘴，摇头耸肩，口出异声秽语。气郁化火，耗伤阴液，肝血不足，筋脉失养，虚风内动，故伸头缩脑、肢体颤动。

2. **脾虚痰聚** 禀赋不足或病后失养，损伤脾胃，脾虚不运，水湿潴留，聚液成痰，壅塞胸中，则胸闷易怒；蒙蔽心神，则脾气乖戾，喉发异声；脾主肌肉四肢，土虚木亢，痰气互结，上扰走窜，故头项、四肢、肌肉抽动。

3. **阴虚风动** 素体真阴不足，或热病、久病伤及阴液，或肝病及肾，肝肾阴虚，水不涵木，虚风内动，故头摇肢颤。阴虚则火旺，木火刑金，肺阴受损，金鸣异常，故喉发出异声。

【诊　断】

一、诊断要点

1. 起病年龄在 2～12 岁，可有疾病后及情志失调的诱因或有家族史。

2. 有不自主的眼、面、颈、肩及肌肉快速收缩，以固定方式重复出现，无节律性，入睡后消失。

3. 可有异常的发音，如"啊啊"、"吭吭"、"喔喔"、"哼哼"声，可同时伴有秽语、咒骂，或随地吐唾沫。

4. 抽动能受意志遏制，可暂时不发作。

5. 病状为慢性过程，呈明显波动性。

二、鉴别诊断

1. **风湿性舞蹈病** 6 岁以后多见，女孩居多，是风湿热主要表现之一。表现为四肢较大幅度的无目的而不规则的舞蹈样动作，生活经常不能自理，常伴肌力及肌张力减低，并可有风湿热等其他症状。

2．肌阵挛 肌阵挛是癫痫中的一个类型，往往是一组肌群突然抽动，病儿可表现突然的前倾和后倒，肢体或屈或伸。

【辨证论治】

一、辨证要点

本病以八纲辨证结合脏腑辨证，重在辨阴、阳、虚、实。本病其标在风火痰湿，其本在肝脾肾三脏，尤与肝最为密切。往往三脏合病，虚实并见，风火痰湿并存，变异多端。气郁化火者，其病在肝，病初多为肝阳上亢，属实证，临床可见面红耳赤、急躁易怒、抽动频繁、舌红苔黄；脾虚痰聚者，其病在肝脾，为本虚标实，虚实夹杂，其面黄体瘦、胸闷作咳、抽动无常、舌淡苔白或腻；阴虚风动者，其病在肝肾，为肝肾不足，属虚证，其形体消瘦、两颧潮红、抽动无力、舌红苔少。

二、治疗原则

多发性抽动症的治疗，以平肝息风化痰为基本法则。气郁化火者，宜清肝泻火，息风镇惊；脾虚痰聚者，宜健脾化痰，平肝息风；阴虚风动者，宜滋阴潜阳，柔肝息风。除药物治疗外，还应配合心理疗法。

三、分证论治

1．气郁化火

证候 面红目赤，烦急易怒，皱眉眨眼，张口歪嘴，摇头耸肩，发作频繁，抽动有力，口出异声秽语，大便秘结，小便短赤，舌红苔黄，脉弦数。

证候分析 本证以起病较急，病程较短，面红目赤，烦急易怒，发作频繁，抽动有力，舌红苔黄，脉弦数为特征。兼痰火者，粗言骂人，喜怒不定，睡眠不安，舌红苔黄腻，脉滑数。

治法 清肝泻火，息风镇惊。

方药 清肝达郁汤加减。常用栀子、菊花、丹皮清肝泻火；柴胡、薄荷、青橘叶疏肝解郁；钩藤、白芍、蝉蜕平肝息风；琥珀、茯苓宁心安神；甘草调和诸药。

加减 肝火旺者，加龙胆草清泻肝火；大便秘结者，加槟榔、瓜蒌仁顺气导滞；喜怒不定，喉中有痰者，加浙贝母、竹茹清化痰热；头面部动作较多者加天麻、菊花平肝息风。

2. 脾虚痰聚

证候 面黄少华，消瘦体倦，乏力纳呆，胸闷作咳，喉中声响，皱眉眨眼，嘴角抽动，肢体动摇，发作无常，脾气乖戾，夜寐不安，舌质淡，苔白腻，脉沉滑或沉缓。

证候分析 本证以消瘦体倦，乏力纳呆，面黄胸闷，舌淡苔白腻，脉滑为特征。

治法 健脾化痰，平肝息风。

方药 十味温胆汤加减。常用党参、茯苓健脾助运；陈皮、半夏燥湿化痰；枳实顺气消痰；远志、酸枣仁化痰宁心；钩藤、白芍、石决明平肝息风；甘草调和诸药。

加减 痰热甚者，去半夏，加黄连、瓜蒌皮清化痰热；纳少厌食者，加神曲、麦芽消食开胃。

3. 阴虚风动

证候 形体消瘦，两颧潮红，五心烦热，性情急躁，口出秽语，皱眉挤眼，耸肩摇头，肢体震颤，睡眠不宁，大便干结，舌质红绛，舌苔光剥，脉细数。

证候分析 本证以形体消瘦，两颧潮红，五心烦热，舌红绛，苔光剥，脉细数为特征。

治法 滋阴潜阳，柔肝息风。

方药 大定风珠加减。常用龟板、鳖甲、生牡蛎滋阴潜阳；生地、阿胶、鸡子黄、麦冬、麻仁、白芍柔肝息风；甘草调和诸药。

加减 心神不定，惊悸不安者，加茯神、钩藤、炒枣仁养心安神；血虚失养者，加何首乌、玉竹、沙苑子、天麻养血柔肝。

四、中药成药

1. **当归龙荟丸** 每次 2～3g，每日 2～3 次。用于气郁化火证。
2. **杞菊地黄丸** 每次 3～6g，每日 2～3 次。用于阴虚风动证。

【其他疗法】

一、饮食疗法

1. 薏苡仁 30g，莲子（去皮心）30g，冰糖适量，桂花少许。先煮薏苡仁，继入莲子、茯苓，粥成加冰糖及桂花，作早餐食用，或不拘时食用。用于脾虚痰聚证。

2. 竹笋 15g，荸荠 9g，红糖适量，水煎饮服。每日 1 次，对脾虚痰聚，痰热化火上扰者有辅助治疗作用。

3. 桑椹子、枸杞子、大枣各 10 ~ 15g，鸡蛋 2 个。放砂锅内加水适量同煮，蛋熟去壳再共煮片刻，吃蛋喝汤，每日 1 次，连服。用于肝肾阴虚证。

二、针灸疗法

1. **体针** 主穴：太冲、风池、百会。配穴：印堂、迎香、四白、地仓、内关、丰隆、神门。

2. **耳针** 皮质下、神门、心、肝、肾，每次选 2 ~ 3 穴。耳穴埋针，每周 2 次。每日可按压 2 ~ 3 次，每次 5 分钟。

三、推拿疗法

推脾土，揉脾土，揉五指节，运内八卦，分阴阳，推上三关，揉涌泉、足三里。

四、心理疗法

本病严重的抽动会影响学习和正常的交往，他人对抽动症状的紧张心理，会增加患儿的心理压力，甚至造成患儿不同程度的精神创伤。应向家长、学校教师、患儿本人讲清病情，给予安慰。家长、老师应对孩子多谅解、关心和鼓励，勿责怪埋怨，要积极诱导，树立治疗信心，配合医生的诊治，注意心理治疗方法，父母自身也要调整心理，耐心、关怀和爱护患儿。多予启发和鼓励，不要在精神上给患儿施加压力，不要责骂，不要体罚。

【预防与护理】

一、预　防

1. 注意围产期保健，孕母应避免七情所伤，改善或避开造成发育异常的可能性因素，避免产伤。

2. 避免感染，避开致敏因素，注意锻炼身体，增强患儿体质。保持居室清洁，空气流通，生活有规律，保持心情舒畅。

3. 饮食宜清淡，多食新鲜蔬菜水果，少食辛辣炙烤或易导致患儿兴奋及有刺激性的食物。

4. 平时多参加集体游戏、文体活动，注意休息，不看惊险、刺激性的影视节目。

二、护　理

1. 创造和谐的家庭环境，生活有条理，避免外伤、惊吓和精神创伤，对患儿学习安排勿过度紧张，勿长时间看电视或玩游戏。

2. 当患儿疾病发作时，应注意转移其注意力。注意患儿难以自制的强迫行为（如自残、过失、攻击行为或短期生存恐怕症等）所带来的危害，对自体或社会的影响。

第五节　惊　风

惊风是小儿时期常见的急危病证，临床以昏迷、抽搐为主要表现。西医学称为小儿惊厥，并根据惊厥的临床症状，伴有体温升高的称为有热惊厥，体温正常者称为无热惊厥。惊风可继发于许多疾病之中，一年四季均可发生，以 1～5 岁小儿为多见，年龄越小，发病率越高。

惊风病情往往凶险，变化迅速，威胁小儿生命，所以古代医家认为惊风是一种恶候，将抽搐时的表现概括为惊风八候：搐、搦、掣、颤、反、引、窜、视。如《东医宝鉴·小儿》说："小儿疾之最危者，无越惊风之证。"《幼科释谜·惊风》也说："小儿之病，最重惟惊。"惊风一证在唐代以前多与痫证混称，宋代《太平圣惠方》始将惊风与痫证区别开来。惊风一般分为急惊风、慢惊风两大类。凡起病急暴，属阳属实者，称为急惊风；凡病久中虚，属阴属虚者，称为慢惊风。钱乙《小儿药证直诀·脉证治法》指出："凡急慢惊，阴阳异证，切宜辨而治之。"并指出了惊风的治疗原则："急惊合凉泻，慢惊合温补。"古人的论述至今为后世儿科医家所遵循。

急　惊　风

急惊风一般来势急骤，多因感受外邪，内蕴湿热，或暴受惊恐所致。临床上以高热、神昏、抽搐为主要表现。常具备热、痰、惊、风四证特点。

【病因病机】

1. **感受外邪**　外感六淫，皆能致惊，其中尤以冬春之风邪、夏秋之暑邪，以及疫疠之毒邪为最多。小儿脏腑娇嫩，卫外不固，逢冬春之季，气候反常或气候骤变，加之调护失宜，则易受风邪侵袭。外感风寒或风热之邪，由表入里，郁而化热化火，热极生风，易陷心包，引动肝风；夏秋时节，易感受暑热之邪，化火最速，小儿乃纯阳之体，阴液不足，更易引邪内陷心包，引动肝风；暑多夹湿，湿蕴热蒸，酿为痰浊，蒙闭清窍，动风发搐；若感受疫疠之邪，则起病急骤，化热化火更速，逆传心包，火极动风。

2. **痰热积滞**　饮食不节，或误食污染之食物，蕴结肠胃，壅塞气机，气机不利，郁而化火，痰火生风，湿浊蒙蔽心包，引动肝风，可见发热、神昏抽搐、吐泻、腹胀腹痛、便秘惊厥等。

3. **暴受惊恐**　小儿元气未充，神志怯弱，若乍见异物，乍闻异声，或不慎跌扑，暴受惊恐，惊则气下，恐则气乱，致心失守舍，神无所依，轻者惊惕不安，重者心神失主，痰涎上壅，引动肝风，惊风发作。

总之，小儿急惊风多为感邪之后，从寒化热，从热化火，火热生痰生风，加之食滞痰郁亦可化火动风，风火相煽，热闭心包，痰蒙心窍，热盛动风，故惊风发作。热、痰、惊、风是急惊风主要的病理机制，病变部位则以心肝为主。

【诊　断】

一、诊断要点

1. 多见于 3 岁以下婴幼儿，6 岁以上逐渐减少。
2. 以发热，四肢抽搐，颈项强直，角弓反张，神志不清为主要临床表现。
3. 有疫邪接触史，或暴受惊恐史。
4. 有明显的原发疾病，如感冒、肺炎喘嗽、疫毒痢、痄腮、小儿暑温等。中枢神经系统感染者，可见神经系统检查呈病理反射阳性。
5. 必要时可作大便常规检查、大便细菌培养、血培养、脑脊液检查等，以协助诊断。

二、鉴别诊断

1. **癫痫**　本病多有突然跌倒，不省人事，四肢拘急，口吐白沫或作畜鸣声，发作片刻自行缓解，醒后如常人。一般不发热，可有家族史。脑电图检查可协助诊断。

2. **新生儿破伤风**　多发生于生后的 4~7 天，多由断脐消毒不严，脐部感染所致。临床以苦笑面容，牙关紧闭，面青唇紫，四肢抽搐，角弓反张为主证。

3. **休克**　此由邪毒内陷或内伤脏器，耗伤气血所致。临床上以表情淡漠，或烦躁不安，大汗淋漓，四肢厥冷，脉微欲绝，皮肤发花，血压下降或测不到为主要临床表现。休克一般无肢体拘急强直。

【辨证论治】

一、辨证要点

因急惊风发病原因不同，小儿体质禀赋各异，以及受邪的深浅不同，所以，临床表现亦有所不同。急惊风虽来势急暴，但在惊厥发作之前常有发热、呕吐、烦躁、摇头弄舌、时发惊啼、或昏迷嗜睡等先兆症状。惊风发作时主要特点是发热、痰涎壅盛、四肢拘急、面唇青紫、项背强直、角弓反张、两目窜视、牙关紧闭、二便失禁。

急惊风多为热惊风，首先应辨明表热与里热。表热一般有发热、恶寒或恶风、鼻塞流涕、舌苔薄白或薄黄、脉浮紧或浮数；里热为高热、面赤、唇红、大便秘结、小便黄赤、舌质红、舌苔黄腻、脉洪数。另外，还要区别轻重，惊风轻者，发作次数较少，持续时间较短，发作后无神志障碍；惊风重者，频繁发作或呈持续状态，多有神志障碍。

二、治疗原则

急惊风的治疗原则，以清热、豁痰、镇惊、息风为四大基本方法。热盛者给予清热，痰盛者急先化痰，风盛者急予息风，惊重者治以镇惊。在审证求因时，尤须详辨热、痰、风、惊的不同点。例如：热有表里寒热的不同，痰有痰火和痰浊的区别，风有外风、内风的差异，惊证既可出现恐惧、惊惕的虚证，亦可出现惊跳、嚎叫的实证。因此，清热有解肌透表，苦寒泻火的不同；豁痰法中有芳香开窍，甘寒清心，涤痰通腑的区分；治风有疏风、息风的类别；镇惊则有平肝镇惊，宁心安神的差异。

三、分证论治

1. 风热动风

证候　多见于春夏之季，起病急骤，发热，头痛，咳嗽，鼻塞，流涕，咽红，随即出现烦躁、神昏、惊厥，舌苔薄黄，脉浮数。

证候分析　本病多发于 6 岁以下小儿，尤以 3 岁以下小儿常见。一般先见风热表证，很快发作抽风，持续时间不长，体温常在 38.5℃ 以上，并多见于体温上升段，一般一次发热只抽搐一次，很少抽搐两次。

治法　疏风清热，息风定惊。

方药　银翘散加减。常用金银花、连翘、薄荷、防风、牛蒡子疏风清热；钩藤、僵蚕、蝉蜕息风定惊。

加减　高热不退，口渴欲饮者加生石膏、知母清热生津；喉间痰鸣者，加天竺黄、瓜蒌皮清热化痰；大便秘结者，加生大黄、芒硝、槟榔泄热导滞；抽搐较频者加羚羊角粉以助平肝息风之力；神昏抽搐较重者，加服小儿回春丹以清热定惊开窍。

2. 气血两燔

证候　多见于盛夏之季，起病较急，壮热，口渴，头痛剧烈，或恶心呕吐，烦躁嗜睡，抽搐，便秘，舌质深红或绛，苔黄糙或黄腻，脉弦数有力或滑数。病情严重者见高热不退，反复抽搐，神志昏迷。

证候分析　本证多见于夏至之后，以壮热不退、头痛项强抽搐、神昏、恶心呕吐为临床特征。暑热重者高热、多汗而热不退、烦躁口渴；暑湿重者嗜睡神昏，恶心呕吐，苔黄腻。

治法　清气凉营，息风开窍。

方药　清瘟败毒饮加减。常用生石膏、知母、连翘、黄连、栀子、黄芩清气解热；赤芍、玄参、生地、水牛角、丹皮清营凉血生津；羚羊角粉、钩藤、僵蚕息风止痉。

加减　昏迷较深者，可选用牛黄清心丸或紫雪丹息风开窍；大便秘结者，加大黄、玄明粉通腑泻热；呕吐者，加半夏、玉枢丹降逆止呕。

3. 邪陷心肝

证候　起病急骤，高热不退，烦躁口渴，谵语，神志昏迷，反复抽搐，两目上视，舌质红，苔黄腻，脉数。

证候分析　本证以起病急骤，迅速见到发热、神昏、抽搐为特征。其证候陷心为主者谵语、神昏；陷肝为主者反复抽风，以惊、风二证为主。

治法　清心开窍，平肝息风。

方药　羚角钩藤汤加减。常用羚羊角粉、钩藤、僵蚕、菊花平肝息风；石菖蒲、川贝母、广郁金、龙骨、胆南星豁痰清心；栀子、黄芩清热解毒。

加减　神昏抽搐较甚者，加服安宫牛黄丸清心开窍；便秘者，加大黄、芦荟通腑泻热；头痛剧烈者，加石决明、龙胆草平肝降火。

4. 湿热疫毒

证候　持续高热，频繁抽风，神志昏迷，谵语，腹痛呕吐，大便黏腻夹脓血，舌质红，苔黄腻，脉滑数。

证候分析　本证多见于夏秋季节，由饮食不洁、感受湿热疫毒产生。初起即见高热，继而迅速神昏、抽搐反复不止。患儿早期可无大便或大便正常，需灌肠或肛门内采取大便方见脓血，往往发病 1～2 天后出现脓血便。

治法　清热化湿，解毒息风。

方药 黄连解毒汤合白头翁汤加减。常用黄连、黄柏、栀子、黄芩清热泻火解毒；白头翁、秦皮、马齿苋清肠化湿；羚羊角粉、钩藤息风止痉。

加减 呕吐腹痛明显者，加服玉枢丹辟秽解毒止呕；大便脓血较重者，可暂用生大黄水煎灌肠，清肠泄毒。

本证若出现内闭外脱，面色苍白，精神淡漠，呼吸浅促，四肢厥冷，脉微细欲绝者，改用参附龙牡救逆汤灌服或参附注射液滴注，以回阳固脱。

5. 惊恐惊风

证候 暴受惊恐后惊惕不安，身体颤栗，喜投母怀，夜间惊啼，甚至惊厥、抽风，神志不清，大便色青，脉律不整，指纹紫滞。

证候分析 本证患儿常有受惊史，平素情绪紧张，胆小易惊，或在原有惊风病变基础上因受惊吓而诱发、加重。证候以惊惕颤栗，喜投母怀，夜间惊啼为特征。

治法 镇惊安神，平肝息风。

方药 琥珀抱龙丸加减。常用琥珀粉、远志镇惊安神；石菖蒲、胆南星、天竺黄豁痰开窍；人参、茯苓健脾益气；全蝎、钩藤、石决明平肝息风。

加减 呕吐者加竹茹、姜半夏降逆止呕；寐中肢体颤动，惊啼不安者，加用磁朱丸重镇安神；气虚血少者，加黄芪、当归、酸枣仁益气养血安神。

四、中药成药

1. **小儿回春丹** 1岁以下每次0.3~0.5g，2~3岁每次0.9g，每日2次。用于风热动风证。

2. **安宫牛黄丸** 每次1/2~1丸。用于邪陷心肝证。

3. **牛黄镇惊丸** 每次1/2~1丸，每日1~2次。用于惊恐惊风证。

4. **羚羊角粉** 每次0.3~0.6g。用于急惊风各证。

【其他疗法】

一、针灸疗法

1. **体针** 急惊风中的外感惊风，取人中、合谷、太冲、手十二井（少商、商阳、中冲、关冲、少冲、少泽），或十宣、涌泉。以上各穴均施行捻转泻法，强刺激。人中穴向上斜刺，用雀啄法。手十二井或十宣点刺放血。湿热惊风，取人中、中脘、丰隆、合谷、内关、神门、太冲、曲池。上穴施以提插捻转泻法，留针20~30分钟，留针期间3~5分钟施术1次。

2. **耳针** 取神门、脑（皮质下）、心、脑点、交感。强刺激，每隔10分钟捻转1次，留针60分钟。

二、推拿疗法

1. 急惊风欲作时，拿大敦穴或承山穴。

2. 惊风发作时，身向前屈者，掐委中穴；身向后仰者，掐膝眼穴；牙关不利，神昏窍闭，掐合谷穴。

【急危重症治疗】

惊厥发作时的治疗原则：尽快控制发作，积极寻找原发感染，确定发热的原因，退热和抗感染同时进行。

一、退热

物理降温，用冷湿毛巾敷额头处，过高热时头、颈侧放置冰袋。药物降温，用安乃近滴鼻，或用扑热息痛每次 10mg/kg 口服。

二、抗惊厥

地西泮（安定），每次 0.3 ~ 0.5mg/kg，最大量不超过 10mg/kg，静脉缓慢注射，注射过程中注意防止呼吸抑制；或用 10% 水合氯醛 40 ~ 60mg/kg，保留灌肠；或用苯巴比妥钠，每次 8 ~ 10mg/kg，肌内注射。

三、预防脑损伤

减轻惊厥后脑水肿。惊厥持续 30 分钟以上者，给予吸氧的同时用高渗葡萄糖 1g/kg 静脉注射；或用 20% 甘露醇 1 ~ 2g/kg，于 30 分钟内快速静脉滴注，必要时 6 ~ 8 小时重复 1 次。

【预防与护理】

一、预 防

1. 加强体育锻炼，增强体质，减少疾病。

2. 避免时邪感染；注意饮食卫生，不吃腐败变质食物；避免跌仆惊骇。

3. 按时免疫接种，预防传染病。

4. 有高热惊厥史的患儿，在发热初期，及时给予解热降温药物，必要时加服抗惊厥药物。

5. 对于暑温、疫毒痢的患儿，要积极治疗原发病，防止惊厥反复发作。

二、护 理

1．抽搐发作时，切勿强制按压，以防骨折。应将患儿平放，头侧位，并用纱布包裹压舌板，放于上、下牙齿之间，以防咬伤舌体。

2．保持呼吸道通畅。痰涎涌盛者，随时吸痰，同时注意给氧。

3．保持室内安静，避免过度刺激。

4．随时观察患儿面色、呼吸及脉搏变化，防止疾病突然变化。

慢 惊 风

慢惊风来势缓慢，抽搐无力，时作时止，反复难愈，常伴昏迷、瘫痪等症。慢惊风往往起病缓，预后差。

【病因病机】

慢惊风多见于大病久病之后，气血阴阳俱伤，或因急惊未愈，正虚邪恋，虚风内动；或先天不足，后天失调，精气虚损，以致筋脉失养，风邪入络。

1．**脾虚肝亢** 由于暴吐暴泻，或他病妄用汗、下之法，导致中焦受损，脾胃虚弱。脾土既虚，则脾虚肝旺，肝亢化风，致成慢惊之证。

2．**脾肾阳衰** 若胎禀不足，脾胃素虚，复因吐泻日久，或误服寒凉，伐伤阳气，以致脾阳衰微，阴寒内盛，不能温煦筋脉，而致时时搐动之慢脾风证。

3．**阴虚风动** 急惊风迁延失治，或温热病后期，阴液亏耗，肝肾精血不足，水不涵木，筋脉失养，以致虚风内动而成慢惊。

总之，慢惊风患儿体质多羸弱，素有脾胃虚弱或脾肾阳虚，而致脾虚肝亢或虚极生风。此外，也有急惊风后驱邪未尽，而致肝肾阴虚，虚风内动。病位在肝、脾、肾，性质以虚为主，也可见虚中夹实证。

【诊 断】

1．具有反复呕吐、长期泄泻、急惊风、解颅、佝偻病、初生不啼等病史。

2．多起病缓慢，病程较长。症见面色苍白，嗜睡无神，抽搐无力，时作时止，或两手颤动，筋惕肉瞤，脉细无力。

3．结合血液生化、脑电图、脑脊液、头颅CT等检查，以明确诊断原发疾病。

【辨证论治】

一、辨证要点

首先辨别寒热虚实：凡面色苍白或萎黄，精神萎靡，嗜睡露睛，四肢不温，舌淡苔白为虚寒；虚烦疲惫，面色潮红，身热消瘦，手足心热，大便干结，舌绛少津，苔少或无苔者为虚热；身热起伏不定，口渴心烦，胸闷气粗，泛吐痰涎，苔黄腻者多为虚中夹实。继而辨别病变脏腑：脾虚肝亢，精神萎靡，嗜睡露睛，不欲饮食，大便稀溏，抽搐无力，时作时止；脾肾阳衰，神萎昏睡，面白无华，四肢厥冷，手足震颤；肝肾阴虚，低热虚烦，手足心热，肢体拘挛或强直，抽搐时轻时重，舌绛少津。

二、治疗原则

慢惊风一般属于虚证，有虚寒和虚热的区别。其治疗大法应以补虚治本为主，常用的治法有温中健脾、温阳逐寒、育阴潜阳、柔肝息风。治疗过程中可结合活血化瘀之法。

三、分证论治

1. 脾虚肝亢

证候　精神萎靡，嗜睡露睛，面色萎黄，不欲饮食，大便稀溏，便色青绿，时有肠鸣，四肢不温，抽搐无力，时作时止，舌淡苔白，脉沉弱。

证候分析　本病以脾胃虚弱为主，常发生于婴幼儿，初期有精神萎靡，面色萎黄、嗜睡露睛等症状，继而脾不制肝而动风，出现抽搐反复发作，但程度较轻。一般不伴有高热。

治法　温中健脾，缓肝理脾。

方药　缓肝理脾汤加减。常用人参、白术、茯苓、炙甘草健脾益气；白芍、钩藤柔肝止痉；干姜、肉桂温运脾阳。

加减　抽搐频发者，加天麻、蜈蚣息风止痉；腹泻日久，将干姜改为炮姜，加山楂炭、葛根温中止泻；纳呆食少者，加焦神曲、焦山楂、砂仁开胃消食；四肢不温，大便稀溏者，改用附子理中汤温中散寒，健脾益气。

2. 脾肾阳衰

证候　精神委顿，昏睡露睛，面白无华或灰滞，口鼻气冷，额汗不温，四肢厥冷，溲清便溏，手足瞤动，舌质淡，苔薄白，脉沉微。

证候分析　本病多发生在暴泻久泻之后，体内阳气衰竭，病至于此，为虚极之候，阳虚极而生内风，属慢脾风证。临床除上述阳气虚衰症状外，还可见心悸气促、脉微细欲绝等危象。

治法　温补脾肾，回阳救逆。

方药　固真汤合逐寒荡惊汤加减。常用人参、白术、山药、茯苓、黄芪、炙甘草健脾补肾；炮附子、肉桂、炮姜、丁香温补元阳。

加减　汗多者加龙骨、牡蛎、五味子收敛止汗；恶心呕吐者，加吴茱萸、胡椒、半夏温中降逆止呕。

慢惊风脾肾阳衰证为亡阳欲脱之证，上述症状但见一二者，即应投以益气回阳固脱之品，不可待诸症悉具再用药，否则延误投药时机，危及患儿生命。

3. 阴虚风动

证候　精神疲惫，形容憔悴，面色萎黄或时有潮红，虚烦低热，手足心热，易出汗，大便干结，肢体拘挛或强直，抽搐时轻时重，舌绛少津，苔少或无苔，脉细数。

证候分析　本病多发于急惊风之后，痰热炼灼阴津，筋脉失养，故见抽搐反复发作、低热、舌红少苔、脉细数等症。部分患儿可伴有筋脉失养之肢体活动障碍，甚至萎废不用。

治法　育阴潜阳，滋肾养肝。

方药　大定风珠加减。常用生白芍、生地、火麻仁、五味子、当归滋阴养血；龟板、鳖甲、生龙骨、生牡蛎潜阳息风。

加减　日晡潮热者，加地骨皮、银柴胡、青蒿清热除蒸；抽搐不止者，加天麻、乌梢蛇息风止痉；汗出较多者，加黄芪、浮小麦固表止汗；肢体麻木，活动障碍者，加赤芍、川芎、地龙活血通络；筋脉拘急，屈伸不利者，加黄芪、党参、鸡血藤、桑枝益气养血通络。

四、简易方药

蕲蛇研细末，吞服。每次1.5g，每日2次。用于慢惊风脾虚肝亢证。

【其他疗法】

一、外治疗法

党参、白术、黄芪、炙甘草、白芍、陈皮、半夏、天麻、川乌、全蝎、天南星、丁香各6g，朱砂1g，生姜3g，红枣5枚。炒热，熨脐部，每日1次。用于慢惊风脾虚肝亢证。

二、针灸疗法

1. 体针　取脾俞、胃俞、中脘、天枢、气海、足三里、太冲，其中太冲穴施捻转法，余穴皆用补法，用于脾虚肝亢证。取脾俞、肾俞、章门、关元、印堂、三阴交，诸穴均用补法，用于脾肾阳虚证。取关元、百会、肝俞、肾俞、曲泉、三阴交、太溪、太冲，诸穴均用补法，用于阴虚风动证。

2. 艾灸　取大椎、脾俞、命门、关元、气海、百会、足三里。用于脾虚肝亢证、脾肾阳虚证。

三、推拿疗法

运五经，推脾土，揉脾土，揉五指节，运内八卦，分阴阳，推上三关，揉涌泉，掐足三里。

【预防与护理】

一、预　防

1. 加强体育锻炼，增强体质，提高抗病能力。
2. 注意饮食卫生，避免食入不洁食物。
3. 积极治疗原发病，尤其要防止急惊风反复发作。

二、护　理

1. 抽搐发作时，切勿强行牵拉，以防伤及筋骨。
2. 保持呼吸道通畅。痰涎壅盛者，随时吸痰，同时注意给氧。
3. 抽搐时要禁食；搐止后以流质素食为主，不会吞咽者，给予鼻饲；病情好转后，给予高营养、易消化食物。
4. 对于长期卧床的患儿，要经常改变体位，勤擦澡，多按摩，防止发生褥疮。

第六节　癫　痫

癫痫是以突然仆倒，昏不识人，口吐涎沫，两目上视，肢体抽搐，惊掣啼叫，喉中发出异声，片刻即醒，醒后一如常人，反复发作为特征的一种疾病。多因先天因素、血滞心窍以及惊风之后所致。癫痫半数以上在 10 岁以内起病。

早在《五十二病方》一书中已有"婴儿病痫"的记载。《素问·长刺节论》云："病初发，岁一发，不治月一发，不治月四五发，名曰癫病。"指出了本病的发病特点。明代楼英《医学纲目·肝胆部·癫痫》有"癫病者，痰邪逆上也"，指出了本病的病机特点。

西医学亦称本病为癫痫，根据发病的原因不同，分为继发性或症状性癫痫和特发性癫痫两类。前者是指脑部有器质性病变，或由于代谢紊乱，或中毒性疾病引起的癫痫；后者是指原因不明或有遗传因素的患儿。癫痫发作连续30分钟以上，或反复发作持续30分钟以上、发作间隙意识不恢复者，称为"癫痫持续状态"，需及时抢救治疗，尽快控制发作。

【病因病机】

引起癫痫发作的原因主要为顽痰内伏、暴受惊恐、惊风频发、外伤血瘀等。其病位主要在心、肝、脾、肾。肾为先天之本，脾为后天之本，先天禀赋不足，元阴亏乏，后天调摄失宜，脾失运化，均可造成气机不利，津液运行不畅，日久可使痰浊内生，或若复受于惊，惊则气乱，痰随气逆，上蒙心窍则神昏；横窜经络，引动肝风则抽搐。

1. **顽痰内伏** 痰之所生，常因小儿脾常不足，内伤积滞，水聚为痰，痰阻经络，上逆窍道，阻滞脏腑气机升降之道，致使阴阳之气不相顺接，清阳被蒙，因而作痫。正如《医学纲目·肝胆部·癫痫》所言："痰溢膈上，则眩甚仆倒于地，而不知人，名之曰癫痫。"

2. **暴受惊恐** 惊吓是小儿癫痫的常见原因之一。小儿受惊有先、后天之分。先天之惊多指胎中受惊，儿在母腹之中，动静莫不随母。若母惊于外，则胎感于内，势必影响胎儿，生后若有所犯，则引发癫痫。正如《素问·奇病论》所云："人生而有病颠疾者，病名曰何？安所得之？岐伯曰：病名为胎病。此得之在母腹中时，其母有所大惊，气上而不下，精气并居，故令子发为颠疾也。"后天之惊与小儿生理特点有关，小儿神气怯弱，元气未充，尤多痰邪内伏，若乍见异物，卒闻异声，或不慎跌仆，暴受惊恐，可致气机逆乱，痰随气逆，蒙蔽清窍，阻滞经络，则发为癫痫。

3. **惊风频发** 外感瘟疫邪毒，化热化火，火盛生风，风盛生痰，风火相煽，痰火交结，可发惊风。惊风频作，未得根除，风邪与伏痰相搏，进而扰乱神明，闭塞经络，亦可继发癫痫。《证治准绳·幼科》曾有"惊风三发便为痫"之论，所谓三发是指惊风多次发作不愈而言，日后可致癫痫。

4. **外伤血瘀** 难产手术或颅脑外伤，血络受损，血溢络外，瘀血停积，脑窍不通，以致精明失主，昏乱不知人，筋脉失养，一时抽搐顿作，发为癫痫。正如《普济方·婴孩一切痫门》所论："大概血滞心窍，邪气在心，积惊成病。"

此外，先天元阴不足，肝失所养，克脾伤心，故小儿出生后亦可发为癫痫。诚如《慎斋遗书·羊癫门》所云："羊癫风，系先天元阴不足，以致肝邪克上伤心故也。"

癫痫反复发作，次数频繁，症状较重，病程迁延或失治误治，致使寒痰凝滞，阻塞经络，蒙闭孔窍，可见虚证或虚实夹杂之证。一般以脾虚痰伏较为常见。《幼幼集成·痫疾证治》云："从前攻伐太过，致中气虚衰，脾不运化，津液为痰，偶然有触，则昏晕卒倒，良久方苏。"脾虚日久可致肾虚，最后形成脾肾两虚。

【诊 断】

一、诊断要点

1. 主症：①猝然仆倒，不省人事；②四肢抽搐，项背强直；③口吐涎沫，牙关紧闭；④目睛上视；⑤瞳孔散大，对光反射迟钝或消失。

2. 反复发作，可自行缓解。

3. 急性起病，经救治多可恢复，若日久频发，则可并发健忘、痴呆等症。

4. 病发前常有先兆症状，发病可有诱因。

5. 脑电图表现有棘波或尖波、棘慢或尖慢复合波、高幅阵发性慢波等癫痫波型。

主症中有①、②、⑤，并具备2、3两项者，结合先兆、诱因、脑电图等方面的特点，即可确定诊断。

二、鉴别诊断

1. **屏气发作** 好发于6~18月小儿，5岁后多不再发作，可因大声哭喊或愤怒惊吓后一过性屏住呼吸，出现青紫、全身强直或抽动，约数分钟后缓解。

2. **晕厥** 多发生于较大儿童，可有家族史，由于继发性脑缺氧及脑灌注减少，产生一过性出汗、苍白、不安、视觉改变，继而意识丧失，可持续几分钟，极少数有肌肉小抽动。

3. **睡眠障碍** 多发生在学龄前小儿，入睡后不久突然惊醒、恐怖，甚至坐起，有时与"夜游"并存，次日不能回忆。随着年龄增长多自行缓解。

4. **习惯性阴部摩擦** 小儿有时在床上或椅凳上、或双下肢交叉擦腿以摩擦外生殖器，引起凝视、出汗、面潮红等表现，意识不丧失，但可形成习惯而频繁发生。

【辨证论治】

一、辨证要点

本病发作期以病因辨证为主，常见的病因有惊、风、痰、瘀血等。惊痫发病前常有受惊吓史，发作时多伴有惊叫、恐惧等精神症状；风痫常由外感发热诱发，发作时抽搐明显，或伴有发热等症；痰痫发作以神识异常为主，常有失神、摔倒、手中持物坠落等；瘀血痫常有明显的颅脑外伤史，头部疼痛位置较为固定。癫痫虚证的辨证，以病位为主，区分脾虚痰盛与脾肾两虚。

二、治疗原则

癫痫的治疗，宜分标本虚实。实证以治标为主，着重豁痰顺气、息风开窍定痫；虚证以治本为重，宜健脾化痰、柔肝缓急。癫痫持续状态可用中西药配合抢救治疗。对于反复发作，单纯中药治疗效果欠佳者，可配合针灸、割治及埋线等综合疗法。

本病治疗时间较长，一般认为在临床症状消失后，仍应服药 2～3 年，如遇青春期则再延长 1～2 年，方可逐渐停药，切忌骤停抗癫痫药，以防反跳，加重癫痫发作。癫痫发作基本控制后，可将抗癫痫中药汤剂改为丸剂、散剂或糖浆剂，服用较为方便，亦易于长期用药。

三、分证论治

（一）发作期

1. 惊痫

证候 发作时惊叫，吐舌，急啼，神志恍惚，面色时红时白，惊惕不安，如人将捕之状，四肢抽搐，舌淡红，舌苔白，脉弦滑，乍大乍小，指纹色青。

证候分析 本证多有惊吓病史，或较强的精神刺激（如受到训斥、打骂、观看恐惧电视等）。平时胆小易惊，烦躁易怒，寐中不安或坐起喊叫，发作时以惊叫急啼，精神恐惧为特点，神昏、抽搐症状较重。

治法 镇惊安神。

方药 镇惊丸加减。常用茯神、酸枣仁、远志、珍珠、朱砂宁心安神；石菖蒲、半夏、胆南星豁痰开窍；钩藤、天麻息风止痉；水牛角、牛黄、黄连清火解毒；甘草调和诸药。

加减 抽搐发作频繁者加蜈蚣、全蝎、僵蚕、白芍柔肝息风，青礞石坠痰止痉；夜间哭闹者加磁石、琥珀粉镇惊安神；头痛者加菊花、石决明清肝泻火。

方中朱砂宜慎用，一般以每日0.5~1g（冲服）为宜，服药时间应控制在1个月之内，否则易致汞中毒。全蝎、蜈蚣，以研末另冲服为宜。

2. 痰痫

证候 发作时痰涎壅盛，喉间痰鸣，瞪目直视，神志恍惚，状如痴呆、失神，或仆倒于地，手足抽搐不甚明显，或局部抽动，智力逐渐低下，或头痛、腹痛、呕吐、肢体疼痛，骤发骤止，日久不愈，舌苔白腻，脉弦滑。

证候分析 本证由痰浊留滞，蒙蔽心窍而致，表现为抽搐较轻，但神识症状较重，如失神、平地摔倒等。亦有无神昏抽搐，仅见头痛、腹痛、呕吐、肢体疼痛，骤发骤止，久治不愈者。

治法 豁痰开窍。

方药 涤痰汤加减。常用石菖蒲、胆南星、陈皮、半夏、茯苓、青礞石豁痰开窍；枳壳、沉香、川芎行气降逆活血；钩藤、天麻息风止痉。

加减 眨眼、点头，发作频繁者加天竺黄、琥珀粉、莲子心清心逐痰；头痛加菊花、苦丁茶疏风清热；腹痛加白芍、甘草、延胡索、川楝子行气止痛；呕吐加代赭石、竹茹降逆止呕；肢体疼痛加威灵仙、木瓜、鸡血藤祛风通络。

3. 风痫

证候 发作常由外感风热引起。发作时突然仆倒，神志不清，颈项及全身强直，继而四肢抽搐，两目上视或斜视，牙关紧闭，口吐白沫，口唇及面部色青，舌苔白，脉弦滑。

证候分析 本证多由急惊风反复发作变化而来。初次发作多因外感风热引起，证候表现以抽风为主，一般是先强直，后阵挛、抽搐，并伴有神志不清，口吐白沫，口唇色青等。发作时间较长者，可危及生命。

治法 息风止痉。

方药 定痫丸加减。常用羚羊角粉、天麻、钩藤、全蝎、蜈蚣息风止痉；石菖蒲、胆南星、半夏豁痰开窍；远志、茯苓、朱砂安神镇惊；川芎、枳壳活血行气。

加减 伴高热者加生石膏、连翘、黄芩清热泻火；大便秘结者加大黄、芒硝、芦荟泻火通便；烦躁不安者加黄连、竹叶清热安神。久治不愈，出现肝肾阴虚、虚风内动之象，可加用白芍、龟板、当归、生地滋阴柔肝止痉。

4. 瘀血痫

证候 发作时头晕眩仆，神识不清，单侧或四肢抽搐，抽搐部位及动态较为固定，头痛，大便干硬如栗，舌红或见瘀点，舌苔少，脉涩，指纹沉滞。

证候分析　本证常有明显的产伤或脑外伤病史。若因产伤发作者，初发年龄多在8个月之内；因颅脑外伤而致发作者，多在伤后2个月之内。发作的部位、症状每次大致相同，发作时间有一定的周期性，有体外或体内瘀血留滞症状。

治法　化瘀通络。

方药　通窍活血汤加减。常用桃仁、红花、川芎、赤芍活血化瘀；老葱、石菖蒲豁痰通窍；天麻、羌活息风止痉。

加减　头痛剧烈、肌肤枯燥色紫者加参三七、阿胶、丹参、五灵脂养血活血；大便秘结加火麻仁、芦荟润肠通便；频发不止者，加失笑散行瘀散结。

（二）休止期

1. 脾虚痰盛

证候　癫痫发作频繁或反复发作，神疲乏力，面色无华，时作眩晕，食欲欠佳，大便稀薄，舌质淡，苔薄腻，脉细软。

证候分析　本证多因反复发作，耗伤机体气阴而致。临床表现以脾胃损伤为主，脾为生痰之源，痰浊阻络，滞而不去，痫久难愈。

治法　健脾化痰。

方药　六君子汤加味。常用人参、白术、茯苓、甘草健脾益气；陈皮、半夏行气化痰；天麻、钩藤、乌梢蛇平肝息风。

加减　大便稀薄者加山药、扁豆、藿香健脾化湿；纳呆食少者加焦山楂、焦神曲、砂仁醒脾开胃消食。

2. 脾肾两虚

证候　发病年久，屡发不止，瘛疭抖动，时有眩晕，智力迟钝，腰膝酸软，神疲乏力，少气懒言，四肢不温，睡眠不宁，大便稀溏，舌淡红，舌苔白，脉沉细无力。

证候分析　本证多因抽搐发作较重，经久不愈，耗气伤阳，致使脾肾阳虚，髓海失充。发作多以瘛疭、抖动为主，体质较差，智力发育迟滞较为明显。

治法　补益脾肾。

方药　河车八味丸加减。常用紫河车培补肾元；生地、茯苓、山药、泽泻补气健脾利湿；五味子、麦冬、丹皮清热养阴生津；肉桂、附子温补肾阳。

加减　抽搐频繁者加鳖甲、白芍滋阴息风；智力迟钝者，加益智仁、远志、石菖蒲安神化痰开窍；大便稀溏者，加炒扁豆、炮姜温中健脾。

四、中药成药

1. **医痫丸**　每次1~2丸，每日2次。用于风痫。

2. **礞石滚痰丸**　每次 3～6g，每日 2～3 次。用于痰痫。

3. **白金丸**　每次 3g，每日 2 次。用于痰痫、风痫。

五、简易方药

1. 煅青礞石 18g，姜半夏 25g，南星 25g，海浮石 25g，沉香 9g，生熟牵牛子各 45g，炒建曲 12g。研细末过筛，加面粉约 500g 与水制成饼。小儿 1～3 岁烙饼 40 个，4～7 岁烙饼 30 个，8～15 岁烙饼 25 个，每晨空腹服 1 个，开水送下，不中断，一料服完，继续下一料。用于痰痫。

2. 紫河车 1 个；琥珀 10g。紫河车焙干与琥珀共为细末。每次 2～4g，每日 1～2 次，白开水送服。用于各型癫痫伴体虚者。

3. 代白散：白胡椒、代赭石，配方比例为 1:2，共为细末。每次 1～3g，每日 2～3 次，白萝卜汤或白开水送服。用于惊痫。

【其他疗法】

一、针灸疗法

1. **体针**　实证取人中、合谷、十宣、涌泉，针刺，用泻法；虚证取大椎、神门、心俞、丰隆、内关。针刺，平补平泻法。均隔日 1 次。

癫痫持续状态，针刺取穴：①内关、人中、风府、大椎、后溪、申脉；②长强、鸠尾、阳陵泉、筋缩；③头维透率谷、百会透强间。

2. **耳针**　取穴：胃、皮质下、神门、枕、心。每次选用 3～5 穴，留针 20～30 分钟，间歇捻针，或埋针 3～7 天。

二、埋线疗法

常用穴：大椎、腰俞、鸠尾。备用穴：翳风。每次选用 2～3 穴，埋入医用羊肠线，隔 20 日 1 次，常用穴和备用穴轮换使用。

【急危重症治疗】

一、癫痫持续状态的治疗

1. 保持气道通畅。

2. 控制惊厥发作，选用强有力的抗惊厥药物，经注射途径给药。

3. 维持生命功能，预防和控制并发症，特别应注意避免脑水肿、酸中毒、过高热、呼吸循环衰竭、低血糖等的发生。

4. 积极寻找病因，针对病因处理。

5. 发作停止以后，立即开始长期抗癫痫药物治疗。

二、抗惊厥药物

首选劳拉西泮 0.05 ~ 0.1mg/kg 静注，总量不超过 4mg；或氯硝西泮 0.01 ~ 0.06mg/kg 静注，速度宜慢。如无以上两药可用地西泮0.25 ~ 0.5mg/kg，原药液不经稀释，静脉慢推，注射速度每分钟 1mg。必要时 30 分钟后重复应用 1 次，在 24 小时内可重复应用 2 ~ 4 次。或苯妥英钠每次15 ~ 20mg/kg，静注，速度每分钟不超过 1mg/kg，维持量为每日 5mg/kg 静注，共 3 天。

【预防与护理】

一、预 防

1. 孕妇宜保持心情舒畅，情绪稳定，避免精神刺激，避免跌仆或撞击腹部。

2. 孕妇应定期进行产前检查，临产时注意保护胎儿，及时处理难产，使用产钳或胎头吸引器时要特别慎重，避免窒息，注意防止颅脑损伤。

3. 禁止观看恐怖性影视剧，避免惊吓。

4. 对急惊风、流行性乙型脑炎、中毒性菌痢等疾病治疗必须彻底，除痰务尽，慎防留有痰湿阻络，上扰心脑等后遗症。

二、护 理

1. 控制发作诱因，如高热、惊吓、紧张、劳累、情绪激动等。尽量禁止玩电子游戏和长时间看电视、操作电脑等。

2. 嘱咐患儿不要到水边、火边玩耍，或持用刀剪锐器，以免发生意外。

3. 抽搐时，切勿强力制止，以免扭伤筋骨，应使患儿保持侧卧位，用纱布包裹压舌板放在上下牙齿之间，使呼吸通畅，痰涎流出，避免咬伤舌头或发生窒息。

4. 抽搐发作后，往往疲乏昏睡，应保证患儿休息，避免噪音，不要急于呼叫，使其得以恢复正常。

第六章

肾系病证

第一节　小儿水肿

水肿是小儿时期常见的病证，以体内水液潴留，泛溢肌肤，引起面目、四肢，甚则全身浮肿为临床特征。水肿多发生于 2~7 岁的小儿，有阳水与阴水的区别。小儿水肿多以阳水为主，若治疗及时，调护得当，预后一般良好，若为阴水者则病程较长，预后也比较差。

水肿早在《内经》中已有记载，如《灵枢·肿胀篇》云："水始起也，目窠上微肿，如新卧起之状，其颈脉动，时咳，阴股间寒，足胫肿，腹乃大，其水已成矣。"此即后世所谓的阳水，往往是由于风水相搏所致的实证。《诸病源候论·水通身肿候》说："水病者，由脾肾俱虚故也。肾虚不能宣通水气，脾虚又不能制水，故水气盈溢，渗液皮肤，流遍四肢，所以通身肿也。"此乃后世所谓阴水，由于脾肾二脏俱虚所致。清代陈飞霞和叶天士亦分别提出水肿病因一为"风寒在表，宜微汗之"；一为"湿热郁蒸，脾胃气弱"，并概括了小儿水肿病在脾肺的成因及病机特点。近代医家则进一步总结出其病因病机除与风寒在表，湿热郁蒸外，尚与瘀血、热毒有关，拓展了小儿水肿的临床证型及治疗原则。

小儿水肿常包括肾病、心病、肝病及疳证等出现的水肿，本节主要讨论西医学所称的小儿急性肾小球肾炎、肾病综合征。

【病因病机】

人体水液的正常代谢，依靠肺的通调，脾的转输，肾的开合与三焦、膀胱的气化共同完成，一旦脏腑功能失常，影响水液代谢，泛溢肌肤则成为水肿。小儿水肿，外因为感受风邪、湿热或疮毒内归，内因主要是肺脾肾三脏功能失调。病位主要在肺脾肾。

1. **感受风邪** 风邪外袭，从口鼻皮毛而入，首先犯肺，肺失通调，气不化水，水液潴留，而致小便不利，水液泛滥而成水肿。风性向上，故水肿初起，两目胞先肿。湿与热合，下注膀胱，小便红赤短少。

2. **湿热内侵** 湿热疮毒外遏肌表，内归脾肺，肺失通调，脾不化湿，影响水液的转输和排泄，成为水肿。或痧毒疫疬之邪，入侵肺胃，深伏营血，外发为痧疹，留注于内，成为水肿。以上均为阳水之证。

阳水反复发作，正气内溃，脾肺俱虚，气化不利，水湿停留，可转为阴水，全身肿甚，尿少甚至尿闭，神倦，肢软，大便稀溏。迁延日久，脾病及肾，面色㿠白，畏寒肢冷，夜尿量多。

在疾病发展过程中，由于水气内盛，可逆射于肺，产生气急暴喘；或由水气上凌心肺者，可伴卒然昏迷、惊厥等危象；水毒闭阻中焦，上则呕吐、恶心、口中有秽气，下则尿闭、便溏，甚则神昏、惊厥而成恶候。

【诊　断】

一、诊断要点

1. 阳水

（1）浮肿多由眼睑开始，逐渐遍及全身，皮肤光亮，按之随手而起，尿量减少，甚至尿闭。部分患儿出现肉眼血尿，常伴血压增高。

（2）严重病例可出现头痛，呕吐，恶心，抽风，昏迷或面色青灰，烦躁，呼吸急促等变证。

（3）病程短，病前1~2周常有乳蛾、脓疱疮、丹痧等病史。

（4）尿常规镜检有大量红细胞，可见颗粒管型和红细胞管型，尿蛋白增多。

2. 阴水

（1）全身浮肿明显，呈凹陷性，腰以下肿甚，皮肤苍白，甚则出现腹水、胸水，脉沉无力。

（2）病程较长，常反复发作，缠绵难愈。

（3）尿常规以蛋白为主。尿蛋白定性+++~++++，尿蛋白定量24小时≥50mg/kg。血胆固醇增高，常在6.48mmol/L以上，血浆白蛋白可低于30g/L。

二、鉴别诊断

阳水多见于急性肾小球肾炎（简称急性肾炎），阴水多见于肾病综合征（简称肾病），二者需明确区分。

　　1．急性肾小球肾炎诊断依据（2001 年中华儿科学会肾脏病学组制定）

　　（1）急性起病，1～3 周前有前驱感染史，如咽炎、扁桃体炎、脓皮病等。

　　（2）尿常规检查以血尿为主，伴有不同程度的蛋白尿。离心尿沉淀红细胞＞5 个/高倍视野，不离心尿红细胞＞2～3 个/高倍视野，白细胞＜10 个/高倍视野，蛋白＋～＋＋＋，一般 24 小时＜1g。

　　（3）可有水肿、少尿、高血压（学龄前儿童＞120/80mmHg，学龄儿童＞130/90mmHg）和（或）肾功能不全。

　　（4）起病 6～8 周内血清补体降低。有链球菌感染的血清学证据，如抗链球菌溶血素 O（ASO）升高。

　　2．肾病综合征诊断依据（2001 年中华儿科学会肾脏病学组制定）

　　（1）大量蛋白尿（1 周内 3 次尿蛋白定性＋＋＋～＋＋＋＋，24 小时尿蛋白定量≥50mg/kg）。

　　（2）低蛋白血症（血浆蛋白＜30g/L）。

　　（3）高脂血症（血浆胆固醇＞5.72mmol/L）。

　　（4）不同程度的水肿。

　　以上 4 条中以大量蛋白尿和低蛋白血症为必备条件。

　　3．心源性水肿　严重的心脏病也可出现浮肿，以下垂部位明显，但呈上行性加重，有心脏病史及心衰症状和体征而无大量蛋白尿。

【辨证论治】

一、辨证要点

　　1．辨阴阳虚实　凡起病急，病程短，水肿部位以头面为主，皮肤光亮，按之即起者多为阳水，属实；起病缓慢，病程长，水肿部位以腰以下为主，皮肤色暗，按之凹陷难起者多为阴水，属虚或虚中夹实。

　　2．辨常证、变证　凡仅见水肿、尿少、精神食欲尚可者，为常证。水肿见有尿少、腹大、胸满、咳喘、心悸等为水气凌心射肺的变证；见有神昏谵语、抽风惊厥、呼吸急促为邪陷心包，内闭厥阴的险证；见有尿闭，恶心呕吐，口有秽气，便溏，衄血为脾肾败绝的变证。

　　3．阳水与阴水间的相互转化　阳水因病程较短，多属正盛邪实。但若因邪气过盛，出现水邪上凌心肺、邪陷心肝、水毒内闭之变证，或因病情迁延不愈，则可由实转虚，由阳水转为阴水，表现为正虚邪恋，虚实夹杂的证候，而见浮肿消退，但尿常规检查不正常，伴面黄乏力、纳少便溏、或腰膝酸软、手足心热等脾气虚或阴虚之证。

二、治疗原则

阳水的治疗，应抓住急性期以邪实为主，恢复期以正虚邪恋为患的病机。急性期以祛邪为旨，宜宣肺利水、清热凉血、解毒利湿；恢复期则以扶正兼祛邪为要。

阴水的治疗应紧扣"本虚"之病机，以扶正培本为主，重在益气健脾补肾、调理阴阳，同时注意配合宣肺、利水、清热、化湿、降浊、活血化瘀等祛邪之法以治其标。

对于变证，应根据证候分别采用泻肺逐水，温补心阳；平肝息风，清心利水；通腑降浊等法。必要时应配合西药综合抢救治疗。

三、分证论治

（一）常证

1．风水相搏

证候 水肿自眼睑开始迅速波及全身，以头面部肿势为甚，皮肤光亮，按之凹陷随手而起，尿少色赤，微恶风寒或伴发热，咽红咽痛，咳嗽，骨节酸痛，舌淡，苔薄白或薄黄，脉浮。

证候分析 此属阳水范畴，由外感风邪，水湿内停引起。风水相搏，气化不利，故肌肤浮肿、少尿。邪郁血络受伤，出现尿血。本证以起病急，水肿发展迅速，伴风热或风寒表证为特点。

治法 疏风宣肺，利水消肿。

方药 麻黄连翘赤小豆汤加减。常用麻黄、桂枝发散风寒，宣肺利水；连翘清热解毒；配杏仁、茯苓、猪苓、泽泻、车前草等宣肺降气，利水消肿；甘草调和诸药。

加减 咳嗽气喘，加葶苈子、苏子、射干、桑白皮泻肺平喘；偏风寒证见骨节酸楚疼痛，加羌活、防己疏风散寒；血压升高明显，去麻黄，加浮萍、钩藤、牛膝、夏枯草利水平肝泻火；血尿加小蓟、茜草、仙鹤草以凉血止血。

2．湿热内侵

证候 头面肢体浮肿或轻或重，尿黄赤而少，或有血尿，烦热口渴，头身困重，常有近期疮毒史，舌质红，苔黄腻，脉滑数。

证候分析 湿热侵淫，流注三焦，水道通调失职，水湿泛于肌肤而成水肿。湿热流注膀胱，故小便黄赤。热伤血络则见血尿。本证以血尿，烦热口渴，头身困重，舌红苔黄腻为特点。

治法　清热利湿，凉血止血。

方药　五味消毒饮合五皮饮加减。常用金银花、野菊花、蒲公英、紫花地丁清热解毒；栀子清泻三焦之热；猪苓、淡竹叶利湿清热；小蓟、蒲黄、当归凉血止血并能散瘀。

加减　小便赤涩加白花蛇舌草、石韦、金钱草清热利湿；头痛眩晕加钩藤、菊花平肝潜阳；皮肤疮毒、湿疹加苦参、白鲜皮、地肤子燥湿解毒，祛风止痒；口苦口黏，加茵陈、龙胆草燥湿清热；大便秘结加生大黄泻火降浊。

3. 脾虚湿困

证候　全身浮肿，面目为著，按之凹陷难起，面白身重，神倦肢冷，纳呆便溏，小便短少，苔白滑，脉沉缓。

证候分析　此属阴水范畴，脾虚不运，水液不能正常转输，泛溢肌肤而见肢体浮肿。脾为湿困，无以资生气血，故面色苍白或萎黄，神倦肢冷。以全身浮肿、神倦肢冷、纳呆便溏、小便短少为特点。

治法　温运中阳，行气利水。

方药　实脾饮加减。常用附子、干姜温脾肾之阳，助气化，行阴水；茯苓、白术健脾燥湿，淡渗利水；厚朴、木香、木瓜、大腹皮、草果仁，醒脾行气，化湿利水；甘草调和诸药。

加减　气虚甚者，加党参、黄芪健脾益气；小便短少者，去木瓜，加椒目，或用五苓散合五皮饮利水消肿；若伴有腰脊酸痛，多为肾气虚之证，加用五味子、菟丝子、肉苁蓉等以滋补肾气。

4. 脾肾阳虚

证候　全身浮肿，按之如泥，深陷难起，腰腹下肢尤甚，可伴有胸水、腹水，面白无华，畏寒肢冷，小便短少不利或夜尿频多，纳呆，恶心呕吐，大便稀溏或五更腹泻，舌淡胖或有齿印，苔白滑，脉沉细无力。

证候分析　本证多见于大量蛋白尿持续不消，病情加剧者。脾阳不运，水液无制，肾阳不化则水湿泛滥而见周身浮肿，按之如泥，深陷难起。脾肾阳虚，故四肢欠温，大便稀溏，甚则五更泄泻。临床以高度浮肿，面白无华，畏寒肢冷，小便短少不利为特点。

治法　温肾健脾，化气行水。

方药　偏肾阳虚者，真武汤合黄芪桂枝五物汤加减。常用制附子、干姜温肾暖脾；黄芪、茯苓、白术健脾益气利水；桂枝、猪苓、泽泻通阳化气行水。

偏脾阳虚者，实脾饮加减。常用制附子、干姜温补脾肾；黄芪、茯苓、白术健脾益气，淡渗利湿；草果、厚朴、木香行气导滞，化湿行水。

加减　若兼有咳嗽、胸满气促不能平卧者，加用己椒苈黄丸，药用防己、椒目、葶苈子等泻肺逐水；兼有腹水者，加牵牛子、带皮槟榔行气利水。在温阳利水的同时，可加用木香、槟榔、大腹皮、陈皮、沉香等助气化，加强利尿。

（二）变证

1. 水凌心肺

证候 全身明显浮肿，尿少或尿闭，咳嗽气急，胸闷心悸，喘息不能平卧，烦躁不宁，面色苍白，甚则口唇青紫，指甲发绀，舌质暗红，苔白腻，脉沉细无力。

证候分析 本证多见于病程早期，水肿严重的患儿。水气上逆，射肺凌心，肺失肃降，心失所养，故咳嗽气急、胸闷心悸。气为血帅，气滞则血瘀，故口唇青紫、指甲发绀。心气虚衰，则悸动不安、脉细数无力。水湿泛滥，故肢体浮肿、苔白腻。以全身浮肿，咳嗽气急，胸闷心悸，不能平卧为特点。

治法 泻肺逐水，温阳扶正。

方药 己椒苈黄丸合参附汤加减。常用葶苈子、大黄泻肺逐水；防己、椒目、泽泻、桑白皮、茯苓皮、车前子利水消肿；附子、人参温阳扶正。

加减 若见面色灰白，四肢厥冷，汗出脉微，乃心阳虚衰之危象，应急用独参汤或参附龙牡救逆汤回阳固脱。

本证之轻症，可用三子养亲汤加减，以理肺降气，利水消肿，常用苏子、葶苈子、白芥子、香橼皮、大腹皮、陈葫芦、炙麻黄、杏仁、甘草。

2. 邪陷心肝

证候 颜面肢体浮肿，头痛眩晕，视物模糊，口苦，恶心呕吐，烦躁不安，甚则抽搐，昏迷，小便短赤，舌质红，苔黄糙，脉弦。

证候分析 本证多见于病程早期，血压明显增高者。湿邪热毒郁于肝经，耗损肝阴，使肝气横逆，肝阳上亢，故头痛、眩晕、视物模糊、烦躁。水毒之邪内陷厥阴，故昏迷，抽搐。以头痛眩晕，烦躁，呕吐，甚至抽搐昏迷为特点。

治法 平肝泻火，清心利水。

方药 龙胆泻肝汤合羚角钩藤汤加减。

加减 大便秘结加生大黄、芒硝通便泻火；头痛眩晕较重加夏枯草、石决明清肝火、潜肝阳；恶心呕吐加半夏、胆南星化浊降逆止呕；昏迷抽搐可加服牛黄清心丸或安宫牛黄丸解毒息风开窍。

3. 水毒内闭

证候 全身浮肿，尿少或尿闭，头晕头痛，恶心呕吐，口中气秽，嗜睡，甚则昏迷，舌淡胖，苔垢腻，脉滑数或沉细数。

证候分析 此乃浊邪壅塞三焦，气机升降失常，水毒内闭，中焦格拒所出现的恶候。全身气化不利，中焦格拒，上下不通，湿浊壅阻上焦，则恶心呕吐、口中气秽。湿浊壅滞下焦，则二便秘结不通。水毒上蒙清窍，则头痛，甚则昏迷。本证多见于病程早期，常因持续少尿或无尿引起，故尿少、尿闭为其突出证候。

治法 通腑降浊，解毒利尿。

方药 温胆汤合附子泻心汤加减。常用生大黄、黄连、黄芩清实火，泻浊毒；姜半夏、陈皮、竹茹、枳实降气化浊；茯苓、车前子利水消肿；制附子、生姜温阳气，化湿浊。

加减 呕吐频繁，先服玉枢丹辟秽止呕。昏迷惊厥加用安宫牛黄丸或紫雪丹，水溶化，鼻饲。

四、中药成药

1. **银黄口服液** 每次5~10ml，每日2~3次。用于风热及热毒证。
2. **肾炎清热片** 每次3g，每日2~3次。用于急性期风热、热毒、湿热等证。
3. **肾炎消肿片** 每次2片，每日2~3次。用于风水相搏证，也可用气虚邪恋证。
4. **知柏地黄丸** 每次3g，每日2~3次。用于恢复期阴虚邪恋证。
5. **清开灵注射液** 每次10~20ml，加入5%葡萄糖注射液100~250ml中，静脉滴注，每日1次。用于邪陷心肝证。

【其他疗法】

大黄、白头翁各30g，黄柏20g，槐花15g，细辛3g。将上列中药浓煎成100ml，每次50ml，每日2次，采用点滴灌肠法，使药液于15~30分钟内缓缓进入；或生大黄30g，六月雪30g，蒲公英30g，益母草20g，川芎10g，浓煎200ml，每日2次保留灌肠。疗程取决于血浆尿素氮下降情况。用于水毒内闭证。

【急危重症治疗】

一、高血压脑病

1. **快速降压** 选用硝普钠静脉点滴；也可用利血平、卡托普利等。
2. **快速利尿** 速尿稀释后缓慢静脉推注。保持呼吸道通畅，及时给氧。

二、严重循环充血

严格限制钠水摄入，快速利尿、降压，以减轻心脏前后负荷。若不能控制症状时，需采用腹膜透析，以迅速缓解循环过度负荷。

三、急性肾功能衰竭

严格控制水分入量，"量出为入"，即每日液量＝尿量＋不显性失水＋异常损失－食物代谢和组织分解所产生的内生水。宜选用低蛋白、低盐、低钾和低磷饮食。少尿或尿闭者应快速利尿。同时应积极纠正水电解质紊乱及酸中毒，必要时应进行血液透析。

【预防与护理】

一、预　防

1. 平时加强锻炼，增强体质，以增加抵抗力。
2. 积极预防各种感染，已患感染性疾病者及时治疗。

二、护　理

1. 密切观察神志、呼吸、尿量、血压、水肿、呕吐等情况，防止出现变证。
2. 发病早期或浮肿甚时，应卧床休息，待浮肿基本消退，血压恢复正常，可逐渐增加活动。
3. 水肿期及血压增高者，应限制盐的摄入，并控制水的入量。
4. 水肿期应给予清淡易消化食物。蛋白质摄入量应控制在每日 1.5～2.0g/kg，避免过高或过低。

第二节　尿　频

尿频是以小便频数为特征的疾病。多发于学龄前儿童，婴幼儿发病率较高，女孩多于男孩。本病经过恰当治疗，预后良好。婴儿时期因气化功能尚不完善，若小便次数稍多，无尿急及其他症状，不属病态。

尿频属于中医"淋证"的范畴，以热淋为多。早在《内经》即有对尿频的论述，如《素问·脉要精微论》云："水泉不止者，是膀胱不藏也。"隋唐时期多将尿频归入淋证中论述，如《诸病源候论·小儿杂病诸候·诸淋候》云："小儿诸淋者，肾与膀胱热也。……其状小便出少起数，小腹弦急痛引脐。"宋代《幼幼新书》则将小儿尿频与淋证分别论述。明清时期，认为尿频病因有火热、肾虚、脾虚之不同，认识更加深入。

　　本病主要包括西医学所称的泌尿系感染、白天尿频综合征。泌尿系结石、肿瘤等病亦可出现尿频，可参考本篇辨证治疗。

【病因病机】

　　尿频发生的原因有外因和内因两大类，本病外因责之于湿热，内因责之于脾肾亏虚。病位在肾与膀胱，湿热内蕴，脾肾气虚是其主要病理改变。

　　1. 湿热下注　湿热来源于两个方面：一为外感，外感湿热或阴部不洁，湿热之邪熏蒸于下；二为内伤，因小儿脾胃虚弱，运化力差，内伤乳食，积滞内蕴，化为湿热。湿热之邪客于肾与膀胱，湿阻热郁，气化不利，开合失司，膀胱失约而致尿频。如《诸病源候论·小儿杂病诸候·小便数候》所云："肾与膀胱为表里，俱主水，肾气下通于阴，此二经既受客热，则水行涩，故小便不快而起数也。"

　　2. 脾肾气虚　尿频长期不愈，或小儿先天不足，素体虚弱，病后失调，导致脾肾气虚。肾主封藏而司二便，肾气虚则下元不固，气化不利，开合失司；脾主运化而制水，脾气虚则肾气虚，下元不固，气不化水，脾虚则中气不足，气虚下陷，均可导致小便频数而量不多，甚则淋漓不畅。故肾虚、脾虚均可引起膀胱失约，而致小便频数，甚则淋沥不畅。

　　3. 阴虚内热　尿频日久不愈，湿热久恋不去，可损伤肾阴；或脾肾阳虚，日久阳损及阴，而致肾阴不足；或初为阳虚而过用辛温，耗伤肾阴；或素为阴虚体质。肾阴不足，虚热内生，虚火客于膀胱，膀胱失约导致尿频。

【诊　断】

一、诊断要点

　　1. 泌尿系感染

　　（1）多有外阴不洁或坐地嬉戏等湿热外侵病史。

　　（2）起病急，以小便频数，淋沥涩痛，或伴发热、腰痛等为特征。婴儿往往尿急、尿痛的局部症状不突出，主要表现为高热、哭闹等全身症状。

　　（3）尿常规检查示白细胞增多或见脓细胞、白细胞管型，肾盏乳头炎或膀胱炎时可见多少不等的红细胞，尿蛋白较少或无蛋白。中段尿细菌培养阳性。

　　2. 白天尿频综合征（神经性尿频）

　　（1）多见于婴幼儿时期。

　　（2）醒时尿频，点滴淋沥，甚则数分钟1次，但入睡即消失。反复发作，无其他不适，精神、饮食、发育均正常。

（3）尿常规、尿培养无阳性发现。

二、鉴别诊断

1. 泌尿系结石　是指肾、输尿管、膀胱、尿道结石。绞痛、血尿和尿路感染，是尿路结石的三大临床特点。常见小便淋沥涩痛或尿路中断或尿带砂石。B超或X线检查发现泌尿系结石。

2. 肿瘤　也能引起尿频，应结合B超、CT及泌尿系造影等影像学检查进行鉴别。

【辨证论治】

一、辨证要点

本病辨证的关键在于辨虚实。凡起病急，病程短，小便频数短赤，尿道灼热疼痛，伴畏寒发热、烦躁口渴、恶心呕吐者，为湿热下注所致，多属实证；起病缓，病程长，小便频数，淋沥不尽，无尿热、尿痛之感，多属虚证。

伴神疲乏力，面白形寒，手足不温，眼睑浮肿者，为脾肾气虚所致；若见低热、盗汗、颧红、五心烦热等症，则为阴虚内热之证。

二、治疗原则

本病治疗要分清虚实，实证宜清利湿热，虚证宜温补脾肾或滋阴清热，病程日久或反复发作者，多为本虚标实、虚实夹杂之候，治疗要标本兼顾，攻补兼施。

三、分证论治

1. 湿热下注

证候　起病较急，小便频数短赤，尿道灼热疼痛，尿液淋沥混浊，小腹坠胀，腰酸疼痛，婴儿则时时啼哭不安，常伴有发热、烦躁口渴、头痛身痛、恶心呕吐，舌质红，苔薄腻微黄或黄腻，脉数有力。

证候分析　本证为热淋，常见于急性泌尿系感染，由湿热内蕴，下注膀胱所致，为邪实之证。起病急，病程短，以尿频、尿急、尿痛，小便短赤，或见发热、烦渴、恶心呕吐，舌红苔腻为特征。

治法　清热利湿，通利膀胱。

方药　八正散加减。常用萹蓄、车前子、瞿麦、滑石、金钱草清利湿热；大黄、栀子泄热泻火；地锦草解毒凉血；甘草调和诸药。

加减　发热恶寒加柴胡、黄芩解肌退热；腹满便溏者去大黄，加大腹皮、焦山楂；恶心呕吐者加竹茹、藿香降逆止呕；小便带血，尿道刺痛，排尿时突然中断者，常为砂石所致，可重用金钱草，加海金沙、鸡内金、大蓟、小蓟、白茅根清热利湿、排石止血；若小便赤涩，尿道灼热刺痛，口渴烦躁，舌红少苔，为心经火热，移于小肠，可用导赤散清心火、利小便；小便频数短赤，小腹作胀，加柴胡、香附、川楝子以疏肝理气。

2. 脾肾气虚

证候　病程日久，小便频数，淋沥不尽，尿液不清，神倦乏力，面色萎黄，食欲不振，甚则畏寒怕冷，手足不温，大便稀薄，眼睑浮肿，舌质淡或有齿痕、苔薄腻，脉细弱。

证候分析　本证多见于白天尿频综合征或慢性泌尿系感染。由于脾肾气虚，膀胱失约所致。以病程长，小便频数，淋沥不尽，无尿痛、尿热，并见神倦乏力、面黄纳差等气虚表现，或以畏寒肢冷、眼睑浮肿为特征。

治法　温补脾肾，升提固摄。

方药　缩泉丸加味。常用桑螵蛸、山药、益智仁、白术、薏苡仁、淫羊藿温补脾肾，固精气，缩小便；乌药行气散寒，助气化，涩小便。

加减　湿浊未化，加茯苓、车前子利水渗湿；以脾气虚为主者，症见神倦乏力、面黄纳差、便溏、尿液混浊，可用参苓白术散健脾益气，和胃渗湿。若以肾阳虚为主者，症见面白无华、畏寒肢冷、下肢浮肿、脉沉细无力，可用济生肾气丸温阳补肾，利水消肿；夜尿增多者，加桑螵蛸、煅龙骨、煅牡蛎固摄安神。属肺脾气虚者，症见小便频数、点滴而出、不能自控、入睡自止、面色萎黄、易出汗，神倦乏力，纳差，舌淡苔白，脉缓弱，以补中益气汤合缩泉丸加减以益气补肺，固摄膀胱。

3. 阴虚内热

证候　病程日久，小便频数或短赤，低热，盗汗，颧红，五心烦热，咽干口渴，唇干，舌红苔少，脉细数。

证候分析　本证多见于泌尿系感染病程较长或反复发作者，因久病伤阴，虚热内生所致。尿频的同时伴有低热、盗汗、颧红、五心烦热、舌红苔少、脉细数等阴虚内热的全身证候为辨证要点。

治法　滋阴清热。

方药　知柏地黄丸加减。常用生地、女贞子、山茱萸滋补肾阴；泽泻、茯苓降浊利湿；知母、黄柏、牡丹皮配合生地滋阴清热降火。

加减　若尿急、尿痛、尿赤仍不缓解者，加黄连、淡竹叶、萹蓄、瞿麦以清心火，利湿热；低热加青蒿、地骨皮以退热除蒸；盗汗加鳖甲、煅龙骨、煅牡蛎以敛阴止汗。

本病若缠绵日久，损伤正气，往往形成虚实夹杂证，此时更要分清虚实，或以补为主，或以清为主，或攻补兼施。

四、中药成药

1. **济生肾气丸**　每次 3g，每日 2~3 次。用于脾肾气虚证。
2. **知柏地黄丸**　每次 3g，每日 2~3 次。用于肾阴不足证兼有膀胱湿热者。
3. **六味地黄丸**　每次 3g，每日 2~3 次。用于肾阴不足证。

【其他疗法】

一、外治疗法

金银花 30g，蒲公英 30g，地肤子 30g，艾叶 30g，赤芍 15g，生姜 15g，通草 6g，水煎坐浴。每日 1~2 次，每次 30 分钟。用于尿频、尿急、尿痛者。

二、针灸疗法

1. **急性期**　取委中、下髎、阴陵泉、束骨。热重加曲池；尿血加血海、三阴交；少腹胀痛加曲泉；寒热往来加内关；腰痛取耳穴肾、腰骶区。
2. **慢性期**　取委中、阴谷、复溜、照海、太溪。腰背酸痛加关元、肾俞；多汗补复溜、泻合谷；尿频、尿急、尿痛加中极、阴陵泉；气阴两虚加中脘、照海；肾阳不足加关元、肾俞。

三、推拿疗法

揉丹田、摩腹、揉龟尾。较大儿童可用擦法，横擦肾俞、八髎，以热为度。用于脾肾气虚证。

【预防与护理】

一、预　防

1. 注意卫生，经常清洗外阴与臀部，防止感染。勤换尿布或内裤，不穿开裆裤，不坐地玩耍。
2. 保持心情愉快。

二、护 理

1. 多饮水，少食辛辣食物。增加饮食营养，加强锻炼，增强体质。
2. 每次大便后及晚间入睡前清洗外阴部，保持清洁。

第三节 遗尿症

遗尿症俗称"尿床"，是指 5 岁或 5 岁以上小儿在睡眠中小便自遗，醒后方觉的一种病证，遗尿症的小儿每月至少有 1 次夜间遗尿。本病多见于 10 岁以下儿童，男孩多于女孩。遗尿症一般预后良好，约 50% 的患儿可在 3～5 年内发作次数逐渐减少而自愈，也有少数患儿持续遗尿直到青春期或成年，往往造成严重的心理负担，影响正常学习和工作。西医学根据病因将遗尿症分为两类，即原发性遗尿和继发性遗尿。学龄期儿童，由于睡前多饮，或疲劳酣睡，偶有睡中遗尿者，不属病态。

祖国医学早在《灵枢·本输》中即有论述："三焦者……入络膀胱，约下焦。实则闭癃，虚则遗溺。遗溺则补之，闭癃则泻之。"《诸病源候论·小儿杂病诸候》说："遗尿者，此由膀胱有冷，不能约于水故也。……肾主水，肾气下通于阴，小便者，水液之余也，膀胱为津液之腑，既冷气衰弱，不能约水，故遗尿也。"嗣后，历代医家均认为小儿遗尿多因肾元虚寒所致，常用温补之法。明清时期拓展了肝经郁热的病机，而此类遗尿多与尿路感染有关。现代研究通过 X 线影像检查，发现部分遗尿与隐性脊柱裂、脑脊膜膨出有关。

【病因病机】

尿液的生成、排泄与肺、脾、肾、三焦、膀胱关系密切，遗尿症的病因主要为肾气不足、肺脾气虚、肝经郁热。病位主要在膀胱，涉及肺脾肾。

1. **肾气不足** 尿液的贮藏和排泄为膀胱气化功能所约束，膀胱气化功能的正常发挥又赖于肾的气化功能来调节。若小儿先天禀赋不足，或后天失调，素体虚弱则肾气不固，下元虚寒，膀胱气化功能失调，闭藏失职而致遗尿。

2. **肺脾气虚** 肺主敷布津液，脾主运化水湿，肺脾二脏共同维持正常水液代谢。肺脾气虚则水道制约无权而致遗尿，即所谓"上虚不能制下"。

3. **肝经郁热** 肝主输泄，肝之经脉循绕阴器，抵少腹。肝郁则气机不畅，郁而化热，或挟湿下注，疏泄失常，致膀胱失约而成遗尿。

此外，有些患儿因心肾失交，水火不济，夜梦纷纭，梦中尿床；或痰湿素盛，熟睡不醒，呼叫不应，也常遗尿。亦有自幼缺乏教育，未养成良好的夜间排尿习惯；或3岁以后仍用尿布，而任其自遗。

【诊 断】

一、诊断要点

1. 发病年龄在5岁以上，寐中小便自遗，醒后方觉。
2. 睡眠较深，不易唤醒，每夜或隔几夜就发生尿床，甚则每夜尿床数次。
3. 尿常规及尿细菌培养无异常发现。
4. X线检查，部分患儿可发现隐性脊柱裂，或作泌尿道造影可见畸形。

二、鉴别诊断

1. **泌尿系感染（热淋）** 尿频、尿急、尿痛，白天清醒时也急迫难耐不能控制小便。尿常规检查有白细胞或脓细胞，尿培养阳性。
2. **神经性尿频** 其特点是白天尿频尿急，入睡后尿频消失，与遗尿有明显的区别。
3. **尿失禁** 多见于先天发育不全或脑病后遗症的患儿，尿液自遗而不分寤寐，出而不禁。

【辨证论治】

一、辨证要点

本病重在辨其虚实寒热。临床所见虚寒者多，实热者少。虚寒者病程长，体质弱，小便次频量多，兼见面白神疲、形寒肢冷、乏力自汗、大便溏薄、反复感冒等症，舌淡苔薄滑，或舌胖嫩有齿印。实热者病程短，体质强壮，尿量少、骚气重，兼见面红唇赤、性情急躁、头额汗多、夜惊不宁、大便干结等症，舌质红，苔黄。

二、治疗原则

本病的治疗原则主要是温补下元，固涩膀胱。虚证以扶正培本为主，采用温肾阳、益脾气、补肺气、醒心神等法；肝经湿热之实证宜清热利湿为主。

除内服药物治疗外，唤醒训练、心理行为疗法、针灸、推拿、外治疗法及单验方等亦是治疗本病的有效方法。

三、分证论治

1. 肺脾气虚

证候 夜间遗尿，日间尿频而量多，面色少华，神疲乏力，少气懒言，食欲不振，大便溏薄，自汗出，易感冒，舌质淡红，苔薄白，脉沉无力。

证候分析 多见于屡受外感，哮喘频发，喂养不当，消瘦羸弱的患儿。肺脾气虚，中气下陷，膀胱失约，故小便自遗。脾气虚弱，输化无权，气血不足，故面色少华、食少便溏。气虚不能固表，则自汗，易感冒。

治法 益气健脾，固涩小便。

方药 补中益气汤合缩泉丸加减。常用党参、黄芪、白术、甘草补气；陈皮理气；当归养血；升麻、柴胡升提中气；益智仁、山药、乌药温脾固涩。

加减 沉睡不易唤醒者加炙麻黄、石菖蒲宣肺醒神；多汗者加煅龙骨、煅牡蛎固涩止汗；纳呆者加焦山楂、焦神曲开胃消食。

2. 肾气不足

证候 睡中经常遗尿，甚者一夜数次，尿清而长，面白少华，神疲乏力，形寒肢冷，智力较同龄儿稍差，舌淡苔白滑，脉沉无力。

证候分析 肾气虚弱，命火不足，下元虚寒，不能约束水道而致小便清长，频频尿床。本证以遗尿日久，次数较多，兼见虚寒诸症为特点。

治法 温补肾阳，固涩止遗。

方药 菟丝子散加减。常用菟丝子、巴戟天、肉苁蓉、附子温肾补阳以暖膀胱；山茱萸、五味子、牡蛎、桑螵蛸滋肾敛阴以缩小便。

加减 伴有夜寐沉睡不易唤醒者，加炙麻黄、石菖蒲醒神开窍；兼有郁热者加栀子、黄柏兼清里热。

3. 肝经郁热

证候 寐中遗尿，小便短黄，气味腥臊，性情急躁，夜梦纷纭或龂齿，手足心热，面赤唇红，口渴饮水，甚或目睛红赤，舌红苔黄腻，脉滑数。

证候分析 本证为湿热内蕴，郁于肝经，下迫膀胱所致。尿少尿黄，夜间龂齿，性情急躁，目睛红赤，均为肝经热盛之象。

治法 清热利湿，缓急止遗。

方药 龙胆泻肝汤加减。常用龙胆草、黄芩、栀子、柴胡、生地泻肝清热；车前子、泽泻、通草、甘草通利化湿。

加减 夜卧不宁，龂齿梦呓较显著者，加黄连、连翘、茯神清心降火；若湿热化火，上犯心神，下迫小肠，水火相扰，开合失司者，宜清热泻火，豁痰理气，用黄连温胆汤；若久病不愈，耗伤阴液，肝肾亏损而见消瘦、低热、盗汗、舌红、脉细数，用知柏地黄丸以滋阴降火。

另有心肾不交，水火失济之证候，以白天玩耍过度，夜间梦中自遗为特点。可予交泰丸合导赤散清心滋肾，安神固脬。

四、中药成药

1. **补中益气丸** 每次6g，每日2次。用于肺脾气虚证。
2. **缩泉丸** 每次6g，每日2次。用于肺脾气虚证。
3. **五子衍宗丸** 每次6g，每日2次。用于肾气不足证。

【其他疗法】

一、针灸疗法

1. **体针** 主穴：通里、大钟、关元穴。先针通里，以泻法强刺激，得气后再针大钟穴，留针10~15分钟，起针后再用艾条温和灸关元穴3~5分钟，每日1次，6次为1疗程。或取长强穴，快速刺入皮下5分，沿尾骨和直肠之间，深刺1.5寸许。配穴：气海、足三里及肾俞、三阴交，交替使用，每日或隔日1次。

2. **耳针** 主穴：遗尿点（在肾点与内分泌点之间，食道点的下方）。配穴：肾点、皮质下。每次留针30分钟，10次为1疗程。

3. **耳穴贴压法** 取膀胱、肾、脾、三焦、心、脑点及神门点。以王不留行籽贴之，每日按压3次，每次5分钟，睡前加按1次，两耳交替。

二、推拿疗法

1. 每日下午揉丹田200次，摩腹20分钟，揉龟尾30次。较大儿童可用擦法，横擦肾俞、八髎，以热为度。

2. 补脾土、肾水各800次，推三关300次，揉丹田20分钟，按百会50次。每日下午进行。

三、激光穴位照射

取穴：关元、肾俞、三阴交或中极、命门、膀胱俞，用氦-氖激光进行两组穴位交替照射，每穴5分钟，共15分钟，每日1次，2周为1疗程。用于遗尿症伴隐性脊柱裂者。

【预防与护理】

一、预　防

1. 每晚按时唤醒幼儿排尿，逐渐养成自控的排尿习惯。
2. 白天勿使小儿玩耍过度疲劳，睡前避免饮水过多。

二、护　理

1. 排除遗尿对小儿情绪的影响，给以信心和支持，切忌打骂。
2. 白天可饮水，晚餐不进稀饭、汤水，睡前尽量不喝水，中药汤剂也不宜晚间服。
3. 尿湿裤褥后要及时更换，保持外阴干燥清洁。

第四节　五迟、五软

　　五迟、五软是小儿生长发育障碍的病证。五迟指立迟、行迟、发迟、齿迟、语迟；五软指头项软、口软、手软、足软、肌肉软。两者都是小儿时期的虚弱病证。本病以婴幼儿为多见，由于先天禀赋不足、后天调护失当引起。若症状较轻，治疗及时，由后天调护失当引起者，常可康复；若证候复杂，病程较长，属先天禀赋不足引起者，往往成为痼疾，留下后遗症，预后不良。五迟、五软既可单独出现，也可同时存在。无论是遗传因素、营养不良，还是由于疾病、生活环境等影响都可以导致生长发育落后。

　　早在《诸病源候论·小儿杂病诸候》中就有"齿不生候"、"数岁不能行候"、"头发不生候"、"四五岁不能语候"等记载。《小儿药证直诀·杂病证》说："长大不行，行则脚细；齿久不生，生则不固；发久不生，生则不黑。"描述了五迟的典型症状。

　　五迟、五软包括西医学所称的小儿生长发育迟缓、大脑发育不全、维生素 D 缺乏性佝偻病、脑性瘫痪、智能低下等多种疾病。

【病因病机】

　　五迟、五软的病因主要有先天禀赋不足，或后天失于调养，以及患儿有难产窒息史、药物损害因素、家族史或其他疾病史。病位主要在肝肾，涉及心脾。病机可概括为正虚和邪实两个方面。正虚是五脏不足，气血虚弱，精髓不充；邪实为痰瘀阻滞心经脑络，心脑神明失主所致。

肾藏精，主发育与生殖，为先天之本，主骨生髓，其华在发，齿为骨之余；脾主运化升清，气血生化之源，脾肾两虚可致精血化生不足，影响心肝功能，而致筋骨、肌肉、牙齿、语言、头发的生长迟缓，功能不足而成为五迟、五软。

1. 先天禀赋不足 父母精血虚损，或孕期调摄失宜，孕母精神、起居、饮食、用药不慎等致病因素损伤胎元之气，或高龄产妇，或堕胎不成，或早产儿先天精气未充，髓脑未满，脏气虚弱，筋骨肌肉失养而成五迟五软。

精髓不足，骨髓不充，可致齿迟、头项软。肝肾不足，筋骨失养致立迟、行迟。脾肾不足，精血不充，四肢不荣而手软、脚软。精血不足不能充养于心，神明欠慧，可见语迟及智能低下。气血不足，不能濡润头发而见发迟。

2. 后天调养失宜 分娩时难产、产伤，颅内出血；或胎盘早期剥离、脐带绕颈，生后护理不当，发生窒息、缺氧、中毒；或分娩期间，因难产窒息，气血运行受阻，元气阴血不能充养全身脏腑，濡润经络；或温热病后因高热惊厥、昏迷造成脑髓受损；或乳食不足喂养失调，使脾胃亏损，气血虚弱，精髓不充，皆可导致生长发育障碍。

【诊　断】

一、诊断要点

1. 孕期调护失宜，有先兆流产史、药物损伤、产伤、窒息、早产以及喂养不当史，或有家族遗传病史，父母为近亲结婚者。

2. 小儿2~3岁尚不能站立、行走，为立迟、行迟；初生无发或少发，随年龄增长，仍稀疏难长为发迟；12个月时尚未出牙以及牙齿萌出过慢为齿迟；1~2岁还不会说话为语迟。

3. 小儿1岁左右头颈仍软弱下垂为头项软；咀嚼无力，时流清涎为口软；手臂不能抓握上举，为手软；2岁以后尚不能站立、行走为足软；皮肉松弛无力为肌肉软。

4. 临床中五迟、五软不一定全部具备，只要有一二症者即可作出相应诊断。

二、鉴别诊断

1. 脑性瘫痪 指出生前到生后1个月内的脑损伤，病变稳定，非进行性。以表现为肌张力增高、腱反射亢进的痉挛型脑瘫为多，亦可表现为手足徐动、共济失调、肌张力低下，同时可伴有智力低下、癫痫和视、听、感觉障碍，学习困难等症状，头颅X线片或CT检查可以帮助了解脑部有无异常、畸形，或异常钙化影。

2. **智力低下**　智力明显低于同龄儿童正常水平。存在适应功能缺陷或损害。根据理化检查可以判断原发疾病，如苯丙酮尿症者，尿三氯化铁试验阳性；先天性愚型者，染色体检查有助于诊断；甲状腺功能减低者，骨骼 X 线检查提示发育落后、智能低下，有特殊面容，血清 TSH、T_4 测定提示甲状腺功能低下。

3. **婴儿型脊髓性肌萎缩症**　出生时一般尚可，3~6 个月后出现症状，肢体活动减少，上下肢呈对称性无力，并进行性加重；膝反射减弱或难以引出，肌张力低下，肌肉萎缩；肌电图示神经原性损害，血清酶检查肌酸激酶（CK）不高；智力正常。

4. **进行性肌营养不良**　病肌先累及四肢近端肌肉群，两侧对称，有假性肌肥大，皮肤知觉正常，腱反射不亢进，无肌纤维颤动，病情常持续缓慢进行。血清酶检查 CK 升高；肌电图示肌原性损害；肌肉活检符合肌营养不良的改变。

【辨证论治】

一、辨证要点

本病首先辨别脏腑，立迟、行迟、齿迟、头项软、手软、足软，主要在肝肾脾不足；语迟、发迟、肌肉软、口软，主要在心脾不足。伴有脑性瘫痪、智力低下者，常兼有痰浊瘀血阻滞心经脑络。

其次辨别病因，各种先天因素致病，包括遗传病、染色体畸变及原因不明者，都可归属于先天不足，病多在肝肾脑髓。代谢营养因素所致者病多在脾；不良环境，心理损伤，病多在心肝；感染、中毒、损伤、物理因素所致者，多属痰浊瘀血为患。

最后辨别轻重，五迟、五软仅见一二症者，病情较轻；五迟、五软并见，病情较重，脑性瘫痪伴重度智力低下或癫痫者病重。

二、治疗原则

五迟、五软多属于虚证，治疗原则以扶正补虚为主。肝肾两虚，宜补养肝肾，益精填髓。心脾不足，宜健脾养心，益智开窍。痰瘀阻滞者，治宜涤痰化瘀，通络开窍。本病要尽可能早期发现，及时治疗。此外，应配合针灸推拿疗法、教育及功能训练等综合措施，以提高疗效。

三、分证论治

1. 肝肾亏损

证候 坐、立、行的发育明显迟于正常同龄儿，甚至四五岁还不能行走，或者伴有头发稀疏而黄、牙齿萌出迟缓。头项萎软，天柱骨倒，头颅方大，目无神采，反应迟钝，囟门宽大，夜卧不安，平素活动甚少，容易疲倦，肢体无力，睡眠不实，面色不华，形体瘦弱，舌淡苔少，脉沉细无力，指纹淡。

证候分析 以牙齿不能按期生长发育，运动功能迟缓，头形大，囟门宽大诸症为特征。

治法 补肾填髓，养肝强筋。

方药 加味六味地黄丸加减。常用熟地黄、山茱萸滋养肝肾；鹿茸温肾益精；五加皮强筋壮骨；山药健脾益气；茯苓、泽泻健脾渗湿；丹皮凉血活血。

加减 齿迟者，加紫河车、何首乌、龙骨、牡蛎补肾生齿；立迟、行迟者，加牛膝、杜仲、桑寄生补肾强筋壮骨；头项软者，加锁阳、枸杞子、菟丝子、巴戟天补养肝肾；易惊、夜卧不安者，加丹参、远志养心安神；头颅方大、下肢弯曲，加龙骨壮骨强筋。

2. 心脾两虚

证候 语言发育迟缓，神情呆滞，智力低下，头发生长迟缓，发稀萎黄，四肢萎软，肌肉松弛，疲乏无力；口角流涎，吮吸咀嚼无力，或见弄舌；食欲不振，大便多秘结，舌淡胖，苔薄少，脉细缓无力，指纹色淡。

证候分析 本证多为久病体弱所致，或为代谢性疾病及某些脑炎后遗症。以语言发育迟缓，精神呆滞，智力低下，头发生长迟缓，四肢萎软，肌肉松弛为特征。

治法 健脾养心，补益气血。

方药 调元散加减。常用人参、黄芪、白术、山药、茯苓、甘草益气健脾；当归、熟地、白芍、川芎补血养心；石菖蒲开窍益智。

加减 语迟失聪者加远志、郁金化痰解郁开窍；头发稀疏难长者加何首乌、肉苁蓉养血益肾生发；四肢萎软加桂枝温通经络；口角流涎加益智仁、乌药温脾益肾固摄；气虚阳衰加肉桂、附子温壮元阳；脉弱无力加五味子、麦冬、人参益气养阴。

3. 痰瘀阻滞

证候 失聪失语，反应迟钝，意识不清，动作不由自主，或口流痰涎，喉间痰鸣，或关节强硬，肌肉软弱，或有癫痫发作，舌体胖有瘀斑瘀点，苔腻，脉沉涩或滑，指纹暗滞。

证候分析　多见于脑病后遗症及先天缺陷，以智力低下、喉间痰鸣、舌上瘀点瘀斑、脉沉涩诸症为特征。若有产伤、外伤史者则见躁动、尖叫、呕吐等症。

治法　涤痰开窍，活血通络。

方药　通窍活血汤合二陈汤加减。常用半夏、陈皮、茯苓、远志、石菖蒲涤痰开窍；桃仁、红花、郁金、丹参、川芎、赤芍、麝香活血通络。

加减　心肝火旺而惊叫、抽搐者，加黄连、龙胆草、羚羊角粉清心平肝；躁动者加龟板、天麻、生牡蛎潜阳息风；大便干结者加生大黄通腑涤痰。

四、中药成药

1. **六味地黄丸**　每次 3g，每日 3 次。用于肝肾亏损证。
2. **河车大造丸**　每次 3g，每日 3 次。用于精血不足，髓海空虚证。
3. **孔圣枕中丹**　每次 3g，每日 3 次。用于心脾两虚证。

【其他疗法】

一、针灸疗法

1. **针法**　取大椎、百会、足三里、肾俞、脾俞、关元。智力低下加四神聪、印堂；下肢瘫痪加环跳、秩边、阳陵泉；腕下垂加外关、阳池；足内翻加绝骨、昆仑；足外翻加三阴交、太溪。每次选主穴 2～3 个，配穴 4～5 个，用补法或平补平泻法，不留针。每日 3 次，3 个月为 1 疗程。

2. **灸法**　艾灸足两踝，每次 3 壮，每日 1 次，用于心脾两虚证；艾灸心俞穴，每次 3 壮，每日 1 次，用于语迟。

二、推拿疗法

上肢部取大椎、肩井、肩髃、曲池、阳池、合谷；下肢取肾俞、命门、腰阳关、居髎、环跳、殷门、委中、承山、昆仑、解溪、足三里、阳陵泉等。用推、拿、按、揉、搓、插等方法。每日 1 次，连续操作 6 日，休息 1 日，3 个月为 1 疗程。用于运动发育迟缓者。

三、功能训练

脑性瘫痪所致的五迟、五软应配合矫形器进行功能训练，包括躯体、技能、语言的训练；可采用机械的、物理的手段，针对脑瘫所致的各种运动障碍及姿势异常进行一系列系统的功能训练，从而改善残存的运动功能，抑制不正常的姿势反射，诱导正常的运动发育，提高日常生活能力。

【预防与护理】

一、预 防

1. 大力宣传优生优育知识，避免近亲结婚。婚前进行健康检查，以避免先天性遗传性疾病的发生。对有家族遗传病史的夫妇必须采用 DNA 分析或羊水分析对胎儿进行监测，发现异常及早中止妊娠。

2. 怀孕后要求孕母保持心情舒畅，营养丰富，多晒太阳，慎用对胎儿有害的药物，以避免损伤胎元之气。

3. 婴儿出生后应加强调护，提倡母乳喂养，及时添加辅食，保证营养均衡。

二、护 理

1. 五迟、五软属虚弱之病，患病后首先要加强饮食调理，以富有营养和容易消化的食物为主。

2. 用推拿手法按摩萎软肢体，防止肌肉萎缩。

3. 脑性瘫痪的康复是个长期的过程，家长必须重视功能锻炼，加强智力培训。

第六节 性早熟

性早熟是指女孩 8 岁以前、男孩 9 岁以前，出现青春期特征即第二性征的内分泌疾病。处于年龄界限边缘的早期性发育常被称为非进行或缓慢进展性性早熟。性早熟因引发原因不同而分为中枢性（真性性早熟）、外周性（假性性早熟）以及不完全性早熟三种类型。真性性早熟中无特殊原因可查明者，称为特发性真性（体质性）性早熟。性征与真实性别一致者为同性性早熟，不一致者为异性性早熟。本病女孩较男孩多见，男女之比约为 1∶（4~5）。80%~90% 的女性患儿为特发性真性性早熟，男孩真性性早熟属特发性者仅约 40%，故对男性真性性早熟尤其应注意探察原发疾患。近年来的真性性早熟发病率有逐渐上升的趋势。

由于真性性早熟时骨成熟加速、长骨骨骺提前愈合，患儿成年身高常较正常人矮，性发育提前，月经发生过早，会给患儿及家庭带来一定的社会心理压力，不利于患儿的成长。

我国早在《素问·上古天真论》中就明确指出："女子七岁，肾气盛，齿更发长；二七而天癸至，任脉通，太冲脉盛，月事以时下，故有子。""丈夫八岁，肾气实，发长齿更；二八，肾气盛，天癸至，精气溢泻，阴阳和，故能有子。"人体正常的发育及性腺的成熟，主要与肾、肝二脏功能及天癸的期至有关。这些论述对了解本病的发病机理及指导辨证论治具有重要意义。

【病因病机】

本病的发生多因疾病，或过食某些滋补品、含生长激素饲料喂养的禽畜类食物，或误服某些药物，使阴阳平衡失调，阴虚火旺、相火妄动、肝郁化火，导致"天癸"早至。其病变部位主要在肾、肝两脏。

1. **阴虚火旺** 肾藏精，主生长发育与生殖，具有促进机体生长发育和生殖的生理功能。小儿肾常虚，在致病因素作用下，易出现肾之阴阳失衡，常为肾阴不足，不能制阳，相火偏亢，因而天癸早至，引起生长加速，第二性征甚至月经提前出现。火性炎上，故同时表现出烦躁易怒、面红潮热、多汗等症。

2. **肝郁化火** 肝藏血，主疏泄，为调节气机之主司。若因疾病或精神因素导致肝气郁结，郁而化火，火热内迫，疏泄失调，"天癸"早至，出现性早熟。同时，因气机升降失司，阻遏于胸，则为痛为聚，出现乳房胀痛、胸闷不适；肝经郁阻，湿热熏蒸于上，则脸部出现痤疮；湿热下注，则带下增多、色黄。

【临床诊断】

一、诊断要点（中枢性性早熟）

1. 女孩 8 岁以前，男孩 9 岁以前，出现第二性征。

2. 女孩一般表现为先有乳房发育；皮下脂肪增多，出现女性体型；约在乳房发育后一年长出阴毛，多数是阴毛随同外生殖器的发育而出现，最后月经来潮和排卵、腋毛出现。

3. 男孩表现为过早的睾丸增大（≥4ml 容积），阴囊皮肤皱褶增加，阴茎增长增粗（长径 2.5cm）；以后可有阴茎勃起。出现阴毛、痤疮和胡须生长；声音变低沉；精子生成，可在 5~6 岁时有精子成熟并夜间泄精；体力较一般同龄儿强壮。

4. 由于过早发育引起患儿近期迅速长高，骨骼生长加速，X 线检查骨龄提前，最终成人期身高较矮小，常不足 150cm。

5. 理化检查：①血清性激素水平测定：促性腺素释放激素（GnRH）试验，促黄体生成素释放激素（LHRH）兴奋试验。促卵泡生成素（FSH）、促黄体生成素（LH）、雌二醇（E_2）、血浆睾丸酮等的含量随性早熟的发展而明显增高。

②拍摄左手和腕部 X 线正位片,手腕骨龄成熟超过实际年龄,与性成熟一致。③阴道脱落细胞涂片检查:观察阴道脱落细胞成熟度是诊断体内雌激素水平高低的简单可靠方法,是衡量雌激素水平的活性指标,也是诊断和鉴别真假性早熟的重要依据。④腹部 B 超:了解患儿子宫、卵巢的发育情况。

6. 排除周围性性早熟如肾上腺疾病、性腺肿瘤、外源性性早熟等,排除部分性性早熟。

二、鉴别诊断

1. 单纯乳房早发育 为女孩不完全性性早熟的表现,起病常小于 2 岁,仅乳房轻度发育,常呈周期性变化。不伴有生长加速和骨骼发育提前,血清 E_2 和 FSH 的基础值常有轻度增高,GnRH 兴奋试验中 FSH 峰值增高。

2. 单纯阴毛早发育 属性早熟的特殊类型,男女均可发病。一般多发于 6 岁左右,除阴毛外可伴有腋毛发育,但无其他副性征出现,无性腺发育,亦不发生男性化。部分患儿可有轻度生长加速和骨龄提前。常有家族史。可能与肾上腺雄性激素产生过早有关。

3. 外周性性早熟 误服含有性激素的药物或食物是导致儿童性早熟的常见原因,女孩可有不规则阴道出血,且与乳房发育不对称。当男孩出现性征发育而睾丸容积仍与其年龄相称者应考虑先天性肾上腺皮质增生症、肾上腺肿瘤等。单侧睾丸或卵巢增大者需除外性腺肿瘤的可能性。性腺肿瘤者性激素增加明显。

【辨证论治】

一、辨证要点

性早熟的共有症状为第二性征提前出现,临床主要辨别其虚实。虚者为肾阴不足,阴阳失衡,相火偏亢,症见潮热盗汗、五心烦热、舌红少苔、脉细数。实者为肝郁化火,症见心烦易怒、胸闷叹息、舌红苔黄、脉弦细数。

二、治疗原则

性早熟治疗以滋阴降火,疏肝泻火为主要原则,所谓"壮水之主以制阳光";而肝郁气滞易化湿化火,应配合疏肝解郁、清利湿热之品,使阴阳平衡,冲任有节,气血调和,疾病可愈。

三、分证论治

1．阴虚火旺

证候 女孩乳房发育及月经提前来潮；男孩生殖器增大，有阴茎勃起。伴颧红潮热，盗汗，头晕，五心烦热，舌红少苔，脉细数。

证候分析 本证是临床最为常见的证候，系小儿肾阴肾阳失衡，肾阴不足，相火亢盛所致，临床以第二性征提前出现，兼阴虚火旺证为特点。

治法 滋补肾阴，清泻相火。

方药 知柏地黄丸加减。常用知母、生地、玄参、龟板滋阴降火；黄柏、龙胆草、牡丹皮清热泻火；泽泻、茯苓、山药健脾以滋肾。方中龙胆草应从小剂量开始，逐渐加量，以免过量克伐胃气。

加减 阴道分泌物多者加椿根皮、芡实健脾止带；阴道出血者加旱莲草、仙鹤草凉血止血；五心烦热者加竹叶、莲子心清心泻火；潮热盗汗者加地骨皮、白薇、五味子养阴敛汗。

2．肝郁化火

证候 女孩乳房及内外生殖器发育，月经来潮；男孩阴茎及睾丸增大，声音变低沉，面部痤疮，有阴茎勃起和射精。伴胸闷不舒或乳房胀痛，心烦易怒，嗳气叹息，舌红苔黄，脉弦细数。

证候分析 证属肝经郁滞，日久化火，致天癸早至，第二性征提前出现。足厥阴肝经循阴部，抵少腹，布胁肋，以胸闷不舒或乳房胀痛、嗳气叹息、急躁易怒为特征。

治法 疏肝解郁，清心泻火。

方药 丹栀逍遥散加减。常用柴胡、枳壳疏肝解郁；牡丹皮、栀子清血中之伏火；龙胆草、夏枯草泻肝经之实火，并可清下焦湿热；生地、当归、白芍养阴和血，以制肝火，祛邪而不伤正；甘草调和诸药。

加减 乳房胀痛者加香附、郁金、瓜蒌皮理气活血；带下色黄者，加黄柏、茵陈清利湿热。

四、中药成药

1．**知柏地黄丸** 每次 3～6g，每日 2～3 次。用于肝肾阴虚证。
2．**大补阴丸** 每次 3～6g，每日 2～3 次，用于阴虚火旺证。
3．**丹栀逍遥丸** 每次 3～6g，每日 2～3 次，用于肝郁化火证。

【其他疗法】

1. **耳针** 取内分泌、卵巢、睾丸、肝、肾点。用平补平泻法，不留针。每日 1 次，3 个月为 1 疗程。

2. **体针** 取三阴交、血海、肾俞、肝俞、太冲等。

【急危重症治疗】

一、药物治疗

本病治疗应依据病因而定。中枢性性早熟的治疗目的是控制或减缓第二性征发育，延缓性成熟过程；抑制性激素引起的骨成熟，防止骨骼早闭而致成人期矮身材；同步进行适当的心理和行为指导，以促使儿童健康成长。

1. **促性腺激素释放激素类似物** 按 0.1mg/kg 用药，每 4 周肌注 1 次。可改善最终身高。

2. **性腺激素** 环丙孕酮是 17 – 羟孕酮衍生物，不仅可阻断性激素受体，并可减少促性腺激素的释放，剂量为每日 70～150mg。环丙孕酮不能改善最终身高。

二、手术治疗

确诊性早熟是由于肿瘤引起者，应及早手术切除。

【预防与护理】

一、预　防

1. 幼儿及孕妇应慎用补品，禁止服用含有性激素类的滋补品，如人参蜂王浆、鹿茸、花粉等制剂，以预防假性性早熟的发生。

2. 发现患儿有第二性征发育的早期表现，要及时到医院接受正规检查治疗。

3. 不食用含生长激素合成饲料喂养的禽畜类食物。

4. 哺乳期妇女不服避孕药。

5. 不要给儿童使用含激素的护肤品。

二、护　理

1. 提醒家长要注意保护儿童，避免遭受凌辱，造成身心创伤。

2. 对患儿及家长要详细解释，说明特发性性早熟发生的原因，做好精神安慰，解除思想顾虑。

第七章

时行病证

第一节 麻 疹

麻疹是感受麻毒时邪所致的急性肺系时行病，临床以发热、咳嗽、流涕、泪水汪汪、全身发麻粒样大小的红色斑丘疹，早期出现麻疹黏膜斑为特征。本病一年四季均可发生，以冬春季为多见。特别是 6 个月以上，5 岁以下小儿更易罹患。传染性较强，由于合并症较多，以往病死率较高，被古代医家列为儿科四大要证之一。

我国自 20 世纪 60 年代普遍应用麻疹减毒活疫苗进行预防接种以来，麻疹发病率迅速下降，并有效控制了大范围流行，目前多为散发病例及小范围流行。临床表现呈非典型者相对较多，发病年龄有向两极分化的趋势。本病若能及时治疗，合理调护，疹点按期有序布发，则预后良好，患病后可获终身免疫。

我国南方地区称本病为痧、痧疹，北方地区称为疹子。西医学亦称为麻疹。

【病因病机】

麻疹的发病原因是感受麻毒时邪。其主要病变脏腑在肺脾。肺主气，司呼吸，外合皮毛，开窍于鼻；脾统血，主四肢肌肉，开窍于口。

麻毒时邪由口鼻而入，首先犯肺，肺卫失宣，故见发热、咳嗽、鼻塞、流涕等，此为疹前期；麻毒由肺及脾，郁阻于脾，正气奋起抗争，驱邪外泄，麻疹按序布发，透发全身，达于四末，此为出疹期；疹透之后，毒随疹泄，麻疹逐渐收没，热去津伤，肌肤失养脱屑，便进入恢复期。此为麻疹顺证的病机演变规律。

麻疹以外透为顺，内传为逆。若正虚不能托邪外泄，或因邪盛化火内陷，或治疗不当，或调护失宜，均可导致麻疹透发不顺，形成逆证、险证。若麻毒内归于肺，或复感外邪侵袭于肺，以致肺气腑郁，则形成麻毒闭肺证；麻毒循经夹痰上攻，痰热壅结，咽喉不利，则成麻毒攻喉证；麻毒炽盛，正气不支，内陷厥阴，蒙蔽心包，扰动肝风，则形成邪陷心肝证；若血分热毒炽盛，则皮肤可见紫红色斑丘疹，甚或融合成片等；若患儿正气不足，麻毒内陷，正不胜邪，阳气外脱，则可出现内闭外脱之险证。此外，麻毒移于大肠，可引起挟热下利；毒结阳明，可出现口疮、牙疳；迫血妄行，可导致清窍出血等。

【诊　断】

一、诊断要点

1. **接触史**　在流行季节，易感儿有麻疹接触史。

2. **麻疹分期**

（1）疹前期：疾病初起，可有发热，咳嗽，喷嚏，鼻塞流涕，泪水汪汪，畏光羞明。发热后 2~3 天，口腔两颊黏膜近臼齿处出现灰白色斑点，周围有红晕，称为"麻疹黏膜斑"，是早期诊断麻疹的重要依据。此斑在皮疹出现后即逐渐消失。

（2）出疹期：发热经过 3~4 天后，热盛出疹，皮疹按序透发：先见于耳后、颈部，24 小时内波及面部、躯干及上肢，于第 3 天皮疹累及下肢及足部，3~4 天出齐。皮疹初起为玫瑰红色斑丘疹，大小不等，稀疏分明，继而疹色加深，呈暗红色，按之不褪色，病情严重者，皮疹常融合，但疹间可见正常皮肤。此时患儿处于本病的极期，全身症状较前明显加重，常伴有高热、咳嗽、气急、呕吐、腹泻、嗜睡等症。

（3）收没期：出疹 3~4 天后，皮疹按出疹的先后顺序消退，体温开始下降，全身情况也随之好转。皮疹消退后出疹部位可见糠麸状脱屑，并留有棕褐色色素沉着，2~3 周后消失。

3. **实验室检查**

（1）血象：疹前期外周血白细胞总数正常或减少，中性粒细胞及淋巴细胞几乎相等。非典型麻疹患者，嗜酸性粒细胞增多。

（2）口腔黏膜或鼻咽拭子涂片：麻疹初期取患儿口腔黏膜或鼻咽拭子涂片，如找到多核巨细胞则有助诊断。

（3）病毒分离：早期病人鼻咽分泌物，血、尿标本组织培养可分离到麻疹病毒。

（4）血清学检查：非典型麻疹可在发病后 1 个月内作血清学检查，麻疹病毒特异性 IgM 和 IgG 抗体阳性，或双份血清抗体效价超过发病前 4 倍，有助于诊断。

根据疹前期卡他症状，口腔麻疹黏膜斑，皮疹形态和出现顺序，出疹与发热关系，退疹后皮肤脱屑及色素沉着等特点较易得出诊断。非典型病人难以确诊者，依赖于实验室检查。

二、非典型麻疹

1. **轻型麻疹**　多见于曾接种过麻疹疫苗或在潜伏期内曾接受过丙种球蛋白或成人全血注射者，或8个月以下从母体获得的抗体尚部分存在的婴儿。发热大多在39℃以下，眼结膜充血及上呼吸道症状轻，皮疹稀疏，麻疹黏膜斑不明显，病程1周左右，无并发症。

2. **重型麻疹**　多见于继发严重感染或原患有其他疾病，免疫力低下者。起病即呈现高热，且持续在40℃以上，全身及呼吸道症状重，甚至出现谵妄、惊厥、昏迷等。皮疹密集甚或融合成片，伴有黏膜出血现象，病程较长。若皮疹少，色暗淡，常为循环不良表现。

3. **无疹型麻疹**　注射过麻疹疫苗者可无典型黏膜斑和皮疹，甚至整个病程中无皮疹出现。此型诊断不易，只有依赖前驱症状和血清中麻疹抗体滴度增高才能确诊。

4. **异型麻疹**　多见于接种麻疹灭活疫苗后4~6年，再感染麻疹病毒者。表现为突然高热、头痛、肌痛，无麻疹黏膜斑；病后2~3天出疹，从四肢远端开始，渐扩散到躯干、面部，皮疹呈多形性；常伴四肢水肿；上呼吸道卡他症状不明显，但肺部可闻啰音；肝、脾均可肿大。此型麻疹病情较重，但呈自限型。其诊断依据为恢复期出现很高的麻疹血凝抑制抗体，但病毒分离阴性。

三、鉴别诊断

1. **感冒**　以发热、咳嗽、喷嚏、流涕为主症，3~5天左右身热退，全身皮肤无皮疹，口腔黏膜光滑。

2. **奶麻、风痧、丹痧**　出疹期应与奶麻、风痧、丹痧相鉴别（详见丹痧一节）。

【辨证论治】

一、辨证要点

麻疹的辨证，首要辨别顺证、逆证，以判断疾病的轻重和预后。顺证以身热不甚，咳无气促，皮疹依正常顺序出没，疹色红活，分布均匀，无并发症为特点。逆证指疹出不畅或出没先后无序，疹出即没；或暴出暴收，疹色紫暗，疹形粗大或呈斑块，稠密不匀，分布不均；或皮疹稀疏，疹色淡白；或皮疹隐没，面色苍白,四肢厥冷;或壮热持续,或当热不热,或身热骤降等。

此外,咳剧喘促、神昏肢搐等,为邪盛正衰之危候。当出现逆证时,进一步辨别其病位,有助于及时救治。如伴见咳喘神烦,呼吸急促,痰声辘辘,鼻翼煽动,口唇发绀,是为邪毒闭肺;如伴见咽红肿痛,呛咳气急,声音嘶哑,咳如犬吠,是为麻毒攻喉;如伴见神昏谵语,惊厥抽风,皮疹暴出,疹稠色暗,是为邪陷心肝;如伴见面色青灰,四肢厥冷,脉微欲绝,是为心阳虚衰,均属逆证险候。

二、治疗原则

古人有"麻为阳毒,以透为顺","麻不厌透","麻喜清凉","麻宜发表透达为先,形出毒解便无忧"等说法,故在麻毒未曾尽泄之前总以透疹为要。根据其病程特点,麻疹顺证的治则为透疹、清解、养阴。即疹前期以辛凉透表为主;出疹期重在清热解毒;收没期则甘凉养阴,清解余热。治疗时须注意透疹勿耗伤津液,清解勿过犯寒凉,养阴忌滋腻留邪。出现逆证者,又当结合他法以随证治之。除内服药物外,外治法亦能获效。

三、分证论治

(一)顺证

1.邪犯肺卫(疹前期)

证候 发热恶风,鼻塞流涕,喷嚏咳嗽,两目红赤,泪水汪汪,畏光羞明,神烦哭闹,纳减口干,小便短黄,或大便不调,发热2~3天在口腔颊部近臼齿处出现麻疹黏膜斑,周围红晕,舌苔薄白或微黄,脉浮数。

证候分析 本证属麻疹初期,从开始发热至出疹3天左右,又称初热期。起病较急,早期症状与感冒、咳嗽较难区别,但在流行季节及区域应高度警惕。麻疹黏膜斑的出现,是麻疹早期诊断的依据。如接种过麻疹减毒活疫苗而发病者,病情一般比较轻,症状不典型,病程亦较短。

治法 辛凉透表,清宣肺卫。

方药 宣毒发表汤加减。常用升麻解肌,透疹解毒;葛根解肌,透疹生津;荆芥、防风、薄荷疏风解表透疹;连翘清热解毒;前胡、牛蒡子、桔梗、甘草宣肺利咽止咳。

加减 高热无汗加浮萍、西河柳透疹散邪;咽喉肿痛加射干、马勃清利咽喉;夜卧不安,尿黄短少加竹叶、通草利尿清热;壮热阴伤者,加生地、玄参、石斛养阴清热;素体虚弱,无力透疹者,加党参、黄芪扶正透表;风寒外束,腠理开合失司，影响透疹者，加麻黄、细辛辛温透表；麻疹欲透未出者，可另加浮萍、芫荽煎水外洗。

2. 邪入肺胃（出疹期）

证候　壮热持续，起伏如潮，每潮一次，肤有微汗，烦躁不安，疹随外出，依序而现，疹点细小，由疏转密，稍觉凸起，触之碍手，疹色先鲜红后暗红，压之褪色，伴烦渴嗜睡，目赤多眵，咳嗽加剧，舌红苔黄，脉洪数。

证候分析　本证由麻疹初热期传入所致。由皮疹出现至疹点透齐 3 天左右，又称见形期。以麻毒外透，皮疹按序布发为特征。临床上皮疹的透发常与发热密切相关，热势多呈起伏，称为"潮热"，且发热常与微汗并见，皮疹又随潮热、汗出而透发。

治法　清热解毒，佐以透发。

方药　清解透表汤加减。常用金银花、连翘、桑叶、菊花辛凉清热解毒；西河柳、葛根、蝉蜕、牛蒡子发表透疹；升麻解毒透疹。

加减　咳嗽剧者，加黄芩、鱼腥草、桑白皮、杏仁清肺化痰止咳；壮热、面赤、烦躁者，加生石膏、知母、栀子、黄连清热泻火；疹点紫暗，融合成片者，加赤芍、丹皮、生地黄、紫草清热凉血；齿衄、鼻衄加藕节炭、仙鹤草、白茅根凉血止血；壮热不退，四肢抽搐，加寒水石、羚羊角粉、钩藤、蝉蜕清热息风；热盛伤阴，口渴咽干，舌绛，加生石斛、玄参、玉竹、天花粉清热养阴；低热，疹出不畅，或疹稀色淡者，为正气不足，加黄芪、太子参益气透疹。

3. 阴津耗伤（收没期）

证候　疹点出齐后，发热渐退，咳嗽渐减，胃纳增加，夜睡渐安，精神渐佳，疹点依次渐回，皮肤呈糠麸状脱屑，留有色素沉着，舌红少津，苔薄净，脉细数。

证候分析　本证从皮疹透齐至疹点收没约 3 天，临床见于麻疹顺证后期及非典型麻疹病例。邪毒已透，皮疹先出先没，依次渐回，发热已退，胃纳转佳，精神转安，脉静身凉，是为邪退正复的证候表现。

治法　养阴生津，清解余邪。

方药　沙参麦冬汤加减。常用沙参、麦冬、天花粉、玉竹滋养肺胃津液；桑叶清解余热；扁豆、甘草养胃益气。

加减　低热不退者，潮热盗汗，加银柴胡、地骨皮、白薇清退虚热；虚烦不安，难以入睡，加灯心草、莲子心、胡黄连清热除烦。纳谷不香，加谷芽、麦芽、鸡内金开胃消食；大便干结，加瓜蒌仁、火麻仁润肠通便。

（二）逆证

1. 麻毒闭肺

证候 高热不退，或疹点暴出，疹点密集，疹色紫暗，或疹点不多，或疹点早回，伴咳嗽气促，鼻煽紫绀，唇周发绀，或张口抬肩，不能平卧，喉间痰鸣，烦躁不宁，舌红苔黄，脉数。

证候分析 本证为麻疹逆变重证之一。以伴咳嗽气促、鼻煽紫绀为特点。麻毒郁肺，灼津成痰，闭阻肺窍，发为肺炎喘嗽。气滞则血瘀，故见疹点紫暗、唇周发绀、舌质红绛。若病情发展，正气衰败，易见心阳暴脱之危候。

治法 宣肺开闭，清热解毒。

方药 麻杏石甘汤加减。常用炙麻黄宣肺平喘；生石膏清泄肺胃之热以生津；杏仁止咳平喘；生甘草、芦根润肺止咳。

加减 咳剧痰多，痰稠色黄者，加浙贝母、竹沥、天竺黄清肺化痰，山栀、黄芩、鱼腥草清肺解毒；咳嗽喘促，加桑白皮、苏子、葶苈子降气平喘；疹点稠密，疹色紫暗，口唇紫绀者，加丹参、紫草、桃仁、红花活血化瘀；壮热气急，腹胀便秘者，加生大黄、玄明粉、黄连泻火通腑，急下存阴。

2. 麻毒攻喉

证候 身热不退，咽喉肿痛，声音嘶哑，咳声重浊，状如犬吠，喉间痰鸣，吞咽不利，饮水呛咳，甚则吸气困难，胸高胁陷，面唇紫绀，烦躁不安，舌质红，苔黄腻，脉滑数。

证候分析 本证为邪毒循经上攻，痰热互结，痹阻咽喉，为麻疹逆证之急重证。临床以麻疹疾病过程中出现咽喉肿痛，咳声重浊，状如犬吠，咽喉梗阻憋闷为特征。临证须防喉头梗阻、肺气闭塞之危候。

治法 清热解毒，利咽消肿。

方药 清咽下痰汤加减。常用玄参、射干、马勃、桔梗、甘草、牛蒡子宣肺肃气，清咽利喉；葶苈子泻肺行水；全瓜蒌、浙贝母化痰散结；金银花、板蓝根清热解毒；荆芥疏邪透疹。

加减 大便干结者，加生大黄、芒硝清热泻火通腑；咽喉肿痛甚者，加六神丸、清咽滴丸、咽立爽等清热利咽。若出现喉梗阻吸气困难时，应采取综合措施，必要时作气管切开。

3. 邪陷心肝

证候 疹点密集成片，色泽紫暗，伴高热不退，烦躁谵妄，甚则神昏抽搐，舌红绛，苔黄糙，脉数。

证候分析 本证为麻疹逆证中急危重证，临床以神昏谵语、四肢抽搐等症状为特征。邪毒炽盛，壅遏化火，引动肝风，发为抽搐；内陷心包，蒙闭清窍，则神昏、烦躁、谵妄。热毒入营动血，则皮疹稠密，聚集成片，疹色紫暗。若救治不及，抽搐不已，极易导致患儿死亡。

治法　清热解毒，息风开窍。

方药　羚角钩藤汤加减。常用羚羊角粉、钩藤、桑叶、菊花凉肝息风；茯神安神定志；竹茹、贝母化痰清心开窍；生地、白芍、生甘草凉血柔肝养筋。

加减　高热、神昏、抽搐者，加紫雪丹清热解毒，镇痉开窍；痰涎壅盛者，加石菖蒲、天竺黄、胆南星、鲜竹沥清热化痰开窍；大便干结者，加生大黄、芒硝清热通腑；若疹点骤没，面色青灰，汗出肢厥，为心阳虚脱，急宜独参汤或参附龙牡救逆汤以回阳救逆固脱。

四、中药成药

1. **大青叶合剂**　每次5～10ml，每日3次，用于疹前期和出疹期。
2. **板蓝根冲剂**　每次5～10g，每日2～3次，用于疹前期和出疹期。
3. **炎琥宁粉针剂**　每日5～10mg/kg，静脉滴注，用于疹前期和出疹期。
4. **喜炎平注射液**　每日5mg/kg，静脉滴注，用于疹前期和出疹期。
5. **清开灵注射液**　每日0.5～1ml/kg，静脉滴注，用于出疹期麻毒闭肺或麻毒攻喉及邪陷心肝者。

五、简易方药

1. 芫荽、浮萍各30g，水煎服。用于疹前期和出疹期。
2. 鲜芦根、葛根、鲜白茅根各30g，煎水代茶饮。用于出疹期。
3. 马蹄、红萝卜、芫荽各15g，煎水代茶饮。用于收没期。
4. 鲜芦根、鲜白茅根、鲜石斛各30g，水煎代茶饮。用于收没期。
5. 蒲公英、大青叶各500g，加工制成浓缩液75ml。每次3～5ml，每日3次用于麻毒闭肺证。
6. 芹菜（或芫荽菜）、粳米各50g，加水煮粥（先煮米成粥，再加芹菜或芫荽菜煮片刻），每日食1～2次，趁温食服。适用于出疹期，有助透疹。
7. 红白萝卜各50g，粳米50g，加水煮粥，每日食1～2次，适用于收没期，也可用于出疹期。
8. 甘蔗汁、西瓜汁各50ml，荸荠、白萝卜汁、梨汁各30ml，和匀，代茶饮，每日1～2剂，适用于出疹期和收没期。

【其他疗法】

一、外治疗法

1．麻黄 15g，芫荽 15g，浮萍 15g，黄酒 60ml 加水适量，煮沸，让水蒸气满布室内，再用毛巾蘸取温药液，包敷头部、胸背。用于麻疹初热期或出疹期，皮疹透发不畅者。

2．西河柳 30g，荆芥穗 15g，樱桃叶 15g。煎汤熏洗。用于麻疹初热期或出疹期，皮疹透发不畅者。

3．芫荽子（或新鲜茎叶）适量，加鲜葱、黄酒同煎取汁。乘热置于罩内熏蒸，然后擦洗全身，再覆被保暖，以取微汗。用于麻疹初热期或出疹期，皮疹透发不畅者。

4．苏叶、浮萍各 15g，西河柳、芫荽各 30g，加水煮沸，用毛巾蘸药液擦周身。用于出疹期，疹点透发不畅者。

5．葱白 30g 煎汤，趁热熏洗头面，用于出疹期。

6．生杏仁、生桃仁、生栀子各 15g，共研细末，用鸡蛋清调成糊状，敷胸部。用于邪陷心肝证。

二、推拿疗法

1．**疹前期** 推攒竹，分推坎宫，推太阳，擦迎香，按风池，清脾胃，清肺经，推上三关。

2．**出疹期** 拿风池，清脾胃，清肺经，清天河水，按揉二扇门，推天柱。

3．**收没期** 补脾胃，补肺经，揉中脘，揉脾俞、胃俞，揉足三里。

【急危重症治疗】

一、对症治疗

高热者，给予小量退热剂；烦躁不安者，可给予苯巴比妥类镇静剂；咳嗽剧烈者，给予镇咳祛痰剂；继发细菌感染者，给予相应的抗生素。

麻疹患儿对维生素 A 需要量大，世界卫生组织推荐，在维生素 A 缺乏症的麻疹患儿应补充维生素 A：1 岁以下，每日 10 万单位，年长儿每日 20 万单位，共两日；有维生素 A 缺乏症状者，1～4 周后应重复。

二、并发症治疗

出现并发症者，应积极治疗。并发喉炎者，给予蒸汽吸入稀释痰液，并选用抗生素；对重症病人可试用肾上腺皮质激素，以缓解喉头水肿，减少喉梗阻的发生；出现严重喉梗阻者，应及时行气管切开。并发肺炎、脑炎及心肌炎者，可参考有关章节处理。

【预防与护理】

一、预　防

1. 按计划接种麻疹减毒活疫苗。在流行期间有明显麻疹接触史者，应及时注射丙种球蛋白，并检疫观察 3 周。

2. 麻疹流行期间，避免去公共场所及探亲访友，减少感染机会。

3. 对麻疹患者应做到早诊断、早报告、早隔离、早治疗，患儿隔离至出疹后 5 天，并发肺炎者，延长隔离至出疹后 10 天。

4. 一般对接触者宜隔离观察 14 天，易感儿接触传染源后，应隔离观察 21 天，已进行免疫接种者观察 4 周。

二、护　理

1. 患者应卧床休息，居室空气要流通，保持适当温度和湿度，有畏光症状时室内光线要柔和，床铺被褥舒适柔软，环境安静。

2. 注意补充水分，饮食应清淡、易消化，出疹期忌油腻辛辣之品，收没期根据食欲逐渐增加营养丰富、易消化的食物。

3. 保持患者皮肤、黏膜清洁，勤换内衣，注意消毒。

4. 对患儿发病过程密切监护，细心对待每一证候，早发现，早治疗，有效防治病情进展。

第二节　奶　麻

奶麻是婴幼儿时期常见的出疹性疾病，临床以突然发热，持续 3~4 天后体温骤降，同时全身出现玫瑰红色小丘疹为特征。由于皮疹形似麻疹，多发生于婴幼儿，故中医学称为"奶麻"、"假麻"。本病一年四季均可发生，以冬春季节发病者居多。本病尤多见于 1 岁以下婴儿。患儿多能顺利出疹，极少有合并症，预后良好。病后可以获得持久免疫力，很少有第二次发病。

本病西医学称为幼儿急疹，是因感染人疱疹病毒 6 型所致，由于婴幼儿活动范围较小，故本病一般不会大范围流行。

【病因病机】

奶麻发病的原因为感受风热时邪。风热时邪由口鼻而入，侵袭肺卫，郁于肌表，与气血相搏，外泄肌肤所致。其主要病变在肺脾。由于邪易化热，故起病后迅速见到热郁肌表之证。但本病时邪毒势并非深重，且小儿正气充盛，化热之后，正气与时邪抗争，邪正相搏，肺胃热毒泄于肌肤，一般可从卫分而解，不致入里深入营血。

【诊　断】

1. 多发生于 2 岁以下的婴幼儿。

2. 起病急骤，常突然高热，持续 3～4 天后热退，但全身症状轻微。

3. 身热始退，或热退稍后，即出现玫瑰红色皮疹。

4. 皮疹以躯干、腰部、臀部为主，面部及肘、膝关节等处较少。皮疹出现 1～2 天后即消退，疹退后无脱屑及色素斑沉着。

5. 部分患儿可伴有轻度腹泻或出疹前烦躁，前囟饱满等表现。

6. 血白细胞总数偏低，分类以淋巴细胞为主。

【辨证论治】

一、辨证要点

本病以卫气营血辨证为纲，但病在卫分为主，可涉气分，一般不至深入营血。病初为邪郁肌表证，症见急起高热，持续 3～4 天，除发热外，全身症状轻微。发病 3～4 天后热退疹出可表现为毒透肌肤证。

二、治疗原则

治疗以解表清热为主。邪郁肌表者，治以疏风清热，宣透邪毒；热退疹出后，治以清热生津。

三、分证论治

1. 邪郁肌表

证候　骤发高热，持续 3 ~ 4 天，神情正常或稍有烦躁，饮食减少，或有囟填，或伴有腹泻，咽微红，舌质偏红，指纹浮紫。

证候分析　本证属奶麻常见证候。临床以突然出现高热（体温可达 39.5℃ ~ 40℃，甚至更高），持续 3 ~ 4 天，其他伴见症状不多为特点。

治法　解表清热。

方药　银翘散合养阴清肺汤加减。常用金银花、连翘透表解毒；薄荷、桑叶、菊花疏风清热；牛蒡子、桔梗、竹叶、板蓝根、甘草清热利咽。

加减　时邪夹寒郁表，发热恶寒，鼻塞流涕，加苏叶、防风解表散寒；壮热不退，烦躁不安，加栀子、蝉蜕清热除烦；热郁脾胃，时作呕恶，加竹茹、生姜和胃降逆；食欲不振，大便溏薄，加葛根、扁豆、焦山楂调脾止泻。

2. 毒透肌肤

证候　身热已退，肌肤出现玫瑰红色小丘疹，皮疹始见于躯干部，很快延及全身，经 1 ~ 2 天皮疹消退，轻度瘙痒，或有口干、纳差、腹泻，舌质偏红，苔薄少津，指纹淡紫。

证候分析　本证以身热骤降，皮疹透发为特点。气阴耗损者，可见皮肤干燥、口干多饮、食欲不振、舌红少津等症。

治法　清热生津。

方药　银翘散合养清肺汤加减。常用金银花、连翘、薄荷、大青叶疏风清热；桔梗、牛蒡子、生甘草清热利咽；生地、丹皮、玄参养阴生津。

加减　食欲不振，加鸡内金、麦芽健脾和胃；大便干硬，加火麻仁、瓜蒌仁润肠通便；大便稀溏者，加藿香、荷叶、葛根、白扁豆芳香醒脾，升阳益津。

四、中药成药

1. **小儿热速清口服液**　每次 5 ~ 10ml，每日 3 ~ 4 次。用于邪郁肌表证。
2. **银黄口服液**　每次 5 ~ 10ml，每日 2 ~ 3 次。用于邪郁肌表证。
3. **大青叶合剂**　每次 5 ~ 10ml，每日 2 ~ 3 次。用于邪郁肌表证。

五、简易方药

1. 芫荽根 3 ~ 5 个，萝卜 100g，葱白 2 ~ 3 段，冰糖适量，水煎代茶饮。用于邪郁肌表证。
2. 鲜芦根 100g，水煎代茶饮。用于邪郁肌表证。

【预防与护理】

一、预防

1. 隔离患儿，至出疹后 5 天。
2. 在婴幼儿集体场所，如托儿所、幼儿园等，如发现可疑患儿，应隔离观察 7～10 天。

二、护理

1. 患病期间宜安静休息，注意避风寒，防感冒。
2. 饮食宜清淡，容易消化，忌油腻，多饮水。

第三节　风　痧

　　风痧是感受风热时邪引起的出疹性时行病，临床以发热，全身皮肤出现细沙样淡红色斑丘疹及耳后、枕部、颈部淋巴结肿大为特征。本病一年四季均可发生，以冬春季发病率最高。多见于 5 岁以下小儿，在托幼场所可发生流行。本病全身症状轻，病程短，临床很少有合并症的发生，故被称之为"皮肤小疾"。本病预后一般良好，患病后可获持久免疫力，但是，孕妇在妊娠 3 个月内患本病，风热时邪可通过胎盘传给胎儿，导致流产、死胎，或引起各种先天性缺陷，称为"先天性风疹综合征"。因此，须特别重视防止孕期感染。

　　本病西医学称为风疹，是感受风疹病毒引起的呼吸道传染病。

【病因病机】

　　风痧的发病原因是感受风热时邪，病位主要在肺卫。主要病机是邪毒与气血相搏，外泄肌肤。

　　肺主皮毛，开窍于鼻，属卫司表。风热时邪从口鼻而入，郁于肺卫，蕴于肌腠，与气血相搏，正邪相争，邪毒外泄于肌肤故发皮疹。本病邪轻病浅，一般只伤及肺卫，故见发热、咳嗽、流涕、疹色淡红、分布均匀等，邪泄之后能迅速康复。

　　若邪毒炽盛，内传入里，燔灼气营，或迫伤营血，则见高热烦渴、疹色鲜红或紫暗、疹点密集；邪毒与气血相搏，阻滞于少阳经络，则耳后及枕部臖核肿大。由于本病病邪轻浅，多数病情不重，只要治疗及时，多能祛邪而安，一般不会导致邪陷心肝或内闭外脱等严重变证。

【诊　断】

一、诊断要点

1. 本病流行期间，患儿有风痧接触史。

2. 初期类似感冒，病程较短，多数为 3～4 天，有低热或中度发热，轻咳、咽痛、流涕，或轻度呕吐、腹泻等。耳后、枕部及颈部淋巴结肿大。

3. 多数病人发热 1～2 天后出疹，皮疹呈多形性，多为散在红色斑丘疹，也可呈大片皮肤发红或针尖状猩红热样皮疹。先见于面部，24 小时内波及全身，常常是面部皮疹消退而下肢皮疹方现，一般历时 3 天，发热渐退，皮疹逐渐隐没，部分患儿疹退后可留有脱屑，但无色素沉着。

4. 血白细胞总数减少，分类淋巴细胞相对增多，可见异型淋巴细胞。

5. 患儿咽部分泌物及血清中可分离出病毒。孕妇原发感染风疹病毒后，可采取羊水、胎盘绒毛或胎儿活检组织进行病毒分离和鉴定。

二、先天性风疹综合征诊断标准

1. 典型先天性缺陷如白内障、青光眼、心脏病、听力丧失、色素性视网膜炎等。

2. 实验室分离到病毒、或检出风疹 IgM 抗体、或血凝抑制滴度持续增高等。如未见畸形而仅有实验室证据，称为先天性风疹感染。

三、鉴别诊断

1. **药物疹**　药物疹有用药易致药物过敏史，皮疹形态不一，无淋巴结肿大。

2. **肠道病毒感染伴皮疹**　常有呼吸道或消化道症状表现，亦无淋巴结肿大，临床表现类似轻型麻疹或轻型猩红热，血清学有助于鉴别。

【辨证论治】

一、辨证要点

本病按卫气营血辨证，可分轻、重。轻者微发热，神情安宁，疹色淡红，分布均匀，病程在 3～4 天之内者为轻证，病在肺卫；重者壮热烦渴，疹色鲜红或紫暗，分布密集，出疹持续 5～7 天始见消退，病程较长者，病在气营。

二、治疗原则

风疹治疗以疏风清热解毒为基本原则。轻者治以疏风清热透疹;重者治以清气凉营解毒。

三、分证论治

1. 邪郁肺卫

证候　发热恶风,喷嚏流涕,轻微咳嗽,胃纳欠佳,精神倦怠,发热1~2天后出现皮疹,先起于头面、躯干,随即遍及四肢,疹色淡红,稀疏细小,分布均匀,微有痒感,耳后、枕后及颈部臀核肿大触痛,舌尖红,苔薄黄,脉浮数。

证候分析　本证起病较急,以低热、疹点稀疏细小、耳后及枕部臀核肿大触痛为特征,全身症状不重。风疹患儿绝大多数属于此证。

治法　疏风清热,解表透疹。

方药　银翘散加减。常用金银花、连翘、竹叶清热解表;牛蒡子疏风清热;桔梗、甘草宣肺止咳;荆芥、薄荷、淡豆豉疏风解表,使邪热由肌表透泄。

加减　耳后、枕后及颈部淋巴结肿大疼痛者,加蒲公英、夏枯草清热解毒散结;咽喉肿痛者,加大青叶、板蓝根清热解毒利咽;皮肤瘙痒者,加赤芍、丹皮、紫草、蝉蜕凉血祛风止痒。

2. 邪热炽盛

证候　壮热口渴,烦躁不宁,疹色鲜红或紫暗,疹点较密,甚至可见皮疹融合成片,小便短赤,大便秘结,舌质红,苔黄糙,脉洪数。

证候分析　本证以壮热烦躁、疹点密集、色鲜红或紫暗为特点。重症患儿可引起心悸、邪陷心肝等变证。

治法　清热解毒,凉血透疹。

方药　透疹凉解汤加减。常用桑叶、薄荷、牛蒡子、蝉蜕疏风清热,透疹达邪;连翘、黄芩、紫花地丁清热解毒,清气泄热;赤芍、紫草凉营活血,透热转气。

加减　高热不退者,加黄芩、生石膏清热泻火;口渴甚者,加天花粉、鲜芦根清热生津;大便秘结者,加生大黄、芒硝泻下通腑;疹色紫暗密集者,加生地黄、丹皮、紫草清热凉血透疹。

四、中药成药

1. **大青叶合剂**　每次5~10ml,每日3次。用于邪郁肺卫证。
2. **三九感冒灵颗粒**　每次1/2~1包,每日3次。用于邪郁肺卫证。

3. **板蓝根冲剂** 每次 1/2~1 包，每日 3 次。用于邪郁肺卫证。

4. **小儿羚羊散** 1 岁每次 0.25g、2 岁每次 0.375g、3 岁每次 0.5g，每日 3 次。用于邪热炽盛证。

5. **清开灵注射液** 每日 0.5~1ml/kg，加入 10% 葡萄糖 1~250ml 中静脉滴注。用于邪热炽盛证。

6. **炎琥宁粉针剂** 每日 5~10mg/kg，加入 10% 葡萄糖 1~250ml 中静脉滴注。用于邪热炽盛证。

五、简易方药

1. 板蓝根 30g，僵蚕 10g，甘草 10g。煎水代茶饮。用于邪犯肺卫证，肌肤瘙痒不安者。

2. 鲜芦根 100g，浮萍 15g，水煎代茶饮。适用于邪犯肺卫证，肌肤瘙痒不安者。

【其他疗法】

一、外治疗法

1. 花生油 50g，煮沸后稍冷加入薄荷叶 30g，完全冷却后过滤去渣。外涂皮肤瘙痒处。

2. 黄连 10g，冰片 1g，以凉开水 500ml 浸泡 24 小时。外涂皮肤瘙痒处。

二、饮食疗法

桑叶 10g，粳米 50g。先将桑叶加水煎煮，去渣取药液，另将粳米煮成粥后再加桑叶药液，再煮数沸即可，每日温食 2~3 次，直至痊愈。用于邪犯肺卫证。

【预防与护理】

一、预 防

1. 对儿童及易感育龄妇女，可接种风疹减毒活疫苗，对已确诊为风疹的早期孕妇，应考虑终止妊娠。

2. 发现风疹病儿，应立即隔离，隔离至出疹后 5 天。孕妇在妊娠 3 个月内应避免与风疹病人接触，若有接触者可于接触 5 天内注射丙种球蛋白，可减轻症状或阻止发病。

3. 风疹流行期间，不带易感儿童去公共场所，避免与风疹患儿接触。

二、护 理

1. 患儿应卧床休息，不宜外出，防止交叉感染。饮食宜富于营养和容易消化，供给足够水分，保持室内适宜温、湿度及清洁，防止继发感染。

2. 一般可不必采取隔离措施，但在易感儿群集的地方，则须适当隔离，可隔离至出疹后 5 天。

3. 高热者可给予物理降温或药物降温。

4. 皮肤瘙痒者，不要用手挠抓，防止损伤皮肤导致感染。衣服宜柔软宽松。

第四节　丹　痧

丹痧是因感受痧毒疫疬之邪引起的急性时行疾病，又称"疫痧"、"疫疹"、"烂喉丹痧"。临床以发热，咽喉肿痛或伴腐烂，全身布发猩红色皮疹，疹后脱屑脱皮为特征。本病一年四季都可发生，但以冬春两季为多。任何年龄都可发病，3~8 岁儿童发病率较高，特别易发生于托幼机构及小学。本病在建国前曾有较高的病死率，目前因诊断、治疗及时，一般预后良好，病死率也已下降到 1% 以下。绝大多数患儿临床表现不典型，但也有少数病例可并发心悸、水肿、痹证等疾病。

西医学称本病为猩红热，是感受 A 族 β 型溶血性链球菌引起的急性呼吸道传染病。

【病因病机】

本病的主要发病原因为外感痧毒疫邪，病变部位在肺胃二经，如高锦庭在《疡科心得得集·卷上·辨烂喉丹痧顺逆论》指出："夫烂候丹痧者，系天行疫疬之毒，故长幼传染者多，外从口鼻而入，内从肺胃而发。"

病之初起，痧毒疫邪由肺卫而入，邪郁肌表，正邪相争，故见恶寒发热等肺卫表证；咽喉为肺胃之门户，咽通于胃，喉通于肺，疫邪化火入里，蕴于肺胃，邪热蒸腾，上攻咽喉，则见咽喉糜烂、红肿疼痛；肺主皮毛，胃主肌肉，疫邪外泄肌表，则发为猩红色皮疹；热毒化火，由气分而内传营血，气营两燔则见皮疹红艳如丹，壮热烦渴；舌为心之苗，疫毒化火，内归于心，心火上炎，阴液耗灼，则舌生红刺，光净无苔，状如草莓。若疫毒炽盛，化火入里，燔灼气营，或内迫营血，则痧疹密布，融合成片，色泽紫暗或有瘀点，并同时伴有壮热烦渴、嗜睡萎靡等症。痧毒之病，以外透为顺，内陷为逆，若邪毒内陷，闭阻心包则神昏谵语，扰动肝风则壮热痉厥。

本病若治疗得当，痧毒随疹透，常于后期表现肺胃阴伤证候。若失治误治，邪热久稽，余毒留滞，则可变生他证。如邪毒留滞心脉，耗气伤阴，心失所养，则心悸气短、脉结代；若热毒流窜，留滞筋脉关节，则关节肿痛；热毒内归，留滞三焦，肺脾肾三脏功能失调，三焦不畅，水湿代谢障碍，外溢肌肤，则为水肿、小便不利等症。

【诊　断】

一、诊断要点

1. **接触史**　有与猩红热病人接触史。潜伏期为 1～7 天，一般 2～3 天。

2. **临床分期**。

（1）前驱期：一般不超过 24 小时。起病急骤，高热，畏寒，咽痛，吞咽时加剧。伴头痛，呕吐，厌食，烦躁不安等症。咽及扁桃体有脓性渗出物。软腭充血，有细小红疹或出血点，称为"黏膜内疹"，每先于皮疹出现。

（2）出疹期：多发热 24 小时内开始出疹，皮疹始于耳后、颈部及上胸部，很快由上而下遍及全身。典型皮疹为均匀分布的弥漫充血性针尖大小的丘疹，呈鸡皮样，皮疹密集，用手指按压皮疹，皮疹色退，暂呈苍白，10 余秒后又恢复原状，称"贫血性皮肤划痕"。起病 4～5 天时，白苔脱落，舌面光滑鲜红，舌乳头红肿突起，称"红草莓舌"。颈前淋巴结肿大压痛。面部潮红，不见皮疹，口唇周围苍白，形成"环口苍白圈"。皮肤皱折处如腋窝、肘窝、腹股沟等处，皮疹密集且可有皮下出血而呈紫色线状折痕，称为帕氏线。在皮疹旺盛期，于腹部、手足皮肤上可见到粟状小疱疹。出疹期间继续发热，待皮疹遍及全身后，体温逐渐下降。

（3）恢复期：多数情况下，皮疹于 48 小时达高峰，然后按出疹顺序开始消退，2～3 天内退尽，体温降至正常，病情好转。皮疹消退后 1 周，先从脸部开始脱皮，常为糠屑样脱皮，渐及躯干，最后四肢，手掌和足底可见大片脱皮。脱皮的程度与发疹的轻重有关，脱皮时间最长者可达 6 周，脱皮后无色素沉着。

3. **实验室检查**　周围血象白细胞总数及中性粒细胞增高；咽拭子细菌培养可分离出 A 族 β 型溶血性链球菌；抗"O"增高；尿常规异常等。

二、病情分型

1. **轻型**　近年较多，仅有低热、咽痛等，症状轻，皮疹少而色淡，消退较快，脱屑较轻，无杨梅舌。

2．**普通型**　比较多见，临床症状典型，病程大约 1 周。

3．**重型**　现已罕见。可分为中毒型和脓毒型两类。中毒型为严重的红疹毒素引起，病势凶险，发展快，体温在 40℃ 以上，头痛、呕吐严重，可出现意识不清，并可发生中毒性休克及中毒性心肌炎，皮疹明显，病程短于 3 天，多数患者死亡；脓毒型咽炎严重，多有化脓和坏死表现，甚至引起败血症。

4．**外科型**　极为少见。皮疹先在伤口周围出现，然后波及全身。咽部炎症不明显，症状轻。

三、鉴别诊断

本病应注意与麻疹、奶麻、风痧鉴别（表 7－1）。

表 7－1　　　　　　　　　　麻疹、奶麻、风痧、丹痧鉴别诊断

病　名	麻疹	奶麻	风痧	丹痧
潜伏期	6～21 天	7～17 天	5～25 天	1～7 天
初期症状	发热，咳嗽，流涕，泪水汪汪	突然高热，一般情况好	发热，咳嗽，流涕，枕部淋巴结肿大	发热，咽喉红肿，化脓疼痛
出疹与发热的关系	发热 3～4 天出疹，出疹时发热更高	发热 3～4 天出疹，热退疹出	发热 1/2～1 天出疹	发热数小时至 1 天出疹，出疹时高热
特殊体征	麻疹黏膜斑	无	无	环口苍白圈，草莓舌，帕氏线
皮疹特点	玫瑰色斑丘疹自耳后发际→额面、颈部→躯干→四肢，3 天左右出齐。疹退后遗留棕色色素斑、糠麸样脱屑	玫瑰色斑疹或斑丘疹，较麻疹细小，发疹无一定顺序，24 小时布满全身，疹出后 1～2 天消退。疹退后无色素沉着，无脱屑	玫瑰色细小斑丘疹自头面→躯干→四肢。疹退后无色素沉着，无脱屑	细小红色丘疹，皮肤猩红，自颈、腋下、腹股沟处开始，2～3 天遍布全身。疹退后无色素沉着，有大片脱皮
周围血象	白细胞总数下降，淋巴细胞升高	白细胞总数下降，淋巴细胞升高	白细胞总数下降，淋巴细胞升高	白细胞总数升高，中性粒细胞升高

【辨证论治】

一、辨证要点

丹痧以卫气营血为主要辨证方法，其病期与证候有一定的联系，前驱期属邪侵肺卫证，以发热、恶寒、咽喉肿痛、痧疹隐现为主症；出疹期属毒炽气营证，以壮热口渴、咽喉糜烂有白腐、皮疹猩红如丹或紫暗、舌光红为主症；恢复期属疹后阴伤证，以口渴唇燥、皮肤脱屑、舌红少津为主症。

其次应分清轻重、常证变证：疹色鲜红，疹点外达，发热有汗者为轻、常证；若疹隐不透，壮热无汗，伴有神昏、喉烂气秽者为重；若疹虽透，色紫暗夹有瘀点，伴神昏谵语者，为变证。

二、治疗原则

治疗本病，以清热解毒、清利咽喉为基本法则，结合邪之所在而辨证论治。病初时邪在表，宜辛凉宣透，清热利咽；出疹期毒在气营，宜清气凉营，泻火解毒；恢复期疹后伤阴，宜养阴生津。若并发心悸、痹证、水肿等病证，则参照有关病证的辨证治疗。

三、分证论治

1. 邪侵肺卫

证候　发热骤起，头痛畏寒，肌肤无汗，咽喉红肿疼痛，常影响吞咽，皮肤潮红，痧疹隐隐，舌质红，苔薄白或薄黄，脉浮数有力。

证候分析　本证见于起病之初，为时较短。以发热，咽喉红肿疼痛，皮肤潮红，痧疹隐现为特征。

治法　辛凉宣透，清热利咽。

方药　解肌透痧汤加减。常用桔梗、甘草、射干、牛蒡子、前胡清热解毒，宣肺利咽；荆芥、蝉蜕、僵蚕、浮萍、淡豆豉、葛根解肌透表，宣畅腠理；金银花、连翘、大青叶清热解毒。

加减　乳蛾红肿赤烂严重者，加马勃、山豆根、蚤休、板蓝根清咽解毒；颈部瘰核肿痛者，加夏枯草、浙贝母、紫花地丁清热软坚化痰；汗出不畅者，加防风、紫苏、薄荷祛风发表；口渴甚，加天花粉、芦根、生石膏清热生津止渴；腹胀大便不通，加大黄、芒硝、槟榔通腑行气导滞。

2. 毒炽气营

证候　壮热不解，烦满面赤，咽喉肿痛，伴有糜烂白腐，皮疹密布，如朱如丹，甚则色紫暗，疹由颈、胸开始，继而弥漫全身，压之褪色。严重者烦躁谵妄，或神昏抽搐。见疹后的 1～2 天舌苔黄糙、舌质起红刺，3～4 天后舌苔剥脱，舌面光红起刺，状如草莓，脉数有力。

证候分析 本证见于丹痧的极期或重症，由邪侵肺卫证转化而成。临床以壮热不退、皮疹如丹、甚或紫暗、舌质红绛为特征，为邪热炽盛之象；严重者谵妄、神昏、抽搐，是热陷心肝之象。

治法 清气凉营，泻火解毒。

方药 凉营清气汤加减。常用水牛角、赤芍、丹皮、生石膏清气凉营；黄连、黄芩、连翘、板蓝根泻火解毒；生地、石斛、芦根、玄参清热护阴生津。

加减 咽喉红肿腐烂明显者，加射干、马勃、蚤休、板蓝根清热解毒利咽；丹痧布而不透，壮热无汗者，加淡豆豉、浮萍发表透邪；腹胀、便秘、口渴者，加生大黄、玄明粉、知母、玄参通腑泻火，护阴生津；若邪毒内陷心肝，出现神昏、抽搐等症，可选紫雪丹、安宫牛黄丸、神犀丹等清心开窍。

3. 疹后阴伤

证候 丹痧布齐后 1～2 天，身热渐退，咽部糜烂疼痛减轻，或见低热盗汗，皮肤干燥，虚烦口干唇燥，或伴有干咳，食欲不振，大便偏干，舌红少津，苔少或苔剥脱，脉细数。约 1 周后可见皮肤脱屑、脱皮。

证候分析 本证见于痧毒外透之后，以口干唇燥，皮肤干燥脱屑，舌红少津为特征。除阴虚症状外，尚有咽喉不利、干咳少痰、或食欲不振、大便干结等肺胃余热之症。

治法 养阴生津，清热润喉。

方药 沙参麦冬汤加减。常用沙参、麦冬、玉竹清润燥热而滋养肺胃之阴液；天花粉生津止渴；甘草清火和中；扁豆健脾和胃；桑叶清疏肺中燥热。

加减 低热不退，盗汗明显，加青蒿、银柴胡、地骨皮、白薇清解虚热护阴；口干咽痛、舌红少津明显者，加玄参、桔梗、芦根、石斛以养阴清热润喉；大便秘结难解，可加知母、火麻仁、瓜蒌仁清肠润燥；低热不清者，加地骨皮、银柴胡、鲜生地以清热；干咳、咽喉不利，加桑白皮、川贝母、炙枇杷叶清肺润燥化痰；食欲不振，加石斛、玉竹、生谷麦芽、生山楂益阴开胃生津。

四、中药成药

1. 清开灵注射液 每日 0.5～1ml/kg，加入 10% 葡萄糖注射液 100～250ml 中，静脉滴注。用于毒炽气营证及热陷厥阴证。

2. 五福化毒丸 每次 1 丸，每日 2 次。用于毒炽气营证。

3. 锡类散 取药少许吹喉中，每日 3 次。用于咽喉肿痛。

4. **冰硼散或双料喉风散** 取药少许吹喉中，每日 3 次。用于咽喉肿痛、溃烂。

5. **西瓜霜** 取药少许吹喉中，每日 3 次。用于咽喉肿痛、溃烂。

6. **清咽滴丸** 每次 2~6 粒含服，每日 3 次。用于咽喉肿痛、溃烂。

7. **炎琥宁注射液** 每日 5~10mg/kg，加入 10% 葡萄糖注射液 100~250ml 中，静脉滴注。用于毒炽气营证。

五、简易方药

1. 土牛膝、板蓝根各 30g，水煎服，每日 1 剂。用于咽喉肿痛。
2. 穿心莲 30g，甘草 15g，水煎服，每日 1 剂。用于咽喉肿痛。
3. 紫草、车前草各 15~30g，水煎服，每日 1 剂。用于疹色紫暗。
4. 黄芩 15g，穿心莲 15g，水煎服，每日 1 剂。用于毒炽气营证。
5. 青黛、儿茶各 10g，煎浓汁，含服。用于咽喉赤肿溃烂。

【其他疗法】

一、饮食疗法

1. 生橄榄 7 枚，萝卜 250g，水煎代茶饮。用于咽喉肿痛。
2. 用鲜马齿苋 30~60g，捣汁或水煎，酌加白糖或蜂蜜调服。用于毒炽气营证。
3. 梨汁、荸荠汁、甘蔗汁、藕汁适量和匀，每日 1~2 次，连服 3~5 天。用于疹后伤阴证。
4. 绿豆 50g，加水两碗煮沸后，再煮半小时，取汁一碗，再加薄荷 3g，共煮 5 分钟，滤渣，频频饮用。用于毒炽气营证。
5. 鲜荸荠、白萝卜各榨汁 100ml，混匀，分次服，每日 3~4 次。或红萝卜、鲜荸荠各 250g，煎汤代茶，频频饮用。用于疹后伤阴证。
6. 生梨汁、西瓜汁、菠萝汁、金银花露，酌情选用。用于疹后伤阴证。

二、针灸疗法

取风池、天柱、合谷、曲池、少商、膈俞、血海、三阴交。用泻法，每日 1 次。

咽喉肿痛者，实热证以大肠、肺、胃经取穴，可选翳风、合谷，或少商、尺泽、合谷、陷谷、或少商（或商阳，或委中）三棱针刺出血；阴虚证以肾经取穴，可选太溪、照海、鱼际，便秘加丰隆。

【预防与护理】

一、预 防

1. 发现猩红热病人应及时隔离治疗 6～7 天，直至临床症状消失，咽拭子培养链球菌阴性时，无并发症出现。对密切接触的易感人员应隔离 7～12 天。

2. 对病人的分泌物和污染物及时消毒处理，接触病人应戴口罩。流行期间，小儿尽量勿去公共场所，并随时戴口罩。

3. 对密切接触病人的易感儿童，可服用板蓝根等清热解毒中药煎剂或成药，也可用黄连素（1：1000）喷咽部。如出现咽炎或扁桃体炎时，应该隔离患儿，应用青霉素治疗 3～5 天。

二、护 理

1. 急性期卧床休息，注意居室空气流通，防止继发感染。

2. 供给充足的营养和水分，饮食以清淡易消化流质或半流质为主。

3. 忌食辛香炙煿之物如牛羊肉、狗肉、辣椒、孜然、五香粉等；忌食过咸及刺激性强食物如咸鱼、咖啡、冷饮、薯片等；忌食热性水果如荔枝、龙眼、樱桃等。

4. 注意皮肤与口腔的清洁卫生。皮肤瘙痒者不可抓挠，脱皮时不可撕扯，以防继发感染。

第五节 水 痘

水痘是由感受时行邪毒引起的急性出疹性疾病，临床以发热、皮肤和黏膜相继出现斑疹、丘疹、水疱疹、结痂为主要特征。因其疱疹内含水液，形态椭圆，状如豆粒，故称为水痘，又称为水花、水疱、水疮。本病一年四季均可发病，冬春季节发病率较高，任何年龄小儿都可能发病，以 6～9 岁小儿为发病高峰，有文献报道，90% 水痘患儿的发病年龄小于 10 岁。本病传染性很强，在集体儿童机构中易造成流行，一般预后良好，愈后皮肤不留瘢痕，病后可获得持久免疫力。

本病西医学也称为水痘，是感受水痘 - 带状疱疹病毒而致的呼吸道传染病。

【病因病机】

本病的发生为感受时行邪毒所致。病位主要在肺脾，涉及心肝。其基本病机是邪郁肺脾，与内湿相搏。

1. 邪伤肺卫　时行邪毒从口鼻而入，蕴郁于肺。肺司宣肃，外邪袭肺，肺卫为邪所伤，宣降失常，则致发热、流涕、咳嗽；病邪深入，郁于肺脾，肺主皮毛，脾主肌肉，正气抗邪外出，时邪挟湿透于肌表，正盛邪轻，则水痘稀疏、疹色红润、疱浆清亮，随后湿毒清解，疱疹结痂向愈。

2. 毒炽气营　若小儿素体虚弱，或由于感邪较重，调护不当，邪盛正衰，致邪毒炽盛，内犯气营。气分热盛，致壮热、烦躁、口渴、面红目赤；毒传营分，与内湿相搏，外透肌表，则致水痘密集、疹色暗紫、疱浆混浊。

感受水痘时邪后，若邪毒炽盛，毒热化火，邪毒内陷，可出现壮热不退、神志模糊，甚至昏迷、抽搐等症，此为邪毒内陷心肝之变证。若邪毒内犯，闭阻于肺，肺失宣肃，可出现高热、咳嗽不爽、气喘、鼻煽、口唇青紫等变证。

【诊　断】

一、诊断要点

1. 起病 2 ~ 3 周前有水痘接触史。

2. 初起有发热、咳嗽、流涕等症。发病的 1 ~ 2 天内开始出疹，疱疹呈椭圆形，内含水液，周围红晕，常伴瘙痒，结痂后不留瘢痕。皮疹分批出现，首见于躯干和头部，随后延及面部和四肢，在同一时期丘疹、水疱疹、结痂并见。

3. 血白细胞总数大多正常，偶有轻度增多。

4. 用抗膜抗原荧光试验、免疫粘附血凝试验，或酶联免疫吸附试验检测抗体，在出疹 1 ~ 4 天后即可出现，2 ~ 3 周后滴度增加 4 倍以上即可确诊。刮取新鲜水疱基底物，用瑞氏染色找到多核巨细胞和核内包涵体，可供快速诊断。

二、鉴别诊断

1. **脓疱疮**　多发生于夏季，皮疹呈离心性分布，多见于头面部和肢体暴露部位，为脓性疱疹，疱液混浊，经搔抓脓液流溢蔓延而传播。疱液可培养出细菌。

2. **丘疹样荨麻疹**　为婴幼儿过敏性皮肤病，皮疹为红色丘疹，形态多样，顶部有小疱疹，皮厚坚实，不易破，不结痂，瘙痒重，四肢多见，易反复发作。

3. **手足口病**　多发生于夏秋季节，临床以手足掌跖、臀及口腔疱疹，或伴发热为特征。

【辨证论治】

一、辨证要点

本病辨证重在辨卫分、气分、营分。凡痘疹小而稀疏,色红润,疱浆清亮,根脚红晕不著,或伴有微热、流涕、咳嗽等症,为病在卫分;若水痘邪毒较重,痘疹大而稠密,颜色紫暗,疱浆混浊,根脚红晕显著,伴有烦躁、高热等症,为病在气分、营分,病重者易出现邪陷心肝,邪毒闭肺之变证。

二、治疗原则

水痘的治疗,以清热解毒利湿为基本法则。轻者以肺卫受邪为主,治以疏风清热解毒,佐以利湿;重者气营受累,治以清热凉营,解毒渗湿。若出现邪陷心肝,邪毒闭肺的变证,当分别治以清热解毒,镇惊开窍,开肺化痰之法。

三、分证论治

1. 邪伤肺卫

证候 发热轻微,或无热,鼻塞流涕,喷嚏,起病 1～2 天内出现皮疹,疱疹稀疏,疹色红润,疱浆清亮,根盘红晕不著,分布以躯干为多,舌苔薄白,脉浮数。

证候分析 本证全身症状不重,以轻微发热,流涕,皮疹稀疏,疹色红润,疱浆清亮为特征。

治法 疏风清热,利湿解毒。

方药 银翘散加减。常用金银花、连翘、竹叶清热解毒;薄荷辛凉解表;牛蒡子、桔梗宣肺利咽;车前子、六一散清热利湿。

加减 咽痛加板蓝根、射干、僵蚕清热解毒利咽;咳嗽有痰加杏仁、浙贝母宣肺化痰;皮肤瘙痒加蝉蜕、荆芥穗、地肤子祛风止痒。

2. 邪炽气营

证候 壮热不解,烦躁不安,口渴欲饮,面红目赤,皮疹分布较密,颜色紫暗,疱浆混浊,甚至可见出血性皮疹,紫癜,大便干结,小便短黄,舌质红绛,苔黄糙而干,脉洪数有力。

证候分析 本证以壮热烦躁,面红目赤,疹色紫暗,疱浆混浊,疹点密布为特征。气分热重者,烦热口渴,舌苔黄糙;营分热重者疹色紫暗出血,舌质绛。

治法 清气凉营,解毒化湿。

方药 清胃解毒汤加减。常用牡丹皮、生地清热凉营;黄连、黄芩清热解毒；生石膏清气分热；紫草凉血透疹；竹叶、滑石清热化湿。

加减　唇燥口干，津液耗伤者，加麦冬、芦根养阴生津；口疮、大便干结者加大黄、全瓜蒌通腑泻火。

疾病过程中，出现壮热不退、神志模糊、口渴烦躁，甚至昏迷、抽搐等，是邪毒内陷心肝之变证，病情危急，应积极抢救。可予清瘟败毒饮加减，并吞服紫雪丹、安宫牛黄丸、至宝丹等镇痉开窍之品。出现高热，咳嗽不爽，气喘，鼻煽，口唇青紫等邪毒闭肺之变证时，可予麻杏石甘汤加减。

四、中药成药

1. **板蓝根颗粒**　每次5～10g。每日2～3次。用于邪伤肺卫证。
2. **银翘解毒丸**　每次3～6g，每日2次。用于邪伤肺卫证。
3. **清开灵颗粒**　每次1包，每日2～3次。用于邪炽气营证。
4. **至宝丹**　每次1～3g，每日1～2次。用于邪陷心肝之变证。
5. **小儿清肺颗粒**　每次3～6g，每日2次。用于邪毒闭肺之变证。

五、简易方药

1. 金银花20g，甘草3g，水煎服，每日1剂。用于邪伤肺卫证。
2. 芦根60g，野菊花10g，水煎服，每日1剂。用于邪伤肺卫证。
3. 腊梅花10g，紫花地丁15g，黄花地丁15g，茯苓10g，水煎服，每日1剂。用于邪炽气营证。

【其他疗法】

一、外治疗法

1. 青黛散撒布患处，或用麻油调敷，每日1～2次。用于水痘疱疹破溃者。
2. 苦参30g，芒硝30g，浮萍15g，煎水外洗，每日2次。用于水痘皮疹较密，瘙痒明显者。
3. 冰硼散、锡类散、珠黄散，任选1种，吹口，每日2～3次。用于口内黏膜水疱破溃成溃疡者。

二、饮食疗法

1. 金银花10g，用水煎汁，去渣后入粳米50g煮粥，分次服，每日1剂，疗程3～5天。用于邪伤肺卫。
2. 胡萝卜50～100g，洗净，切成薄片，和粳米50g一起加水煮粥分次服，每日 1 剂。用于邪伤肺卫。

3. 淡竹叶 20g，洗净切碎，水煎汁，去渣后加粟米 50g 煮粥分次服，每日 1 剂，疗程 3～5 天。用于邪伤肺卫。

【预防与护理】

一、预 防

1. 本病流行期间，勿带小儿去公共场所。

2. 隔离水痘病儿至疱疹全部结痂为止。有接触史的易感儿童可立即给予水痘减毒活疫苗预防发病，并检疫 3 周。

3. 对细胞免疫缺陷，使用大剂量肾上腺皮质激素或免疫抑制剂的患儿，在接触水痘 72 小时内可肌内注射水痘－带状疱疹免疫球蛋白，以起到预防作用。

4. 易感孕妇在早期接触水痘者亦应给予水痘－带状疱疹免疫球蛋白被动免疫。如患水痘，终止妊娠是最佳选择。

5. 对已被水痘患儿污染的被服及用具，应采用暴晒、煮沸、紫外线灯照射等方法进行消毒。

二、护 理

1. 室内空气要流通，注意避风寒，防止复感外邪。

2. 饮食易于消化，供给足够水分，忌食油腻、辛辣食品。

3. 保持皮肤清洁，勤换内衣，剪短手指甲，婴幼儿可戴并指手套，以免抓伤皮肤，抓破疱疹，减少继发感染。

4. 对长期使用肾上腺皮质激素或免疫抑制剂治疗的患儿，若发生水痘，应立即将肾上腺皮质激素或免疫抑制剂减量或停止应用。有白血病、风湿热或肾病综合征的患儿，应根据原发病的病情，决定是否减量或停药。

5. 对水痘伴发热的患儿，不可使用水杨酸制剂，以免发生瑞氏综合征。

第六节 手足口病

手足口病是感受风热时邪引起的出疹性疾病，临床以手足肌肤、口咽部发生疱疹为主要特征。本病全年均可发生，但以夏秋季节多见。本病好发于 5 岁以下小儿，传染性强，易引起流行。预后一般较好，极少数重症患儿可合并心肌炎、脑炎、脑膜炎等，甚则危及生命。

本病中医古籍中没有相应的病名，近年来文献报道中医学治疗本病的方法较多，采用解毒化湿为主，佐以疏风、清热、凉血，或益气养阴法治疗，可明显减轻症状，缩短病程，减少并发症的发生。

【病因病机】

引起手足口病的病因为感受风热时邪，其主要病变部位在肺脾二经。

风热时邪疫毒从口鼻而入，内侵肺脾。肺主皮毛，开窍于鼻，属卫司表，为水之上源；脾主四肢肌肉，司运化，开窍于口，为水谷之海。邪毒犯肺，肺气失宣，卫阳被遏，犯脾则脾气失健，胃失和降，临床可见发热、咳嗽、流涕、口痛、纳差、恶心、呕吐、泄泻等症；邪毒蕴郁，气化失司，水湿与毒相搏，外透肌表，则发疱疹。

感邪轻者，疱疹仅现于手足肌肤及口咽部，分布稀疏，无明显全身症状；若感邪较重，则疱疹波及四肢、臀部、分布稠密，全身症状较重，若邪毒炽盛，内陷厥阴，可出现神昏、抽搐等。也有因邪毒犯心，气阴耗损，而见心悸、胸闷、气短者。甚至阴损及阳，心阳欲脱，可危及生命。

【诊　断】

一、诊断要点

1. 发病前 1～2 周有手足口病接触史。

2. 潜伏期 2～7 天，初期一般表现为发热，体温多在 38℃ 左右，很少超过 39℃，可伴有咳嗽、流涕、头痛、口痛、纳差、恶心、呕吐等症。

3. 口腔及手足部发生疱疹。口腔疱疹多发生在硬腭、牙龈、颊部、唇内及舌部，为粟米大小的红色疱疹，周围绕有红晕，疱疹破溃后形成溃疡，患儿自觉疼痛较剧，致使吞咽困难及流涎，常表现烦躁、哭闹、拒食等。皮疹呈离心性分布，好发于手掌、足底，少数患儿也可在肘、腕、臀、膝、踝等部位见到，但躯干及颜面部极少。皮疹先为玫瑰色红斑，斑丘疹，继可变成疱疹，疱疹显圆形或椭圆形扁平凸起，如米粒至豌豆大小，质地较硬，多不破溃，内有混浊液体，周围绕以红晕，数目不等。疱疹一般在 7～10 天消退，退后无瘢痕及色素沉着。

4. 血白细胞计数正常，淋巴细胞和单核细胞比值相对增多。

二、鉴别诊断

1. **水痘**　为感受水痘病毒所致。疱疹比手足口病稍大，呈向心性分布，以躯干、头面部多，四肢少，疱壁薄，易破溃结痂，且以同一时期、同一皮损区斑丘疹、疱疹、结痂并见为特点。

2. **疱疹性咽峡炎** 由感染柯萨奇病毒引起，起病常突发高热、流涕、口腔疼痛、拒食，可见口腔后部软腭、悬雍垂、舌腭弓、扁桃体及咽后壁出现灰白色小疱疹，1～2天内疱疹破溃形成溃疡，颌下淋巴结可肿大，但很少累及颊黏膜、舌、牙龈等以及口腔以外部位皮肤。

【辨证论治】

一、辨证要点

手足口病以脏腑辨证为纲，根据病程、发病情况及临床伴随症状区分轻证、重证。病程短，疱疹仅现于手掌足底及口腔部，疹色红润，稀疏散在，根盘红晕不著，疱浆清亮，全身症状不著，属轻证；若病程长，疱疹除手足掌心及口腔外，四肢、臀部等其他部位亦可累及，疹色紫暗，分布稠密，根盘红晕显著，疱浆混浊，全身症状重，甚而出现邪陷厥阴、邪毒犯心等证候，属重证。

二、治疗原则

手足口病的治疗，以清热解毒祛湿为原则。轻证治以宣肺解表、清热化湿；重证宜分清湿重、热重。偏湿重，则治以利湿化湿为主，佐以清热解毒；偏热重者，虽以寒凉清热解毒为主，但应中病即止，以免损脾伤胃。若出现邪毒内陷或邪毒犯心者，当配伍镇痉开窍、益气养阴、活血化瘀等法。

三、分证论治

1. 邪犯肺脾

证候 轻微发热或不发热，或流涕咳嗽，纳差恶心，呕吐泄泻，1～2天或同时出现口腔内疱疹，破溃后形成溃疡，随之手足心出现米粒大至豌豆大斑丘疹，迅速转为疱疹，分布稀疏，疹色红润，根盘红晕不著，疱液清亮，舌质红，苔薄黄腻，脉浮数。

证候分析 本证为手足口病轻证，除手足肌肤、口腔疱疹外，以全身症状不著为特征。若高热或身热持续，易转为重证。

治法 宣肺解毒，清热化湿。

方药 甘露消毒丹加减。常用茵陈、滑石清热利湿；白蔻仁、藿香、石菖蒲芳香化湿；金银花、连翘、黄芩、薄荷清热解毒，宣肺透表；板蓝根、射干、浙贝母解毒利咽，化痰止咳。

加减 高热加柴胡、葛根解肌退热；肌肤痒甚加蝉蜕、白鲜皮祛风止痒；恶心呕吐加竹茹、苏梗和胃降逆；泄泻加泽泻、苡仁祛湿止泻。

2．湿热蒸盛

证候　持续发热，烦躁口渴，大便秘结，小便黄赤，手足、口部及四肢、臀部疱疹，痛痒剧烈，甚而拒食，疱疹分布稠密，或成簇出现，色泽紫暗，根盘红晕显著，疱液混浊，舌质红绛，苔黄厚腻或黄燥，脉滑数。

证候分析　本证为手足口病重证，多见于感邪较重或年幼者，以手足、口部及四肢、臀部疱疹，伴全身热毒症状明显为特征。偏湿重者，口苦而黏，低热起伏，皮肤疱疹显著，瘙痒不适；偏热重者，高热不退，口渴引饮，口腔溃疡明显。若失于调治，可出现邪毒内陷，或邪毒犯心等变证。

治法　清热凉营，解毒祛湿。

方药　清瘟败毒饮加减。常用生石膏、知母清气泄热；黄连、黄芩、栀子、连翘清热解毒祛湿；赤芍、丹皮凉血清热；板蓝根、大青叶、紫草解毒透疹。

加减　大便秘结加生大黄、玄明粉泻热通便；口渴喜饮加麦冬、芦根养阴生津；烦躁不安加淡豆豉、莲子心清心除烦。

邪毒炽盛，内陷厥阴，见壮热、神昏、抽搐者，可口服或鼻饲安宫牛黄丸或紫雪丹；邪毒犯心，见心悸、胸闷、气短者，参照病毒性心肌炎治疗。

四、中药成药

1．**清热解毒口服液**　每次 5 ~ 10ml，每日 2 ~ 3 次。用于邪犯肺脾证。
2．**清胃黄连丸**　每次 1 丸，每日 2 次。用于湿热蒸盛证。
3．**板蓝根冲剂**　每次 1 包，每日 3 次。用于预防。

【其他疗法】

1．金黄散、青黛散，任选一种，麻油调敷于手足患处，每日 2 次。用于各个证型。

2．西瓜霜、冰硼散、珠黄散，任选一种涂搽口腔患处，每日 2 次。用于各个证型。

3．用吴茱萸研末，与面粉调醋做成 1 元硬币大小药饼，贴在脚底涌泉穴，睡前贴上，晨起撕掉，用以缩短口腔溃疡病程。

【预防与护理】

一、预　防

1．流行期间，尽可能少带孩子到公共场所，发现疑似病人，及时隔离，做到早发现，早治疗，早隔离，对密切接触者，应隔离观察 7 ~ 10 天，并给板蓝根颗粒冲服。

2. 搞好个人卫生，饭前便后洗手，对被污染的日常用品、食具等应及时消毒，衣物置阳光下曝晒，室内保持通风换气。

3. 注意饮食起居，饭食营养均衡，防止过度疲劳，降低抵抗力。

二、护 理

1. 注意防止挠抓疱疹，以防皮肤溃破感染，如破溃者，可用金黄散或青黛散麻油调敷。

2. 宜给高蛋白、高维生素、营养丰富易消化的流质或半流质饮食，多饮开水，进食前可先漱口，以减少食物对口腔的刺激。

3. 密切观察病情变化，及早发现邪毒内陷及邪毒犯心等并发症。

第七节　痄　腮

痄腮是感受风温邪毒引起的急性时行病，以发热、耳下腮部漫肿疼痛为临床主要特征。由于痄腮腮部肿胀如蛙腹，或如鸬鹚颈部，古人称"蛤蟆瘟"、"鸬鹚瘟"等。本病一年四季都有发生，但以冬春季节为多见，学龄儿童发病率较高，感染后可获持久的免疫力。本病大多预后良好，少数患儿由于邪毒炽盛，可见邪陷心肝之变证，部分年长儿还会因毒窜睾腹出现少腹疼痛、睾丸肿痛等症。

本病西医学称为流行性腮腺炎，是由流行性腮腺炎病毒引起的急性呼吸道传染病。

【病因病机】

痄腮发病的原因是感受风温邪毒，病变部位在足少阳胆经和足厥阴肝经，主要病机为邪毒从口鼻而入，壅阻足少阳经脉，与气血相搏，凝滞于耳下腮部。正如《疮疡经验全书·痄腮毒》所言："此毒受在牙根耳聤，通过肝肾气血不流，壅滞颊腮，此是风毒证。"

1. **邪犯少阳**　时邪从口鼻而入，侵犯足少阳胆经，足少阳胆经起于目外眦，上行至头角，下耳后，绕耳而行，邪毒循经上攻腮颊。与气血相搏，凝滞于耳下腮部，气滞血郁，则见腮部肿胀疼痛；邪毒郁于肌表，则致发热恶寒；邪毒郁阻经脉，则关节不利，致咀嚼不便；邪毒上扰清阳，则头痛；邪毒内扰脾胃，则致纳差、恶心、呕吐。

2. **热毒壅盛** 邪毒壅盛于少阳经脉，循经上攻腮颊。气血凝滞不通，则致腮部肿胀疼痛、坚硬拒按、张口咀嚼不便；热毒炽盛，则高热不退；邪热扰心，则烦躁不安；热毒内扰脾胃，则致纳少、呕吐；热邪伤津，则致口渴欲饮、尿少而黄。

足少阳胆经与足厥阴肝经相表里，经脉相连，气血相通，病则相互传变，邪毒滞留可传入足厥阴肝经。足厥阴肝经循少腹，络阴器，邪毒窜入睾腹，蕴结不散，可见睾丸肿胀、疼痛，或少腹疼痛等证，此为毒窜睾腹之变证。若热毒炽盛，邪盛正衰，邪陷厥阴，扰动肝风，蒙蔽心包，可见高热、抽搐、昏迷等症，此为邪陷心肝之变证。肝经热毒壅滞乘脾，还可出现上腹疼痛、恶心呕吐等症。

【诊　断】

一、诊断要点

1. 多在冬春季节，常为易感儿童，发病前2~3周有流行性腮腺炎接触史。
2. 初起常有发热，1~2天后，热度增高，耳下腮部肿胀，通常腮肿先见于一侧，继而波及另一侧，也有两侧同时肿大或始终限于一侧者，腮腺肿大以耳垂为中心，漫肿，边缘不清楚，表皮不红，触之微热并有轻压痛及弹性感。腮腺管口红肿。
3. 可并发脑膜脑炎、睾丸炎、卵巢炎、胰腺炎、心肌炎等。
4. 血象检查：血白细胞总数正常或偏低，淋巴细胞相对增多。继发细菌感染者血白细胞总数及中性粒细胞均增高。
5. 血清和尿淀粉酶测定：血清及尿中淀粉酶活性增高，与腮腺肿胀相平行，2周左右恢复至正常。
6. 病原学检查：从患儿唾液、脑脊液、尿或血中可分离出流行性腮腺炎病毒。用补体结合试验或ELISA法检测抗V（Virus）和抗S（Soluble）两种抗体，S抗体在疾病早期的阳性率为75%，可作为近期感染的证据，6~12个月逐渐下降消失，病后2年达最低水平并持续存在。

二、鉴别诊断

1. **发颐（化脓性腮腺炎）** 常继发于其他热病之后，腮腺肿大多为一侧，多次复发，表皮泛红，疼痛剧烈，拒按，按压腮部可见腮腺管口有脓液溢出，无传染性。血白细胞总数及中性粒细胞增高。
2. **其他病毒性腮腺炎** 流感病毒、副流感病毒、巨细胞包涵体病毒、腺病毒等都可引起腮腺肿大，初步鉴别可参考流行病学史及临床伴随症状，最终鉴别方法是进行病原学及血清学检查。

3. **局部淋巴结炎**　在颈前、耳前、颌下部位发生的局部淋巴结炎，常有头面部、咽部、扁桃体、牙齿等原发病变，肿大不是以耳垂为中心，质地坚硬、边缘清楚，可有局部红肿热痛、化脓，腮腺管口无红肿，血白细胞总数和中性粒细胞可有明显增多。

【辨证论治】

一、辨证要点

本病以经络辨证为主，同时辨常证、变证。仅见耳下腮部肿痛，无神志障碍及抽搐，无睾丸肿痛或少腹疼痛为常证，病在少阳经为主；睾丸肿痛、少腹或上腹疼痛，恶心呕吐，高热不退，神昏抽搐，多为变证，病在少阳、厥阴二经。

二、治疗原则

痄腮的治疗，以清热解毒、软坚散结为基本法则。邪犯少阳证治以疏风清热，散结消肿；热毒壅盛证治以清热解毒，软坚散结。变证邪陷心肝证治以清热解毒，息风开窍；毒窜睾腹证治以清肝泻火，活血止痛。治疗过程中应结合外治疗法，有助于腮部肿胀的消退。

三、分证论治

（一）常证

1. 邪犯少阳

证候　轻微发热恶寒，或头痛、咽痛，一侧或两侧耳下腮部漫肿疼痛，张口不利，咀嚼不便，舌质红，苔薄白或薄黄，脉浮数。

证候分析　本证的特征是轻微发热，耳下腮部漫肿疼痛，咀嚼不便，全身症状不重。

治法　疏风清热，散结消肿。

方药　柴胡葛根汤加减。常用柴胡、黄芩清利少阳；石膏、连翘清热解毒；牛蒡子、桔梗清热利咽；天花粉清热生津消肿；板蓝根清解温毒；夏枯草清肝火，散结消肿；僵蚕祛风通络散结。

加减　本证也可用银翘散加减治疗。热甚加生石膏清热；咽喉肿痛加射干、玄参、甘草清热利咽；纳少呕吐加竹茹清热和胃；发热恶寒加白芷、苏叶疏风解表；咳嗽痰黏加前胡、浙贝母宣肺化痰止咳。

2．热毒壅盛

证候 高热不退，一侧或两侧耳下腮部肿胀疼痛，坚硬拒按，张口咀嚼困难，或烦躁不安，头痛，咽红肿痛，口渴欲饮，大便秘结，尿少而黄，舌质红，苔黄，脉滑数。

证候分析 本证以耳下腮部肿胀疼痛，坚硬拒按，张口咀嚼困难，伴高热、烦躁、口渴、头痛为特征。本证易产生变证。

治法 清热解毒，软坚散结。

方药 普济消毒饮加减。常用黄芩、黄连、连翘、板蓝根清热解毒；牛蒡子、薄荷疏散风热；玄参、马勃、桔梗、甘草清解咽喉；僵蚕解毒通络，化痰散结。

加减 壮热口渴者，加生石膏、知母清气分之热；腮部肿胀，加夏枯草、蒲公英软坚散结；大便秘结加大黄、玄明粉通腑泄热。

（二）变证

1．邪陷心肝

证候 在腮肿的同时，高热不退，烦躁不安，头痛项强，呕吐，嗜睡神昏，四肢抽搐，舌质红，苔黄，脉滑数。

证候分析 本证以持续高热，耳下腮部肿胀，同时见神昏嗜睡、头痛项强、恶心呕吐、反复抽搐为特征，是痄腮的变证。

治法 清热解毒，息风开窍。

方药 清瘟败毒饮加减。常用水牛角、生地、生石膏、丹皮、赤芍清热凉营；栀子、黄连、连翘、生甘草清热解毒。竹叶、玄参、芦根清热生津；钩藤、僵蚕平肝息风。

加减 高热，神昏，抽搐者，可配合用安宫牛黄丸、紫雪丹、至宝丹清热凉营，息风开窍。

2．毒窜睾腹

证候 腮肿渐消，一侧或双侧睾丸肿胀疼痛，或少腹疼痛，痛时拒按，质红，苔黄，脉弦数。

证候分析 本证多发生于青春期患儿，以腮肿渐消，睾丸肿胀疼痛，或脘腹、少腹疼痛为特征。

治法 清肝泻火，活血止痛。

方药 龙胆泻肝汤加减。常用龙胆草泻肝胆实火；山楂、黄芩清热泻火；柴胡、川楝子疏肝利胆；荔枝核、延胡索理气止痛；桃仁、赤芍活血消肿。

加减　睾丸肿大明显者加青皮、莪术理气消肿；腹胀便秘者加生大黄、枳壳、木香理气通腑。

四、中药成药

1. **板蓝根冲剂**　每次 1 包，每日 3 次。用于邪犯少阳证。
2. **赛金化毒散**　每次 0.25～0.5g，每日 2 次。用于热毒壅盛证。
3. **安宫牛黄散**　每次 0.3～0.6g，每日 1～2 次。用于邪陷心肝证。

五、简易方药

1. 夏枯草、板蓝根各 15g，水煎服，每日 1 剂，连服 3～4 天。用于邪犯少阳证。
2. 蒲公英、紫花地丁各 30g，水煎服，每日 1 剂，连服 3～4 天。用于邪犯少阳证。
3. 野菊花 15g，水煎代茶饮，每日 1 剂，连服 1 周。用于邪犯少阳证。
4. 贯众 6g，板蓝根 9g，甘草 3g，水煎服，每日 1 剂，连服 3 天。用于预防。

【其他疗法】

一、外治疗法

1. 青黛散 2g，醋或清水调成糊状，外敷患处。每日 2～3 次。
2. 如意金黄散，适量以醋、蛋清或茶水调匀外敷患处，每日 1～2 次。用于腮部肿痛。
3. 玉枢丹（紫金锭），每次 0.5～1.5g，以醋或水调匀，外敷患处，每日 2 次。用于腮部肿痛。
4. 新鲜仙人掌 1 块，去刺、洗净后捣泥或切成薄片，外敷患处，每日 2 次。用于腮部肿痛。
5. 天花粉、绿豆粉各等分，研为细末，加入冷开水调成糊状，外敷患处，每日 3～4 次。用于腮部肿痛。
6. 赤小豆 30g，大黄 25g，共研细末，鸡蛋清适量，调成糊状，涂患腮，干则再涂，不拘次数。用于腮部肿痛。
7. 鲜败酱草，每次 50g，煎汤熏洗患处，每日 2 次，用于腮部肿痛及毒窜睾腹之变证。

二、饮食疗法

1. 赤小豆 30g，粳米 50g，先用砂罐将赤小豆煮烂，然后和米同煮粥，日食 1~2 次，连食至病愈。

2. 菊花 5g，粳米 50g，先将菊花拣净杂质，风干，研为细末。待粳米粥临熟时调入，再煮数沸，日食 2~3 次至病愈。

3. 金银花 10g，粳米 50g，先将金银花用水煎汁。去渣后入粳米煮粥，酌加盐调味，每日 1~2 次至病愈。

三、针灸疗法

取穴：翳风、合谷、颊车、外关。高热配曲池、大椎，睾丸肿痛配太冲、血海、三阴交。用泻法，强刺激，每日 1 次。用于腮部肿痛及毒窜睾腹之变证。

四、推拿疗法

分阴阳，推三关，退六腑，推脾士，运太阳，运八卦，揉内劳宫，拿合谷，掐揉风池，掐五指节，每日推拿 1 次，重者推拿 2 次。

五、激光疗法

用氦氖激光照射少商、合谷、阿是穴。每穴照射 5~10 分钟，每日 1 次，连用 3~5 天。用于腮部肿痛。

【预防与护理】

一、预防

1. 痄腮流行期间，易感儿应少去公共场所，避免感染。

2. 发现患儿应及时隔离治疗直至腮肿完全消退。有接触史的易感儿童应留观 3 周，可用板蓝根 15~30g 煎服，或服板蓝根冲剂。每次 1 包，每日 3 次，连服 3~5 天。

3. 未曾患过本病儿童可给予腮腺炎免疫 γ 球蛋白。

4. 生后 14 个月可给予减毒腮腺炎疫苗进行预防。

二、护　理

1. 发病期间隔离治疗，患儿的衣被用具等物品均应煮沸消毒。居室用食醋加水熏蒸，每次 30 分钟，每日 1 次，进行空气消毒。

2. 应卧床休息至热退，有睾丸炎者适当延长卧床时间。

3. 睾丸肿大痛甚者，可局部冷敷，并应用丁字带将肿大的睾丸托起，以减轻疼痛。

第八节　小儿暑温

小儿暑温是感受暑温邪毒引起的危重时行疾病，临床以高热、惊厥、昏迷为特征。本病经蚊虫叮咬感染传播，多发于夏秋季。人群普遍易感，10 岁以下小儿容易发病，尤以 2 ~ 6 岁高发。小儿暑温发病突然，变化迅速，病程中可发生内闭外脱，呼吸不整而猝然变险，病死率高，重症常因高热不退，持续抽搐，深度昏迷而留有严重后遗症，导致终身残疾。自 20 世纪 70 年代后期广泛使用乙脑疫苗接种以来，没有发生全国性的大流行，但每年仍有局部区域的暴发流行。

小儿暑温以其临床证候特点又有"暑风"、"暑痉"、"暑厥"等病证名。暑风者，手足搐搦而动；暑痉者，项强、角弓反张；暑厥者，手足逆冷。

本病西医学称为流行性乙型脑炎，是由流行性乙型脑炎病毒引起的一种中枢神经系统的急性传染病。

【病因病机】

本病病因为感受暑温邪毒，暑为火热之邪，其性酷烈，多径入气分而发病。暑邪又最易耗气伤津，故每见暑邪内陷营血之证。此外，暑多夹湿，多见留恋气分三焦之证。后期气阴亏损，而见正虚邪恋之证。一般来说，本病急性期按照温病卫、气、营、血传变规律发展变化，但由于传变迅猛，卫、气、营、血的界限常混淆不清，多表现为卫气同病、气营同病、营血同病。暑温时邪最易化火、生风、炼液成痰，其主要病理变化，从急性期到恢复期、后遗症期，都围绕热、痰、风演变与转化。主要病变脏腑，急性期在心、肝、肺、胃，恢复期及后遗症期在肝、脾、肾。

1. **卫气营血传变**　小儿脏腑柔嫩，肌肤薄弱，容易感受暑温时邪而发病。暑温时邪由皮毛而入，病在卫分，首先犯肺，表热蒸盛，肌表不宣，见发热恶寒、头痛项强。正胜邪退，邪从表透，不再内传，此为轻证。邪正相争，正不压邪，暑邪由表入里，传入气分，肺热燔炽，胃气上逆，症见壮热无汗或少汗、头痛剧烈、呕吐频繁、嗜睡或烦躁不宁、四肢抽搐。暑邪进一步侵入营分，则暮热早凉、神识昏迷、四肢抽搐、厥逆。再传血分，伤津劫液，耗血动血，昏不知人，舌质绛干，吐衄出血，甚至出现呼吸不畅，内闭外脱。暑温时邪邪毒炽盛，势如奔马，既病之后传变迅速，卫、气、营、血传变并不遵从"卫之后，方言气；营之后，方言血"的一般温病传变规律。往往卫表未解，气热已炽；气热方燔，营分已灼；营热正盛，血分已伤。

2. 热痰风演变 本病性属阳热，常见惊风证候，其病变机理，自始至终，不离热、痰、风的演变。急性期以高热、抽风、昏迷为主症，是热、痰、风的典型证候。热证，在病初为卫表郁热，继而内犯为里热，循气、营、血分传变；痰证，因热炼津液而生，无形之痰蒙蔽心神，有形之痰壅于肺咽；风证，外风初郁于表，继则因邪热化火动风，邪陷心肝生风。急性期热、痰、风三者并非分别为病，而是相合肆虐，如《幼科铁镜·阐明发惊之由兼详治惊之法》所说："惊生于心，痰生于脾，风生于肝，热出于肺，此一定之理也。热盛生风，风盛生痰，痰盛生惊，此贼邪逆克必至之势。"急性期过后，邪势虽减，而气阴耗伤，证候转为以虚为主或虚中夹实，但仍不离热证、痰证、风证之候。恢复期、后遗症期之热证，由于热伤阴液而内生虚热，或卫阳亏损，营阴失藏，营卫不合而生热；痰证由于急性期痰蕴未消，热未清者痰火内扰，热已消者痰浊内蒙；风证或因风窜络脉气血痹阻，或因热伤气阴血燥风动。

【诊 断】

一、诊断要点

1. 有明显的季节性，发生在 7、8、9 三月。多发生于 10 岁以下儿童。

2. 起病大多急骤，高热，伴有头痛，喷射状呕吐，嗜睡，发热 2~3 天后出现昏迷、抽风、呼吸微弱、肢冷、脉细微等危候。

3. 神经系统检查：患儿肌张力增强，有不同程度的脑膜刺激征及锥体束征。

4. 实验室检查：①外周血白细胞计数：病初多在（10~20）×10⁹/L，中性粒细胞增至 80% 以上，嗜酸性粒细胞减少。②脑脊液：早期压力增高，白细胞计数多在（50~500）×10⁶/L，少数可达 1000×10⁶/L 以上，白细胞分类计数在病初 5 日内以中性粒细胞为主，以后以淋巴细胞为主。蛋白轻度增高，糖、氯化物正常。③血清学检查：单份血清特异性 IgM 抗体阳性或双份血清特异性 IgG 抗体呈 4 倍或 4 倍以上升高。

具备以下任何一项可明确诊断：①一个月内未接种过乙脑疫苗，血或脑脊液中抗乙脑 IgM 抗体阳性。②恢复期血清中乙脑 IgG 抗体或中和抗体滴度比急性期有 4 倍或以上增高，或急性期乙脑 IgG 抗体阴性，恢复期阳性。③脑脊液或血清或脑组织分离乙脑病毒阳性。

二、分 期

1. 初热期（初期） 病程第1～3天，相当于病毒血证期。起病急骤，高热、头痛、嗜睡、呕吐、食欲不振、精神萎靡、易激惹、惊跳、凝视等。

2. 极期 病程第4～10天，病情进一步加重，持续高热，意识障碍加深，甚则昏迷、抽风，浅反射消失，肌张力增强，脑膜刺激征，颅内压增高征（剧烈头痛、喷射性呕吐、面色苍白、血压升高、烦躁、意识障碍、肌张力增高等）、锥体束征。重症者可出现脑疝、呼吸衰竭、循环衰竭。

3. 恢复期 病程第7～11天起体温渐降，各种神经、精神症状逐渐好转，一般病例在2周后恢复正常。部分严重病例恢复较慢，一般在3～6个月内恢复。

4. 后遗症期 少数重症患者在发病半年后，仍留有意识障碍、痴呆、失语、瘫痪等神经精神症状，称为后遗症。

三、分 型

1. 轻型 发热38℃～39℃，头痛及呕吐不重，轻度嗜睡，但神志始终清楚，无抽搐，病程5～7天，无恢复期症状。

2. 普通型 发热39℃～40℃，常有烦躁、昏睡、浅昏迷，可有短暂惊厥，脑膜刺激征及锥体束征明显，浅反射消失，病程7～14天，恢复期大多无神经精神症状。

3. 重型 发热40℃以上，昏迷，反复或持续惊厥，浅反射消失，腱反射亢进或消失，脑膜刺激征明显，锥体束征阳性，颅内压增高症状明显，病程2～4周以上，恢复期多有明显的神经精神症状，有时可有后遗症。

4. 极重型 包括暴发型，发热急剧上升到40℃～41℃以上，反复或持续抽搐，深度昏迷，多在2～5天内出现脑疝、呼吸衰竭而死亡，少数伴有循环衰竭，幸存者常留下严重的后遗症。

四、鉴别诊断

1. 中毒型菌痢（疫毒痢） 起病暴急，突然高热、神昏、抽搐，常出现循环衰竭，作肛门指诊或冷盐水灌肠检查大便可有脓血，大便培养可见痢疾杆菌，脑脊液检查无异常。

2. 其他病毒性脑炎 肠道病毒、腮腺炎病毒、单纯疱疹等病毒引起的脑炎，神经系统临床表现与小儿暑温表现相似，通过实验室检查才能确诊。

【辨证论治】

一、辨证要点

小儿暑温属急性热病，邪盛毒炽，病势急而病情重，病情变化复杂。临床要掌握急性期卫气营血与热痰风二者病理变化的规律，恢复期、后遗症期热痰风证的虚实特点，以把握其辨证要领。

1. 辨热证 初期以表热证为主，发热恶寒，头身疼痛，项强不舒。初期后阶段很快由卫分证转为气分证，壮热不退，神烦嗜睡，颈项强直，恶心呕吐。极期热证表现气营两燔，持续高热，神昏谵语，项强抽搐，脉洪数。极期后阶段热入营血，热势朝轻暮重，胸腹灼热，舌质绛，干燥无津。恢复期热证多属虚热，阴虚发热者低热延绵，颧红烦闹，口干舌红；营卫不和者低热起伏，汗出不温，面白神萎。

2. 辨痰证 急性期痰证主要辨无形之痰与有形之痰。无形之痰的主证是痰蒙心窍，心神失主，表现为烦躁、嗜睡、谵妄，重者昏迷不醒；有形之痰的主证是痰壅咽喉，其痰闻之有声、吐之可见，重者与昏迷同见，随时有痰堵窒息之虞。急性期重证患儿往往痰蕴未解，因而神识并未能复明。恢复期、后遗症期痰证主要辨痰火与痰浊。痰火证见躁扰不宁，哭闹不安，舌红苔黄腻；痰浊证见痴呆，失语，吞咽困难，喉中痰鸣，舌淡苔白腻。

3. 辨风证 风证的主要表现为抽风。初期邪在卫分，可为热扰风动，抽风于热势高时发作，为时短暂，发作后神志清醒，是为外风；初期后阶段至极期邪入气分，高热不退，常见颈项强直、牙关紧闭、肢体反复强直性抽搐，甚至角弓反张；极期邪入营血之后，热盛阴伤，邪陷心肝动风，表现双目上翻、牙关紧闭、颈项强直、四肢抽动。其昏迷较气分加深，抽搐力度较前减轻、持续时间延长，且屡作难止。恢复期及后遗症期的风证、实证因暑风窜络痹阻气血，证见强直性瘫痪或癫痫发作；虚证因气阴亏损，血瘀筋脉失养，证见肢体不用或手足颤动、肌肉萎软。

二、治疗原则

以清热、豁痰、开窍、息风为主要法则。急性期以解热为先，暑邪在表，宜清暑透表，佐以芳香化湿，使邪从外泄；暑邪入里，宜苦寒清热，佐以通腑泄热；邪郁化火，入营入血，则宜苦寒合咸寒清营泻火。结合痰证、风证，施以开窍豁痰，镇惊息风等法。恢复期及后遗症期治以扶正祛邪：余邪未尽，虚热不退，治以养阴清热或调和营卫；痰蒙清窍，神识不明，治以豁痰开窍或泄浊醒神；内风扰动，肢体失用，治以益气活血祛风或搜风通络舒筋。

三、分证论治

（一）急性期（初期、极期）

1.邪犯卫气

证候 突然发热，微恶风寒，或但热不寒，头痛不舒，颈项强硬，无汗或少汗，口渴引饮，常伴恶心呕吐或见抽搐，神烦不安或嗜睡，舌质偏红，舌苔薄白或黄，脉浮数或洪数。

证候分析 本证见于疾病初起，起病急骤，以暑温初发、卫气同病为特征。本病邪属暑温，常夹湿伤人，与风温病卫分、气分证表现有所不同，亦须辨识。

治法 辛凉解表，清暑化湿。

方药

（1）偏卫分证用新加香薷饮加减。常用香薷解表透暑；连翘、金银花解表清热；淡豆豉、扁豆花、厚朴化湿解暑。

胸闷作呕，舌苔白腻，加用白蔻仁、藿香、佩兰化湿和胃；表证明显加荆芥、鲜荷叶、西瓜翠衣、菊花解暑透热；颈项强直加葛根、僵蚕、蝉蜕解痉祛风。如卫分证未除，气分热已盛，选用银翘散合白虎汤加减。

（2）偏气分证用白虎汤加减。常用生石膏清泄气分之热；知母、生甘草协石膏清热而护阴；加大青叶、黄芩、玄参清热解毒；钩藤、僵蚕息风止痉；竹茹、藿香化湿和胃。

汗出热不解，神疲嗜睡，加佩兰、滑石、石菖蒲清暑化湿开窍；腹满苔腻加苍术、厚朴燥湿除满；热盛便秘加大黄、全瓜蒌通腑泄热，或用凉膈散表里双解。

2.邪炽气营

证候 壮热不退，头痛剧烈，呕吐频繁，口渴引饮，颈项强直，烦躁不安，或神昏谵语，四肢抽搐，喉间痰鸣，呼吸不利，大便干结，小便短赤，舌质红绛，舌苔黄腻，脉数有力。

证候分析 本证为极期的表现。暑邪从火急化，直入气营，形成气营两燔、三焦火炽之证。证候以高热、昏迷、抽风的暑温三大主症为特征。偏气分证：壮热有汗，口渴引饮，烦躁不安；偏营分证：神志昏迷，四肢抽搐，舌质红绛。

治法 清气凉营，泻火涤痰。

方药 清瘟败毒饮加减。常用生石膏、水牛角清气凉营；生地、知母、丹皮凉营滋阴；黄连、黄芩、石菖蒲、大青叶清热解毒。

加减 头项强痛加杭菊花、僵蚕、蔓荆子解热止痛；呕吐频繁加生姜、竹茹和胃止呕；抽搐频繁加羚羊角粉、钩藤，合安宫牛黄丸清热镇惊；喉间痰鸣，烦躁谵语加天竺黄、鲜竹沥，合猴枣散化痰开窍；高热，腹胀，便秘，加生大黄、玄明粉泻火通腑；口干唇燥，小便短赤，加用鲜生地、西瓜汁清暑生津。面白肢厥，呼吸不利加独参汤益气固脱；汗出如珠，脉微欲绝用参附龙牡救逆汤以回阳救逆。

3. 邪入营血

证候 热势起伏不退，朝轻暮重，神识昏迷，两目上视，口噤项强，反复抽搐，四肢厥冷，胸腹灼热，二便失禁，或见吐衄，皮肤斑疹，舌质紫绛少津，舌苔薄，脉沉细数。

证候分析 此为乙脑极期危重阶段。暑邪进一步深入营血，以伤津耗阴，身热起伏不定，昏迷加深，反应低下，时时抽掣，或见动血，舌质紫绛少津为特征。

治法 凉血清心，增液潜阳。

方药 犀角地黄汤合增液汤加减。常用水牛角、丹皮、赤芍、板蓝根清营凉血解毒；鲜生地、玄参、麦冬增液潜阳；竹叶心、连翘清心除烦。

加减 高热不退加大青叶、黄连清热泻火；频繁抽搐加羚羊角粉、钩藤息风止痉；喉间痰鸣，神志模糊加天竺黄、菖蒲、矾郁金化痰开窍；四肢厥冷，用参附注射液静脉滴注；脉微细欲绝，用生脉注射液静脉滴注。

（二）恢复期、后遗症期

1. 阴虚内热

证候 低热不退，或呈不规则发热，两颧潮红，手足心灼热，虚烦不宁，时有惊惕，咽干口渴，大便干结，小便短少，舌质红绛，舌苔光剥，脉细数。

证候分析 本证见于恢复期，暑邪渐退，然阴液耗伤，余邪未尽。以低热不退，两颧潮红，手足心灼热，咽干口渴，舌质红绛为特征。

治法 养阴清热。

方药 青蒿鳖甲汤合清络饮加减。常用青蒿、地骨皮内清虚热；鳖甲、生地、玄参养阴清热；鲜芦根、丝瓜络、西瓜翠衣清热生津除烦。

加减 大便秘结加瓜蒌仁、火麻仁润肠通便；虚烦不宁加胡黄连、莲子心清心除烦；惊惕虚烦加钩藤、珍珠母安神除烦。

2. 营卫不和

证候 身热时高时低，面色苍白，神疲乏力，汗出不温，四肢发凉，大便溏薄，小便清长，舌质胖嫩，舌淡苔白，脉象细数无力。

证候分析　本证见于恢复期，病后失调，或余邪未尽，卫阳受损，卫外不固，营阴外泄。以身热起伏，多汗出而不温，体虚易感为特征。

治法　调和营卫。

方药　黄芪桂枝五物汤加减。常用桂枝、生姜、白芍调和营卫；黄芪、白术、大枣、甘草健脾益气；煅龙骨、煅牡蛎、浮小麦敛阴止汗。

加减　神疲乏力加太子参、怀山药益气健脾；纳呆便溏加鸡内金、焦山楂和胃消食；感寒流涕加苏叶、防风解散表寒。

3. 痰蒙清窍

证候　神识不清或见痴呆，语言不利或见失语，吞咽困难，口角流涎，喉间痰鸣，舌质胖嫩，舌苔厚腻，脉象濡滑。

证候分析　本证见于恢复期、后遗症期，痰浊内闭，清窍被蒙。以神识呆滞，吞咽困难，喉间痰鸣，舌苔厚腻为特征。

治法　豁痰开窍。

方药　涤痰汤加减。常用胆南星、半夏、天竺黄、石菖蒲化痰开窍；陈皮、郁金、枳壳、瓜蒌皮理气化痰。

加减　四肢抽搐加全蝎、蜈蚣、僵蚕镇惊息风。痰涎壅盛，喉间痰鸣，可用礞石粉2份、月石粉1份、玄明粉1份，混匀，每次1～3g，每日3次，以泄浊化痰。

4. 痰火内扰

证候　嚎叫哭闹，狂躁不宁，手足躁动，或虚烦不眠，神识不清，咽喉干燥，口渴欲饮，舌质红绛，舌苔黄腻，脉数有力。

证候分析　本证以热郁肝胆，痰热互结，扰乱心神。以狂躁不宁，神识不清，舌质红绛，舌苔黄腻为特征。

治法　涤痰泻火。

方药　滚痰丸加减。常用青礞石攻逐顽痰；大黄荡涤实热，引痰火下行；黄芩清上焦之热；沉香降气化痰。

加减　躁扰不眠，加生龙骨、灵磁石、远志安神定志；狂躁不宁加朱砂镇惊安神。

5. 气虚血瘀

证候　面色萎黄，肢体不用，僵硬强直或震颤抖动，肌肉萎软无力，容易出汗，舌质淡红，脉象细软。

证候分析　本证见于恢复期、后遗症期，因热病后气血受损，气虚血瘀，筋脉肌肉失养。临床以神疲倦怠，易感多汗，肌肉萎软，肢体不用为特征。

治法　益气养阴，活血通络。

方药　补阳还五汤加减。常用黄芪、当归、鸡血藤益气养血；川芎、红花、赤芍活血化瘀；桂枝、桑枝、地龙通经活络。

加减　肢体强直，加白芍、生地、乌梢蛇滋阴祛风；肢体震颤，加阿胶、鳖甲、鸡子黄养血息风；肌萎瘦削，加人参、茯苓、五加皮补气生肌。

6．风邪留络

证候　肢体强直瘫痪，关节僵硬，或有角弓反张，或有癫痫样发作，舌苔薄白，脉细弦。

证候分析　本证见于恢复期、后遗症期。乃余邪未尽，风邪内窜，留注经络，气血痹阻。以肢体呈强直性瘫痪为特征。

治法　搜风通络，养血舒筋。

方药　止痉散加味。常用蕲蛇（或乌梢蛇）、全蝎、蜈蚣、僵蚕、地龙搜风通络；当归、生地、白芍滋阴柔筋；红花、鸡血藤活血化瘀。

加减　角弓反张，加葛根、钩藤舒筋活络；癫痫发作，加羚羊角粉、胆南星、天麻、钩藤息风定痫。

四、中药成药

1．**清开灵注射液**　每次 10～20ml，加入 10% 葡萄糖注射液 100～250ml 中静脉滴注，每日 1 次。用于急性期各证。

2．**醒脑静注射液**　每次 10ml 加入 10% 葡萄糖注射液 100～200ml 中静脉滴注，每日 1～2 次。用于急性期各证。

3．**参麦注射液**　每次 40～60ml，静脉推注，或加入 10% 葡萄糖注射液 100～200ml 中静脉滴注，每日 1 次。用于内闭外脱者。

4．**参附注射液**　每次 40～100ml 加入 10% 葡萄糖注射液 250～500ml 中缓慢静脉滴注，每日 1 次。用于内闭外脱者。

5．**苏合香丸**　1～3 岁每次 1/3 丸，3～6 岁每次 1/2 丸，6～12 岁每次 1 丸，每日 1～2 次。用于痰闭清窍证。

7．**安宫牛黄丸**　1～3 岁每次 1g，3～6 岁每次 1.5g，6 岁以上每次 2g，每日 1～2 次。用于热闭心包证。

五、简易方药

1．大青叶 30g，鲜藿香 30g，鲜佩兰 30g，连翘 12g，黄芩 9g，青蒿 12g，金银花 12g。水煎服，每日 1 剂，分 3 次服，每次冲服玉枢丹 1 粒。用于卫气同病证。

2．犀角 30g，生石膏 30g，川连 10g，黄芩 9g，金银花 9g，连翘 9g，炒天虫

9g，钩藤9g，天竺黄9g，生大黄9g，玄明粉9g。水煎鼻饲给药，每次冲服羚羊粉0.2g，安宫牛黄丸1粒。用于热闭心包，邪入气营。

3．生大黄3g，生甘草3g，芒硝6g，全蝎1.5g，僵蚕10g，钩藤15g，葛根15g，每日1剂。用于气营两燔之证。

4．鲜藿香15g，生石膏30g，知母6g，生地12g，连翘15g，板蓝根30g，丹参15g，沙参9g，黄连6g，石菖蒲9g，郁金6g，鲜茅根30g，生草6g，鼻饲，每日1剂，煎服2次。用于气营两燔证。

【其他疗法】

一、针灸疗法

在药物治疗的同时结合针灸疗法，以缩短病程和提高疗效。

1．体针 急性期取风府、中冲、曲池、合谷、太阳、大椎、委中为主穴，配内关、十宣、人中、太冲、下关。针用泻法，不留针，每日1次，用于乙脑热入心包，气营两燔之证。

恢复期、后遗症期如出现强直性瘫痪，上肢瘫取肩髃、曲池、治瘫Ⅲ、外关、合谷；下肢瘫取环跳、阳陵泉、足三里、委中、丘墟、昆仑；角弓反张取曲池、阳陵泉、绝骨；吞咽困难取天突、廉泉、内庭、合谷；语言障碍刺廉泉、哑门、照海、通里、合谷、涌泉；震颤取大椎、安眠Ⅱ、手三里、间使、合谷、阳陵泉；面瘫取翳风、地仓、颊车、合谷。

2．头针 运动区、舞蹈震颤区、语言区、感觉区。配合体针：失语加哑门、廉泉、通里；角弓反张加神门、筋缩、内关、大陵、肾俞；肌肉拘挛，肢体瘫痪，针刺曲池透少海，阳陵泉透阴陵泉；阴虚内热加三阴交、大钟、水泉。实证用泻法，虚证用补法。每日1次，7日为1疗程，间隔2~3日，再作第2个疗程。

二、推拿疗法

1．掐合谷，掐人中，掐中冲，掐厉兑，拿委中，配清天河水，退天府，分手阴阳，拿曲池、合谷，推下天柱骨。用于高热惊厥，热入心包，气营两燔之证。

2．推补肾经，揉二人上马，揉小天心，推补脾经，推四横纹，揉一窝风，分手阴阳，推三关，退六腑，清天河水。用于恢复期。

【急危重症治疗】

目前对小儿暑温尚无特异性抗病毒治疗方法，以全面支持和对症治疗为主。

1. 急性期高热应物理降温，可选冰敷、酒精擦浴、冷盐水灌肠等，但应避免引起寒战。同时，还应使用药物降温，可选安乃近肌内注射，或口服扑热息痛等。超高热者，可用亚冬眠疗法，选用氯丙嗪和异丙嗪各 0.5 ~ 1.0mg/kg 肌注或静注，每 4 ~ 6 小时一次，将体温控制在 39℃ 以下。

2. 保持呼吸道通畅，及时给氧，吸出分泌物，清除痰液。如痰液黏稠者，可选用糜蛋白酶、庆大霉素雾化吸入，必要时作气管切开以利吸痰。

3. 出现脑水肿、颅内高压症，必须及早应用脱水剂抢救治疗，可选用甘露醇、山梨醇及利尿剂。

4. 反复惊厥者，可交替选用苯巴比妥钠、氯丙嗪、地西泮、水合氯醛、副醛等，如不能有效控制，可用异戊巴比妥钠静脉缓注。

5. 出现呼吸衰竭者，在应用降低颅内压药物的同时，应用呼吸中枢兴奋剂，如洛贝林、可拉明或回苏林，肌内注射或静脉滴注。必要时行气管插管，使用呼吸机。

【预防与护理】

一、预 防

1. 按时做好流行性乙型脑炎灭活疫苗的预防接种。
2. 防蚊灭蚊，消灭蚊虫孳生地。
3. 控制动物宿主，加强对猪、马等宿主的管理，对其进行乙脑疫苗的预防注射。

二、护 理

1. 患儿居室应保持凉爽通风，病室保持安静，配备抢救药品及氧气、吸痰器等。
2. 密切观察患儿的体温、呼吸、脉搏、血压、面色及瞳孔大小、神识变化等，以便及时处理。
3. 注意患儿五官和皮肤的清洁，可用生理盐水或 1∶5000 呋喃西林液清洁眼、鼻、口腔等。
4. 昏迷患儿需经常翻身，拍背，更换体位，防止呼吸道梗阻及褥疮发生。
5. 急性期宜流质饮食，供给充足水分，必要时进行鼻饲。恢复期应逐渐增加营养。
6. 恢复期要及时进行被动性功能锻炼，使患儿肢体运动功能尽早恢复。

第九节 顿 咳

　　顿咳是感受时行疠气疫邪引起的肺系疾病，临床以发热、阵发性痉挛性咳嗽、痉咳末伴鸡鸣样吸气性吼声为特征。又名"顿嗽"、"顿呛"，因其具有传染性，还称为"疫咳"、"天哮呛"。

　　本病一年四季均可发病，但好发于冬春季节，5 岁以下小儿发病率高，年龄愈小，病情愈重，10 岁以上儿童较少发病。病程最初 2~3 周内，传染性比较强。如能得到及时治疗，一般预后比较好，但本病的病程较长，并发症较多，重症和体弱婴儿会并发肺炎喘嗽。

　　本病西医学称为百日咳，是感染百日咳杆菌而引起的呼吸道传染病。

【病因病机】

　　本病病因主要为外感时行疠气疫邪，病变脏腑主要在肺，继则由肺而影响肝、胃、大肠、膀胱，重者可内陷心肝。其基本病机是时行疠气疫邪侵入肺系，夹痰交结气道，导致肺失肃降，肺气上逆。

　　小儿肺脏娇嫩，易感时邪。病之初起，时行疠气疫邪从口鼻而入，侵袭肺卫，肺卫失宣，故出现肺失清肃的卫表症状，有风寒、风热之不同。

　　继而疫邪炽盛从火而化，痰火胶结，气道阻塞，肺失宣肃，肺气逆而上冲，咳嗽加剧，故见痉咳发作，连连不已，需待胶阻之痰涎吐出方可暂缓。由于时邪与伏痰胶结日久，不仅阻碍肺气清肃下降，还常累及他脏，如犯胃则气逆呕吐，犯肝则气滞胁痛，气逆化火伤络则衄血、目睛出血、痰中带血等。肺为水之上源，与大肠相表里，肺气宣降失司，则大肠、膀胱失约，故痉咳时可见二便失禁，面目浮肿。

　　病之后期，邪气渐退，但正气耗损，肺脾亏虚，多见气阴不足证候。年幼、体弱小儿若罹患此病，在病之极期可发生变证。若痰热壅盛，闭阻于肺，则见壮热咳喘；痰壅气急，并发肺炎喘嗽；若邪热内陷心肝，则可致昏迷、抽搐之变证。

【诊 断】

一、诊断要点

　　1. 根据流行病学资料，未接种百日咳菌苗，有百日咳接触史。

2. 痉咳期具有典型的阵发性痉挛性、咳嗽，每次发作连咳十数声或数十声，咳末伴高音调的鸡鸣样回声，常引起呕吐，伴面目浮肿、目睛出血、舌系带溃疡。

3. 发病初期类似感冒症状逐渐减轻，但咳嗽反而加重，有日轻夜重之势。

4. 实验室检查：初咳期末及痉咳期外周血白细胞总数升高，可达（20～40）×10^9/L，以淋巴细胞升高为主，可达60%～80%。并发肺炎者，白细胞总数增加，淋巴细胞相对减少。

5. 细菌培养：用鼻咽拭子法或咳喋法作细菌培养，有百日咳杆菌生长。在疾病第一周阳性率高达90%，以后逐渐降低。

6. 荧光素标记抗体检查：鼻咽拭子涂片，或鼻腔黏膜压片，以荧光素标记抗体染色检测特异抗原，在早期阳性率达75%～85%，可协助诊断，但要注意假阳性。

7. 血清学检查：用酶联免疫吸附试验检查血清中百日咳毒素（PT）、血凝素（FHA）特异性抗体，其中IgG-PT具有早期诊断价值。

二、鉴别诊断

1. **支气管炎及肺炎** 副百日咳杆菌、腺病毒、呼吸道合胞病毒及副流感病毒等引起的支气管炎、毛细支气管炎与肺炎均可表现类似顿咳的痉挛性咳嗽，尤其在婴幼儿，临床称为"百日咳综合征"。主要依靠病原体分离或血清学检查进行鉴别。

2. **肺门淋巴结核** 肿大的肺门淋巴结压迫气管、支气管可引起痉咳，但一般无日轻夜重以及鸡鸣样回声。可根据结核病接触史、结核中毒症状、结核菌素试验阳性和胸部X线片检查鉴别。

3. **支气管异物** 起病突然，以痉咳、呛咳为主，有异物吸入史，但不发热，缺乏其他典型的顿咳症状。

【辨证论治】

一、辨证要点

顿咳临床分为初咳期、痉咳期、恢复期三个阶段，可结合寒热虚实辨证。①初咳期邪犯肺卫辨风寒、风热：咳嗽痰稀色清、鼻流清涕者为风寒；咳嗽痰黏色黄、鼻流浊涕者为风热。②痉咳期持续性、痉挛性咳嗽需辨痰火、痰浊：痰稠色黄难咯，目赤鼻衄，舌红，偏于痰火证；痉咳连作，痰稀色清易咳，舌质淡润苔白，偏于痰浊证。③恢复期辨阴虚、气虚：咳嗽干咳少痰，音哑低热口干为阴虚；咳而无力，痰白清稀，自汗神疲为气虚。

二、治疗原则

本病主要病机为痰气交阻，肺气上逆，故治疗原则是涤痰清火，泻肺降逆。初咳期以温散祛寒宣肺，疏风清热宣肺为主；痉咳期以涤痰降气，泻肺清热为主；恢复期以养阴润肺，益气健脾为主。

三、分证论治

1．邪犯肺卫（初咳期）

证候　自发病起至出现痉咳止，为1～2周。症状类似外感咳嗽，可有发热、咳嗽、流涕及喷嚏等；2～3天后热退，鼻塞，流涕渐消，咳嗽日渐加重，日轻夜重，痰稀白、量不多，或痰稠不易咳出，咳声不畅，逐渐表现为阵发性痉挛性咳嗽；舌苔薄黄或薄白，脉浮。

证候分析　本证初起，与外感咳嗽相似，数天后外感症状减轻而咳嗽加重，连声咳嗽，日轻夜重。本证以风热犯肺或风寒化热者居多。

治法　疏风祛邪，宣肺止咳。

方药　三拗汤加味。常用麻黄辛温宣肺；甘草佐麻黄辛甘发散肺卫之邪；杏仁、瓜蒌皮、浙贝母化痰止咳；桑叶、炙紫菀、炙枇杷叶宣肺止咳。

加减　偏风寒者，加苏叶、百部、陈皮辛温宣肺化痰；痰多色白者，加半夏、茯苓、枳壳燥湿化痰止咳；偏风热者，加菊花、连翘、黄芩祛风清热宣肺；痰黄而黏稠者，加胆南星、鲜竹沥、黛蛤散清化痰热。

2．痰火阻肺（痉咳期）

证候　病程2～4周或更久，阵发性、痉挛性咳嗽，每次咳嗽十数声或数十声，咳嗽末有深吸气性鸡鸣样回声，常咳出黏稠痰液或将胃内容物吐出后咳嗽方才暂缓，痉咳反复发作。严重时两眼圆睁，面赤屈腰，颈引舌伸，屈肘握拳，涕泪交流。痉咳日久，颜面眼泡浮肿，目睛出血，或痰中带血，舌系带溃疡。

新生儿和2～3月的小婴儿常无典型的痉咳，临床表现常常是咳嗽3～4声即发生屏气，面色紫绀、窒息、惊厥，甚至心跳停搏。年幼及体弱的婴幼儿此期可发生变证。

证候分析　本证以阵发性痉挛性咳嗽为主要症状，常因进食、气味刺激、尘埃烟雾刺激、情绪波动及气温骤变等因素诱发痉咳。

治法　泻肺清热，涤痰镇咳。

方药　桑白皮汤合葶苈大枣泻肺汤加减。常用桑白皮、黄芩、鱼腥草、浙贝母清泻肺热，化痰止咳；葶苈子、苏子、胆南星降逆化痰；前胡、杏仁、百部肃肺止咳；黄连、栀子泻火泄热。

加减　痉咳频作者，加僵蚕、蜈蚣、生甘草解痉镇咳；呕吐频频，影响进食者，加代赭石、炙枇杷叶、紫石英镇逆降气；痰热闭肺证，治宜开肺清热，涤痰定喘，选用麻杏石甘汤加味；窒息紫绀时紧急予以吸痰、吸氧；邪陷心肝证，治宜泻火涤痰，息风开窍，选用羚角钩藤汤、牛黄清心丸等方。

3. 气阴耗伤（恢复期）

证候　痉咳消失至咳嗽停止，为2~3周。痉咳发作次数减少，咳嗽减轻，仍有干咳无痰，或痰少而稠，声音嘶哑，或伴低热，午后颧红，烦躁，夜寐不宁，盗汗，口干，舌质红，苔少或无苔，脉细数。或咳声无力，痰白清稀，神疲乏力，气短懒言，纳差食少，自汗或盗汗，大便不实，舌质淡，苔薄白，脉细弱。

证候分析　气阴耗伤见于病之后期。肺阴亏损者，以干咳少痰、声音嘶哑、低热盗汗、烦躁少宁、舌质红、苔少为特征。肺气不足者，以咳嗽无力、痰白清稀、神疲乏力、纳差食少、舌质淡、苔白为特征。

治法　养阴润肺，益气健脾。

方药　偏于肺阴亏虚，用沙参麦冬汤加减。常用南沙参、麦冬、玉竹、石斛润肺养阴；桑叶、天花粉、炙款冬花、川贝母润肺止咳；芦根、甘草生津利咽。

偏于脾肺气虚，用人参五味子汤加减。常用党参、茯苓、白术、甘草、生姜、红枣健脾养胃；麦冬、五味子敛肺润肺纳气；百部、白前宣肺止咳。

加减　咳嗽时作，加桔梗、杏仁宣肺止咳；干咳无痰，加百合、阿胶、生地润肺止咳；盗汗甚者，加地骨皮、浮小麦、牡蛎清热敛汗；声音嘶哑者，加木蝴蝶、胖大海、凤凰衣清咽开音；大便干结者，加火麻仁、全瓜蒌润燥通便。痰稀量多，加半夏、陈皮燥湿化痰；咳嗽不止，加川贝母、炙款冬花、炙紫菀润肺化痰止咳；不思饮食者，加神曲、砂仁、鸡内金助运开胃。

四、中药成药

1. 鹭鸶咳丸　每次1丸，每日2~3次。用于邪犯肺卫证、痰火阻肺证。

2. 二冬膏　每次5~10g，每日2次。用于气阴耗伤证偏于肺阴不足。

五、简易方药

1. 新鲜鸡胆汁，加白糖适量，调成糊状，蒸熟服。用量：按每日每岁1/2只鸡胆汁计算，最多不超过3只，分2次服，连服5~7日。如无鸡胆，用猪胆、牛胆、鸭胆均可，用量参照鸡胆量。用于痉咳期痰火阻肺证。

2. 紫皮大蒜500g，去皮，捣烂，加开水500ml浸泡10小时，去渣留液，再加糖浆 500ml。5 岁以内每次 5 ~ 10ml，5 岁以上 10 ~ 20ml，每日 3 次，连服 7 日。用于痉咳期。

3. 百部、白前各 10g，白梨 1 个（连皮切碎），加适量冰糖煎服，每日 1 剂，连服 5 ~ 7 日。用于痉咳期。

4. 马齿苋、鹅不食草、百部、侧柏叶、白屈菜，可单用煎汤服，也可合用煎汤服，单方则每味药用量为 20 ~ 30g，复方则各 10 ~ 20g，连服 5 ~ 7 日。用于痉咳期。

5. 蜈蚣、甘草等分为末，每次 1 ~ 2g，每日 3 次，蜜水调服。用于痉咳期。

6. 鲜贯众 30g，党参、蜂蜜各 10g，水煎服，每日 1 剂。用于痉咳期。

7. 桑皮、射干、葶苈子、黛蛤散、浙贝母、金沸草、南天竹、天竺黄各 10g，马兜铃 5g，鱼腥草 30g，水煎服，每日 1 剂。用于痉咳期。

【其他疗法】

一、外治疗法

1. 阿魏 10g，研细末，置于伤湿止痛膏上，贴敷天突穴。用于初咳期风寒证、痉咳期痰浊阻肺证。

2. 麻黄 2g 研末，面粉、甜酒各 10g，调和成饼状，贴于背部肺俞穴，每日敷贴 2 次。用于初咳期风寒证、痉咳期痰浊证。

3. 大蒜适量，剥去蒜皮，捣烂备用。洗净双脚，在足底抹上油脂或凡士林，将蒜泥敷在涌泉穴，每晚睡前敷贴，晨起除去，连敷 3 ~ 5 日。若敷药部位起水泡则停用。

二、饮食疗法

1. 大蒜 15g，白糖（或冰糖）30g。先将大蒜剥皮捣烂置于杯中，加入白糖（或冰糖），冲入开水浸泡或稍煮，分 3 次服，连服 5 日。用于初咳期和痉咳期。

2. 雪梨、荸荠、甘蔗、白萝卜各 50g，捣碎挤汁，分 2 次服，连服 5 日。用于初咳期。

3. 马齿苋、鹅不食草各 30g，去渣取汁，加大米 50g 煮粥，分 2 次服，连用 5 日。用于初咳期和痉咳期。

4. 全蝎（炒焦）适量研末，鸡蛋一枚煮熟，用鸡蛋蘸全蝎末食用。1 ~ 3 岁每次服 0.5 ~ 1g，3 岁以上服 1 ~ 1.5g。用于痉咳期。

三、针灸疗法

1. 刺四缝，左右手交替，治疗 7～14 日。用于痉咳期及恢复期。

2. 少商、商阳，点刺出血，每日 1 次，治疗 7～10 日。用于痉咳期及恢复期。

3. 主穴取合谷、尺泽、肺俞，配穴取曲池，每日 1 次，5 次为 1 疗程。用于痉咳期。

四、推拿疗法

1. 开天门、推三关、清肺金、清大肠、揉膻中、按膻中、分推肩胛骨、拿肩井、捏脊，以推至皮肤发红为度。用于初咳期。

2. 逆运八卦 10 分钟，退六腑 10 分钟，推脾经 5 分钟，揉小横纹 10 分钟，每日 1 次，10 次为 1 疗程。用于痉咳期。

【急危重症治疗】

一、抗菌治疗

首选红霉素，每日 30～50mg/kg，分次口服或静脉点滴。7～14 天为 1 疗程，早期应用效果显著。或阿奇霉素每日 10mg/kg，1 次顿服，3 天为 1 疗程。

二、痉咳治疗

1. **镇静剂** 异丙嗪或氯丙嗪每日 0.5～1mg。夜间 1 次顿服。

2. **祛痰止咳药** 10%～20% 痰易净每次 1～3ml（小儿酌减），喷雾吸入，每日 2～3 次。

三、百日咳脑病治疗

抗惊厥治疗可用复方氯丙嗪或苯巴比妥钠。出现脑水肿者，应用 20% 甘露醇，每次 1～2g/kg，静脉注射。亦可用地塞米松静脉滴注。

【预防与护理】

一、预 防

1. 按时接种百白破三联疫苗。

2. 易感儿在疾病流行期间避免去公共场所。

3．隔离患儿，自发病之日起 40 天或痉咳出现后 30 天。

4．与顿咳患儿有密切接触史的易感儿要观察 3 周，并服中药预防，如鱼腥草或鹅不食草，任选 1 种，15 ～ 20g，水煎，每日 1 剂，连服 5 天。

二、护　理

1．保持居室内空气新鲜，避免直接吹风，避免接触烟尘、异味、辛辣等刺激物。

2．注意休息，保证充足睡眠，保持心情愉快，防止精神刺激、情绪波动。

3．饮食富营养易消化，避免煎炸辛辣酸咸等刺激性食物。宜少食多餐，防止剧咳时呕吐。幼小患儿要注意防止呕吐物呛入气管，避免引起窒息。

第八章

其他疾病

第一节 夏季热

　　夏季热是婴幼儿时期特有的季节性疾病，以入夏后长期发热、口渴多饮、多尿、汗少或汗闭为主要临床特征。常见于6个月至3岁的婴幼儿，发病多集中在6~8月的炎暑季节，以华东、中南、西南等气候炎热地区多见。

　　本病与气温增高有密切关系，气温越高，患儿体温越高，待秋天气候转凉，症状常自行消退。近年来因生活及居住条件的改善，夏季热的发病率有所下降，发病程度也有所减轻，常以不典型病例呈现。发病期间如无并发症，一般预后良好。

　　本病古人无完整记载，其临床症状与20世纪30年代上海名医徐小圃所论的"多溺暑热证"类似。本病相当于西医学所称的暑热症。

【病因病机】

　　夏季热的发病原因主要与小儿体质因素有关。其外因为夏季炎暑之气，内因或为先天失养，或为后天失调。如早产儿、未成熟儿等先天肾气不足者；或麻疹、泄泻、肺炎喘嗽等致脾胃虚弱、肺气受损、气阴不足者，此类患儿体质虚损，气阴亏耗，不能耐受夏季暑热之气，易于罹患本病。夏季热的病位主要在肺胃肾，基本病机是暑热蕴于肺胃，伤津耗气，上盛下虚。

　　1. **暑热内盛，灼伤津液**　先天不足，或后天失养的小儿，其肺脾虚弱，腠理虚怯，暑热之气内侵，致肺胃蕴热，灼伤津液，故发热、口渴、多饮。

　　2. **暑热伤气，气不化津**　暑性属阳，多伤津损气。肺被暑热熏灼，气阴两损，阴液亏耗，水源不足；肺气受损，宣发失调，故汗少，甚或无汗。暑伤肺脾，中阳受损，气虚下陷，气不化津，致水液直趋膀胱，故尿多而清长。汗、尿同源异物，故汗闭则尿多，尿多则津伤，津伤则口渴，口渴则饮水自救。

疾病日久或小儿体虚，脾肾阳虚，真元受损，命门火衰，肾不摄水，真阴不足，津亏不能上济于心，心胃之火并蒸于上，上则有心烦、口渴饮多、身热不退，下则有肢泠、小便清长，并有精神萎靡、面色苍白等，此即热盛于上，阳虚于下的上盛下虚之证。

本病乃小儿不能耐受夏季炎暑之气而致，故病至秋凉以后，每因天气转凉而病自痊愈。与暑温之暑热病邪入于营血者不同，病程中无急性热病的病理变化，不会出现入营入血、化火动风的变证。随着患儿年龄的增长，体质增强，次年夏季可不再发病，或逐年减轻。

【诊　断】

一、诊断要点

1. 发病以东南、中南地区 6～8 月的炎暑季节最为常见，待天气转凉，病则渐愈。

2. 缓慢起病，或在罹患其他疾病时引发本病。

3. 入夏后长期发热、少汗或无汗、多饮、多尿。发热常随气温升高而增高，体温常持续在 38℃～40℃ 之间，可随气温波动而波动，发热可持续 1～3 个月，待气温转凉，体温可随之降至正常。虽有高热，患儿却少汗甚或无汗；多饮，患儿口渴明显，24 小时饮水量可达 2000～3000ml 以上；小便频多而清长，每日排尿次数可达 20～30 次，常随饮随尿。

4. 起病时一般情况良好。如病久失治、误治，则常可出现消瘦、纳差、神萎，甚或面色苍黄、夜寐不安、肌肤灼热、四肢欠温、大便稀溏等上盛下虚证。

5. 理化检查一般无特殊异常，部分患儿周围血象可呈现淋巴细胞增高。

二、鉴别诊断

1. **疰夏**　疰夏多发生在长夏季节，以青年女性多见；临床以身困体乏、食欲减退、舌苔厚腻为主症，或伴有低热。无高热、汗闭、口渴多饮、多尿等症状。

2. **湿温**　湿温多发生在夏秋季，常高热持续不退，兼有头晕而重，身困沉重，脘闷纳差等症，无口渴、小便清长而频等症状。

【辨证论治】

一、辨证要点

本病是因体质虚弱，不耐暑气熏蒸而发病。辨证时应该根据患儿的体质，辨别是以伤及肺胃气阴为主还是以损及下焦肾之阳气为主。疾病初起、平素体健者多不见病容，但有发热、口渴多饮、多尿、纳食如常、舌红脉数等症，多为暑伤肺胃；疾病日久、平素体弱多病、或先天禀赋不足者，除暑热熏灼，心火上炎的表现外，并见面色苍白、下肢清冷、大便稀薄、舌淡、脉无力的肾阳亏虚证候，即为上盛下虚证。

二、治疗原则

夏季热的治疗原则是清暑泄热、益气育阴。病初暑热伤在肺胃，治疗当以清泄肺胃暑热为主。病久上盛下虚，病在心肾，当益肾阳、清心火，温下清上，并佐潜阳育阴，固涩生津之品，以补肾、清心、护阴。

三、分证论治

1. 暑伤肺胃

证候 持续发热，气温越高，体温越高；少汗或无汗，口渴引饮，小便频数、清长或微黄，并见烦躁、皮肤灼热、口唇干燥等，舌质红，苔薄黄，脉数，指纹紫。

证候分析 本证多见于疾病的初、中期，以暑热内迫、肺胃津伤为主，病在气分；暑伤肺气，故发热、汗闭、尿多；热损胃津，故口渴、多饮。

治法 清暑益气，养阴生津。

方药 王氏清暑益气汤加减。常用西瓜翠衣、荷梗清热解暑；西洋参、麦冬、石斛生津益气；黄连、竹叶、知母泻火清热；甘草、粳米益胃和中。

加减 本病初起，有外感证者，可加藿香、香薷、豆卷清暑解表；心火内盛，烦躁不安者加莲子心、五味子、酸枣仁清心安神；胃热炽盛，高热烦渴者，合用白虎汤清泄阳明；纳少气弱，加白术、麦芽健脾化食。

2. 上盛下虚

证候 虚烦神萎，面色苍白，身热不退，朝盛暮衰，口渴引饮，四肢欠温，大便溏薄，小便清长而频，舌质淡，苔薄黄，脉细数无力。

证候分析 本证见于疾病后期，或脾肾素虚者；因脾肾亏虚，真阳虚损，真阴亏耗，暑盛于上而肾亏于下，故以身热口渴不解之心火盛与肢冷、面苍、便溏、溲清之肾阳虚为主要特征。

治法 温下清上，养阴护心。

方药 温下清上汤加减。常用附片温下焦肾阳，黄连清上焦心火；并用龙齿、磁石潜镇浮阳，补骨脂、菟丝子、覆盆子、桑螵蛸、益智仁温肾固涩；佐以石斛清热生津。

加减 烦热口渴较盛者，加淡竹叶、鲜生地、莲子心清心泻火；胃热炽盛，并见肾阴阳均损，见口渴不止、小便清长而频者，用白虎加人参汤合肾气丸加减。

四、中药成药

1. **生脉散口服液** 每次 5～10ml，每日 3～4 次。用于暑伤肺胃，气阴损耗者。

2. **健儿清解液** 每次 5～10ml，每日 2～3 次。用于暑伤肺胃，胃热偏重者。

五、简易方药

1. 蚕茧 10～20 斤，红枣 10～20 枚，乌梅 5～10g，煎服，每日 1 剂。用于暑伤肺胃证。

2. 鲜荷叶、苦瓜叶、丝瓜叶、南瓜叶各 5g，每日 1 剂，煎汤服用。用于暑伤肺胃证。

3. 连钱草 30g，煎水频服。用于暑伤肺胃证。

4. 新鲜马齿苋 250g，每日 1 剂，煎水频服，用于暑伤肺胃证。

【其他疗法】

一、饮食疗法

1. 鲜荷叶 30g，太子参 30g，粳米 100g，煮粥服用。

2. 荸荠 200g，去皮捣碎取汁，金银花 25g，同煎，代茶饮。

3. 绿豆 20g，扁豆 20g，粳米 50g，先煮二豆接近成熟，加入粳米并少许白糖，待米熟后服用。

4. 荷叶 30g，薏仁 50g，粳米 100g，煮粥服用。

二、针灸疗法

取穴：足三里、中脘、大椎、风池、合谷，用泻法。如见下元不足者，加取肾俞，可用灸法。每日1次，7天为1疗程。用于暑伤肺胃证。

三、推拿疗法

推三关、退六腑、分阴阳、推脾土、清天河水、揉内庭、解溪、足三里、阴陵泉，摩气海、关元。每日1次，7天为1疗程。用于暑伤肺胃证。

【预防与护理】

一、预　防

1. 保持儿童居室的通风凉爽。有条件者应安装室内空调或易地避暑。
2. 加强体质锻炼，预防各种夏季疾病的发生，提高儿童防御酷暑的能力。

二、护　理

1. 保持室内温度的凉爽，使室内气温保持在23℃～26℃。
2. 饮食要清淡并富于营养。多饮水，多食水果，如西瓜等。
3. 高温时可采用物理降温法，如温水浴发汗（即用较体温低2℃的温水每日浸浴2次，每次半小时）。
4. 加强护理，防止并发症。

第二节　紫　癜

紫癜，亦称紫斑，是儿童时期常见的出血性疾病，临床以血液流溢皮肤、黏膜之下，出现瘀斑、瘀点，按压不褪色为特点，常伴有鼻衄、齿衄，严重时可伴吐血、呕血、尿血、便血等症。紫癜包括了西医学所称的"血小板减少性紫癜"和"过敏性紫癜"。血小板减少性紫癜好发于2～5岁的小儿，男女发病率无显著差异；过敏性紫癜好发于3～14岁的小儿，男性发病率多于女性，常在春季发病。本病病程较长，常反复发作，但一般预后良好。部分病例因失治误治，可出现颅内出血、尿血、吐血、便血等危重症状。

本病属中医血证范畴，与古代文献所述"肌衄"、"紫癜风"、"葡萄疫"、"斑毒"等病类似。

【病因病机】

紫癜的发生与患儿正气虚弱和邪热蕴阻有关。小儿乃稚阴稚阳之体，气血未充，脏腑薄弱，藩篱不固，外易受六淫邪气侵扰；内或因脏腑虚弱，或因饮食积滞、湿热蕴阻而为郁热，均可致紫癜的发生。其病位主要在心脾，可涉及肝肾。

1. 感受外邪 小儿体属稚阴稚阳，气血未充，卫外不固，外感时令之邪，六气皆易从火化，蕴郁于皮毛肌肉之间。或冒受异气，引动伏热。风热、异气与气血相搏，热伤血络，迫血妄行，溢于脉外，渗于皮下，发为紫癜。邪重者，还可伤其阴络，出现便血、尿血等。若血热损伤肠络，血溢络外，阻滞气机，可致剧烈腹痛；夹湿流注关节，则可见局部肿痛、屈伸不利。

2. 气阴不足 若小儿先天禀赋不足，或疾病迁延日久，耗气伤阴，均可致气虚阴伤，病情由实转虚，或虚实夹杂。气虚则统摄无权，气不摄血，血液不循常道而溢于脉外；阴虚火炎，血随火动，渗于脉外，可致紫癜反复发作。

总之，紫癜为病，证分虚实。属实者，多与脏腑功能失调、内生邪热及外邪侵袭有关，病以肺、胃热盛为主，或兼肝、肾相火内炽；属虚者，多与脏腑虚弱，心、脾、肝、肾不足有关。

【诊　断】

1. 发病较急，全身皮肤、黏膜可见略高出于皮肤的红色或紫红色斑丘疹，或为青紫色的瘀斑、瘀点，按压不褪色；如属反复发作病例，则紫癜色泽暗淡。

2. 可兼见鼻衄、齿衄、便血、尿血、腹痛、关节肿痛等。腹痛、关节肿痛可在紫癜出现之前发生。发病初期部分患儿可见发热、身痛、呕吐、腹痛等症。出血重者，可见面色苍白、头晕乏力，甚则冷汗淋漓、呼吸微弱、肢厥脉微等症。极少数病例（因颅内出血）可出现抽搐及昏迷。

3. 病前常有感冒、误服药物、过食肥甘及接触某些过敏物质的病史。

4. 理化检查：①属过敏性紫癜者，白细胞总数及嗜酸性粒细胞略高；血小板正常；出、凝血时间及血块收缩试验正常。血沉增快；毛细血管脆性试验阳性。或见血尿、蛋白尿、管型；或见大便潜血试验阳性。②属血小板减少性紫癜者，血小板计数明显减少；出血时间延长、血块收缩不良、毛细血管脆性试验阳性；骨髓检查巨核细胞增多。

【辨证论治】

一、辨证要点

紫癜的辨证，应注意辨病与辨证的结合，并应辨清紫癜的虚、实、瘀、轻、重。

一般来说，发病急、紫癜色泽鲜明、病在早期、伴发热者多属实证；而起病缓慢、病情迁延、疹色暗淡、紫癜反复不愈者多属虚证。如并见腹痛、关节肿痛、舌质紫暗，或见舌上瘀斑、瘀点者，其证多夹瘀滞。

紫癜稀疏量少，无其他部位出血，无其他兼夹证者，其证轻，预后良好；紫癜量多，遍及全身，伴见鼻衄、齿衄、便血、尿血、腹痛、关节肿痛等症，甚或出现面色苍白、头晕乏力，甚则冷汗淋漓、呼吸微弱、肢厥脉微等症者，其证危重，预后不良。

二、治疗原则

本病的治疗，多按虚实论治。属热属实者，当清热泻火、疏风解毒、凉血止血；属脾肾阳虚者，当益气温阳摄血；属肝肾阴虚者，当滋阴清热降火。如兼瘀象，则佐以活血化瘀。临证须注意证型之间的相互转化或同时并见，治疗时要分清主次，统筹兼顾。

三、分证论治

1. 风热伤络

证候　起病急，紫癜遍及全身，并以下肢、臀部多见，常对称分布，色泽鲜明、大小不一，可伴瘙痒、发热、全身不适；严重者可伴见便血、尿血、关节肿痛及腹痛等。舌质红，苔薄黄，脉浮数。

证候分析　本证多见于过敏性紫癜。临床以紫癜色鲜，发病急，有风热表证为特征。

治法　清热疏风，凉血止血。

方药　银翘散加减。常用金银花、连翘、竹叶、蒲公英、紫花地丁、野菊花等清热；以薄荷、牛蒡子、荆芥、防风等疏风；并加赤芍、丹皮、生地、紫草、白茅根等凉血止血。

加减　兼皮肤瘙痒，可加蝉蜕、桑皮、荆芥穗祛风止痒；便血、尿血者加槐花、地榆、白茅根、藕节凉血止血；腹痛加延胡索、郁金理气止痛；关节肿痛加牛膝、桑枝、苍耳子通络止痛。

2. 血热妄行

证候　起病急，紫癜遍及全身，色泽鲜红，常伴发热、烦躁、口渴、便秘、口臭；或伴鼻衄、齿衄及便血、尿血等；舌质红，苔黄，脉洪数。

证候分析　本证常见于过敏性紫癜重症。以紫癜遍及全身、量多色红，并见发热、口渴、烦躁、便秘等实热证为主要特征。

治法　清热解毒，凉血止血。

方药　犀角地黄汤加减。常用紫草、连翘、金银花、石膏、生甘草等清热解毒；水牛角清心凉血，生地、玄参滋阴凉血；丹皮、赤芍凉血活血。

加减 口渴、烦躁、便秘、便血者加生大黄、三七泻热通便，止血活血；鼻衄、齿衄者加黄芩、白茅根、栀子炭清热凉血止血；尿血者加小蓟、白茅根凉血止血。

3．气不摄血

证候 起病缓慢，紫癜反复发作，迁延难愈，色泽淡紫；常伴身倦疲乏，纳少脘痞，头晕气促，心悸失眠，面色无华，唇甲色淡，或伴鼻衄、齿衄。舌淡苔白，脉细弱无力。

证候分析 本证常因紫癜久治不愈而致，以紫癜反复迁延，色泽淡紫，并见气促、倦怠、纳少、心悸为主要症状。

治法 益气摄血，健脾养心。

方药 归脾汤加味。常用党参、白术、茯苓、甘草健脾益气；当归、黄芪益气生血；远志、龙眼、酸枣仁养血安神；木香理气醒脾；生姜、红枣调和脾胃。

加减 紫癜色紫而暗，并见舌有瘀斑、瘀点，加丹参、赤芍、鸡血藤等活血化瘀；紫癜量多，并见鼻衄、齿衄，甚则便血、尿血者，加三七、云南白药、阿胶等养血、活血、止血。

4．阴虚火旺

证候 起病缓慢，紫癜反复不愈，色泽鲜红；常伴腰酸耳鸣，潮热盗汗，五心烦热，失眠头晕；或伴鼻衄，齿衄，尿血，便血。舌红少苔，脉细数。

证候分析 本证多为肝肾亏损，精血不足而致，以紫癜反复不愈，色泽鲜红，并伴盗汗、潮热等阴虚火旺之象。

治法 滋肝补肾，凉血消瘀。

方药 六味地黄丸加味。常用熟地黄、山茱萸滋补肝肾；山药、茯苓健脾渗湿；丹皮、泽泻清泻肝肾伏火。

加减 紫癜色暗，舌有瘀斑，加鸡血藤、丹参、三七、赤芍等活血消瘀；见鼻衄、齿衄，加白茅根、藕节、栀子炭清热凉血止血；见尿血，加阿胶、白及、小蓟、侧柏叶养阴止血；见五心烦热、盗汗头晕，加地骨皮、银柴胡、菊花、牡蛎清热除烦。

5．脾肾阳虚

证候 起病缓慢，紫癜反复不愈，以下肢、臀部多见，紫癜色泽暗淡，常伴四肢清冷，神疲倦怠，气短头晕，便溏纳呆及鼻衄、齿衄、尿血等，舌质淡或见瘀斑、瘀点，脉沉细无力。

证候分析 本证为脾肾阳虚，阳亏于下，火不暖土，脾虚不能统血，血失固摄而致，紫癜反复不愈，色泽暗淡并伴见肢冷、头晕、便溏、神疲为主要特点。

治法　益元固本，温脾固摄。

方药　右归丸加味。常用杜仲、菟丝、肉桂、鹿角胶、熟附片益元固本，温壮肾阳；山药、熟地、枣皮、枸杞子滋补肝肾阴精；人参、黄芪、白术等益气摄血。

加减　见紫癜色暗，舌有瘀斑，可加鸡血藤、丹参、三七、赤芍等活血消瘀；见鼻衄、齿衄、便血，可加灶心土、阿胶等温摄止血养血。

四、中药成药

1. **云南白药**　每次 0.5~1g，每日 3~4 次。用于出血较甚者。

2. **归脾丸**　每次 3~5g，每日 2~3 次。用于气不摄血证。

3. **复方阿胶口服液**　每次 5~10ml，每日 2~3 次。用于阴虚火旺证。

4. **乌鸡白凤丸**　每次 1/2~1 丸，每日 1~2 次。用于气不摄血，阴虚火旺证。

5. **六味地黄丸**　每次 1/2~1 丸，每日 1~2 次。用于肝肾阴亏证。

6. **金匮肾气丸**　每次 1/2~1 丸，每日 1~2 次。用于脾肾阳虚证。

7. **十灰散**　每次 5~10g，每日 3 次。用于热盛于内，血热妄行证。

8. **宁血糖浆**　每次 5~10ml，每日 3 次。用于气不摄血证。

9. **血康口服液**　每次 5~10ml，每日 3 次。用于血小板减少性紫癜。

10. **雷公藤多苷片**　每日 1~1.5mg/kg，分 3 次服。用于过敏性紫癜伴有肾脏损害。

五、简易方药

1. 水牛角粉 30~60g，煎水频服。用于血热炽盛者。

2. 鲜茅根 100g，煎水频服。用于热邪内盛者。

3. 赤小豆、生薏苡仁、生牡蛎各 30g，红枣 5 枚，生甘草 3g，水煎服。用于紫癜关节肿痛者。

4. 防风 9g，乌梅 6g，生甘草 3g，红枣 10 枚，水煎服。用于紫癜反复发作者。

【其他疗法】

1. 大枣 18 枚，生花生 50g，煎水频服，用于气不摄血者。

2. 红枣 10 枚，煎水服，每日 3 次，或每次 250g，煎后分数次服食。用于病程较久的过敏性紫癜。

【急危重症治疗】

出血严重或疑有颅内出血者，应积极采取各种止血措施。选用止血敏、安络血等止血剂肌内注射或静脉滴注。出血量多时，应输新鲜血液。危重出血患儿宜用氢化可的松静脉滴注，症状好转后，可改用强的松口服。用激素和其他免疫抑制剂治疗无效的血小板减少性紫癜患儿，急性危重出血患儿或长期（半年至1年）反复严重出血者，可考虑行脾脏切除手术。

【预防与护理】

一、预　防

1. 增强体质，加强体育锻炼，提高防病、抗病能力。
2. 避免接触各种过敏原。因食鱼、虾、蟹、海鲜等食物而诱发者，应禁食此类食品。
3. 积极预防感冒，预防寄生虫感染。

二、护　理

1. 急性发病者，应卧床休息，避免因跌仆碰撞而引起大出血。
2. 饮食要清淡，易于消化，并富于营养。如症见便血、腹痛者，应给予流质或半流质饮食。
3. 病情危重者，应密切观察患儿病情，防止颅内出血或出血性休克的发生。

第三节　皮肤黏膜淋巴结综合征

皮肤黏膜淋巴结综合征又称川崎病，是一种以变态反应性全身中小血管炎性病变为主要病理改变的急性发热性疾病。临床以持续高热、多形红斑、球结膜充血、杨梅舌和颈淋巴结肿大、手足硬肿为特征，常导致严重冠状动脉病变，是后天性心脏病的主要原因之一。皮肤黏膜淋巴结综合征多发生在夏季，发病年龄大多为5岁以内儿童，尤其以6~18个月婴儿及小幼儿最多见，男女比例为（1.3~1.5）∶1。病程为6~8周，有心血管症状时可持续数月至数年。皮肤黏膜淋巴结综合征每2~4年流行一次，集体流行常发生在冬春季节。没有冠状动脉炎的患儿一般能痊愈，仅少数有二次发作。心脏受累的儿童虽然预后不明，但大多数预后良好。少数并发心脏损害的病例会死于心肌炎、冠状动脉瘤破裂、心肌梗死等。若未及时诊断和治疗，15%～30%患者有冠状动脉扩张或动脉瘤形成，可致猝死。

皮肤黏膜淋巴结综合征属中医温病范畴，与疫疠、温毒、阳毒发斑较为接近，运用卫气营血理论辨证施治已取得较好疗效。近年来，中医学在治疗本病时，早期采用活血化瘀的方法，进一步提高了临床疗效，不但控制了病情，而且也减少了并发症的发生。

【病因病机】

本病病因多为外感温热毒邪，其邪由口鼻侵袭人体，郁于肌腠，蕴于营血；疾病初期仅内犯肺胃，极期则为热毒深入营血，内陷心包，甚或流注关节、经脉，并波及三焦及心、肝、肾三脏。

1. **卫气同病**　疾病初起，温毒邪气由口鼻而入，邪热蕴于肺胃，肺主表，外合皮毛，咽喉为其门户，热邪外达，上熏口咽，外蕴肌表，出现卫气分症状，临床可见高热、烦渴，并有口咽充血等。

2. **气营两燔**　病邪深入，由气入营，气营两燔。邪淫于外，则见壮热不退、结膜充血、皮肤红疹；邪灼营阴，痰热内结，流注经脉，则见淋巴结肿大、指趾硬肿；热盛津伤，故见口干、舌红、杨梅舌；热炽营阴，炼灼血液，血液凝滞，血行滞涩，故见口唇青紫、胸闷、心痛；血行瘀阻，心失所养，不能行血主血，血不能濡养脏腑，故见面色苍白、心悸气短。

3. **气阴两伤**　疾病后期，因热邪久延，损伤肺津，肺虚不能朝百脉，而营血炼灼，常有气阴两伤，心脉瘀阻之象，而见疲乏无力、胸痛心悸等症。

【诊　断】

一、**诊断要点** （据日本 MCLS 研究委员会 1984 年提出的诊断标准拟定）

1. 原因不明的发热，持续 5 天以上（2 周至 1 月）；抗生素治疗无效。
2. 双侧球结膜充血。
3. 口腔及咽喉部黏膜弥漫充血，唇红干裂，杨梅舌。
4. 发病初期呈现手足硬肿和掌跖发红，恢复期指趾端膜状脱皮。
5. 躯干部见多形红斑，但无水疱和结痂。
6. 急性非化脓性颈淋巴结肿大。
7. 白细胞增高，其中以中性粒细胞增加为主，有核左移现象；血小板早期正常，第 2～3 周显著增高；血沉增快；C 反应蛋白阳性；心电图可见多种改变，如 ST 段、T 波异常及心律失常等。
8. 二维超声心动图或冠状动脉造影可查出冠状动脉瘤或扩张。

上述 1~6 项中满足 5 项，或满足 1~6 项中的 4 项和第 8 项者，即可确诊。

二、临床分期

1. **急性期**　病初 7~14 天。
2. **亚急性期**　发病 11~24 天。
3. **恢复期**　发病后 5~8 周。
4. **慢性期**　少数残留冠状动脉扩张、狭窄、闭塞，导致缺血性心脏病，可迁延数年以上。

三、鉴别诊断

1. **猩红热**　皮疹为弥漫性细小丘疹，并有全身皮肤弥漫性充血潮红，皮疹多在发热的第 2 天出现；并有唇口苍白圈，帕氏线等特异体征；咽拭子或伤口部细菌培养可见 A 族乙型溶血性链球菌生长。

2. **幼年类风湿病**　发热时间长，可持续数周至数月；指趾关节红肿疼痛，多为对称性、多发性的关节炎，无皮疹及结膜充血等。类风湿因子阳性。

3. **传染性单核细胞增多症**　可见持续发热，淋巴结肿大，但无眼结膜和口腔黏膜的充血；指趾端无硬肿及脱皮。理化检查：周围血象中白细胞分类以单核细胞和淋巴细胞为主，异形淋巴细胞可达 10% 以上。

【辨证论治】

一、辨证要点

皮肤黏膜淋巴结综合征的辨证，应按温病卫气营血的传变规律进行。本病初起，肺卫同病，症见发热、咽红而痛、眼结膜充血、微恶风寒；因温毒邪气炽盛，经较短时间的肺卫症状后，病随即深入气营，出现气营两燔见证，临床见高热不退、烦渴喜饮、全身皮肤弥漫多形红疹、杨梅舌等症；疾病后期，邪弱正虚，气阴两损，症见疲乏无力、指趾脱皮等。

因本病热毒壅盛，常炼液灼血，致血液凝滞，血行不畅，故疾病过程中常见血气瘀涩的征象，如斑疹紫滞、舌有紫斑、紫点，并有瘀阻心脉之心悸、胸痛等症。

二、治疗原则

因皮肤黏膜淋巴结综合征的基本病机为热炽血瘀，营阴受损，故治疗以清热解毒、化瘀活血、养阴益气为主。病初卫气同病，治当以清热解毒、辛凉透邪为主；疾病极期气营同病，则当清气凉营、解毒化瘀为主；本病后期，气阴两损，当益气育阴为主。

三、分证论治

1. 卫气同病

证候　发病急，发热重，恶寒轻，或仅微恶风；无汗，轻咳，口渴饮多，目赤咽红，手足心潮红；或见指趾硬肿，颈部瘰核肿大；或见胃纳减少，大便稀薄；舌质红，苔薄白，脉浮数。

证候分析　本证是疾病的初期，热邪侵袭，卫气同病。卫表失和，肺卫失宣，以发热、无汗、少咳、咽、目充血，颈部瘰核肿大，或指、趾硬肿为特征。

治法　辛凉透解，解毒清热。

方药　银翘散合白虎汤加减。常用金银花、连翘、竹叶、生石膏、板蓝根、知母等清热解毒；以薄荷、牛蒡子、荆芥等疏风透解；玄参养阴利咽。

加减　手足潮红，加黄芩、生地、丹皮等清营凉血；烦渴重者加天花粉；麦冬清热养阴；颈部瘰核肿大，加僵蚕、象贝母化痰散结。

2. 气营两燔

证候　壮热不退，烦躁不宁，咽痛红赤，口唇干裂，两目红赤，颈部瘰核肿大，全身斑疹隐隐，指趾潮红，舌质红绛，杨梅舌，脉数有力。如热毒内陷，入于厥阴，则面色苍白，体倦乏力，甚或胸闷胸痛，口唇紫滞，舌有瘀点、瘀斑，脉结、代或数。

证候分析　本证见于疾病进一步发展，以壮热不退、咽喉红赤肿痛、斑疹隐隐、颈部瘰核肿大、指趾潮红、舌红绛、杨梅舌为特征。

治法　清气凉营，化瘀解毒。

方药　清瘟败毒饮加减。常用水牛角、生地、丹皮、赤芍清泄营分之毒，凉血散瘀；生石膏、知母大清气分之热；黄芩、栀子泻火；玄参养阴清热。

加减　兼便秘，可加生大黄泻热存阴；热盛津伤而烦渴者，加麦冬、花粉、鲜生地等清热育阴；颈部瘰核肿大，加夏枯草、象贝母、蒲公英清热散结消肿。邪热内陷厥阴，心阳受损，心血瘀阻，当益气育阴，化瘀通络，用生脉散合丹参饮。

3. 气阴两伤

证候　发热渐退，斑疹渐消，指趾脱皮，心悸疲乏，倦怠无力，咽干唇裂，自汗盗汗，口渴饮多，舌红少苔，脉细数而弱。

证候分析　本证为疾病后期，气阴两损，邪衰正弱，心悸疲乏，倦怠无力，自汗盗汗，口渴多饮；毒热渐消，故热渐退，皮疹渐消，指趾脱皮。

治法　益气育阴，清解余热。

方药 生脉散合竹叶石膏汤加减。常用人参、麦冬、天花粉、五味子益气育阴，竹叶、生石膏清解余热。

加减 低热不退，加地骨皮、银柴胡清热退蒸；心悸、气弱，加黄芪、丹参、红花益气活血化瘀。如脾虚失运，纳谷欠馨，加谷麦芽、白术、鸡内金健脾消食。

四、中药成药

1. **双黄连注射液** 每次2ml，每日1~2次，肌注或静脉注射。或清开灵每次10~20ml，加入5%葡萄糖注射液100ml中静滴，每日1~2次。用于气营两燔证。

2. **五福化毒丹** 每次3g，每日2~3次。3岁以下服半量，1岁以下服1/3量。用于卫气同病证。

3. **丹参滴丸** 每次1~3粒，每日3次。用于合并有血瘀证。

4. **生脉饮** 每次5~10ml，每日3~4次。用于气阴两伤证。

【急危重症治疗】

一、急性期治疗

1. **丙种球蛋白** 早期（发病10天内）联合运用丙种球蛋白和阿司匹林，可降低皮肤黏膜淋巴结综合征冠状动脉瘤的发生率。用法：丙种球蛋白静脉滴注，2g/kg，10~12小时内输完，同时每日口服阿司匹林30~100mg/kg，分3~4次，连服14天，以后减至每日5mg/kg。

2. **阿司匹林** 早期口服阿司匹林能减轻急性炎症过程，服法：每日30~100mg/kg，分3~4次，连服14天，以后减至每日3~5mg/kg。

3. **皮质激素** 能加强丙种球蛋白和阿司匹林治疗皮肤黏膜淋巴结综合征冠状动脉瘤的疗效。用法：每日甲基强的松龙30mg/kg，于2~3小时内输完，根据退热与否，可连续用药1~3天。

二、恢复期治疗

1. **抗凝治疗** 每日阿司匹林3~5mg/kg，1次服用，服至血沉、血小板恢复正常；如无冠状动脉异常，一般应服至发病后6~8周。如遗留冠状动脉瘤者，应长期每日服用阿司匹林3~5mg/kg，直至冠状动脉瘤消退。如患儿不能耐受阿司匹林，可改用潘生丁每日3~6mg/kg，分2~3次口服。

2. **溶栓疗法** 用于心肌梗死及血栓形成者。静脉溶栓为1小时内输入尿激酶 20000U/kg，继而按每小时 3000～4000U/kg 输入。治疗过程中，如凝血时间较正常延长一倍或纤维蛋白原低于 0.1mg/L，即可停药。

三、手术治疗

冠状动脉狭窄症、冠状动脉闭塞症可给予手术治疗。

【预防与护理】

一、预防

1. 加强体育锻炼，增强体质，提高防病、抗病能力。
2. 积极预防各种外感性疾病。
3. 因为冠状动脉瘤引起的心肌梗死是导致本病死亡的主要原因，故在本病的亚急性期和恢复期后应每 3～6 个月作超声心动图检查，以排除冠状动脉扩张。如发现有冠状动脉扩张，则应长期随访，直至冠状动脉扩张消失。

二、护理

1. 饮食应清淡、新鲜和富于营养；及时补充足够的水分，并保持口腔清洁。
2. 注意休息，必要时应卧床休息。
3. 密切监测病情，及时发现危急重症，以便及时进行治疗。

第四节 维生素 D 缺乏性佝偻病

维生素 D 缺乏性佝偻病简称佝偻病，是因为儿童体内维生素 D 不足，致使钙磷代谢失常而导致的慢性营养性疾病，以正在生长的骨骺端软骨板不能正常钙化，造成骨骼病变为其特征。维生素 D 缺乏性佝偻病常发于冬春两季，发病年龄以 3 岁以内的幼儿多见，尤其是 6～12 月的婴儿发病率较高。北方地区发病率高于南方地区，工业城市高于农村，人工喂养的婴儿发病率高于母乳喂养者。本病有轻重不同的临床表现，轻者如治疗得当，预后良好；重者如失治、误治，易导致骨骼畸形，留有后遗症，影响儿童正常生长发育。

维生素 D 缺乏性佝偻病在古代医籍中没有专门的论述，其临床表现散在于"汗证"、"夜惊"、"鸡胸"、"龟背"等篇章中。早在战国时期的《庄子》中已有类似于佝偻病的记载，隋代《诸病源候论·小儿杂病诸候》明确提出日照对于筋骨发育的重要性，现代应用中医药治疗本病已积累了比较丰富的经验。

【病因病机】

小儿先天禀赋不足，后天护养失宜，脾肾两虚是本病主要发病原因。病位主要在脾肾，涉及心肝。基本病机是脾肾亏损。

1. 胎元失养　由于孕妇起居不常，少见阳光，营养失调，或疾病影响，导致孕妇体弱，胎儿养育失宜，而使胎元先天未充，肾气不足。

2. 乳食失调　婴幼儿生机蓬勃，发育迅速，如母乳喂养而未及时添加辅食，或每日摄入食物的质和量不足，致使脾之后天不足，日久脾肾两虚，促使本病发生。

3. 其他因素　日照不足或体虚多病等，既可造成体质下降，脾肾不足，又可引起心肺肝等脏腑功能失调，出现多汗、夜惊、烦躁等症，并易感外邪，常罹患肺炎、泄泻等。

本病病机主要是脾肾两虚，常累及心肺肝。肾为先天之本，藏精，主骨生髓，齿为骨之余，髓之所养也。发为血之余，肾之苗；肾气通于督脉，脊骨为督脉所主。若先天肾气不足，则骨髓不充，骨骼发育障碍，出现颅骨软化、前囟晚闭、齿迟，甚至骨骼畸形。脾为后天之本，气血生化之源，如因饮食失调、喂养失宜，水谷精微输布无权，全身失于濡养，卫气不足，营卫失调，故可多汗；心气不足，心神不宁，脾虚失抑，肝木亢旺，因而夜惊、烦躁；肺气不足易罹外感。故脾肾不足实为本病发生之关键。

【诊　断】

一、诊断要点

1. 有维生素 D 缺乏史。
2. 多见于婴幼儿，好发于冬春季。
3. 本病分为四期。

(1)初期：常见多汗、夜惊、烦躁等神经精神症状，或有发稀、枕秃等症。血生化轻度改变或正常。

(2)激期：除上述表现外，以骨骼改变为主。骨骼改变以轻中度为多。X 线摄片见临时钙化带模糊，干骺端增宽，边缘呈毛刷状。血清钙、磷均降低，碱性磷酸酶增高。

(3)恢复期：经治疗后症状改善，体征减轻，X 线片临时钙化带重现，血生化恢复正常，但可遗留骨骼畸形。

(4)后遗症期：重症患儿残留不同程度的骨骼畸形，多见于 2 岁以上的儿童。

无其他临床症状，理化检查正常。

　　4. 血生化：初期血钙正常或稍低，血磷明显下降，钙磷乘积小于 30，血清碱性磷酸酶增高。激期血钙降低，碱性磷酸酶明显增高。腕部 X 线片可见干骺端模糊，临时钙化带消失，呈毛刷状或杯口状改变。

二、鉴别诊断

　　1. **脑积水（解颅）**　发病常在出生后数月，前囟及头颅进行性增大，且前囟饱满紧张，骨缝分离，两眼下视，如"落日状"。X 线片示颅骨穹窿膨大，颅骨变薄，囟门及骨缝宽大等。

　　2. **先天性甲状腺功能低下**　又称克汀病、呆小病。出生 3 个月后呈现生长发育迟缓，明显矮小，出牙迟，前囟大而闭合晚。但患儿智力明显低下，表情呆滞，皮肤粗糙干燥，血钙磷正常，X 线片示骨龄延迟，但钙化正常。查血甲状腺素 T$_4$ 和促甲状腺激素 TSH 可资鉴别。

【辨证论治】

一、辨证要点

　　本病主要从脏腑辨证，以辨别脾虚为主或肾虚为主。病在脾，除佝偻病一般表现外，尚有面色欠华、纳呆、便溏、反复呼吸道感染；病在肾，则以骨骼改变为主。继辨轻重，如单有神经精神症状，骨骼病变较轻或无病变者为轻证；若不分痙痊，汗出较多，头发稀少，筋肉萎软，骨骼改变明显者，则为重证。

二、治疗原则

　　本病的治疗，当以调补脾肾为要。可根据脾肾亏损轻重，采用不同的治法。初期以脾虚为主，用健脾益气法为主；激期多属肾脾两亏，当予肾脾并补；恢复期、后遗症期以肾虚为主，当补肾填精，佐以健脾。本病在调补脾肾的同时，还要注意到补肺益气固表、平肝清心安神等治法的配合使用。

三、分证论治

1. 肺脾气虚

　　证候　初期多以非特异性神经精神症状为主，多汗夜惊，烦躁不安，发稀枕秃，囟门开大，伴有轻度骨骼改变，或形体虚胖，肌肉松软，大便不实，食欲不振，反复感冒，舌质淡，苔薄白，脉软无力。

　　证候分析　小儿佝偻病常自汗与盗汗并见，初期多属肺脾气虚。本证以脾虚为本，症见肌肉松软、大便不实、食欲不振等；脾虚及肺，卫外不固，则见多汗、反复感冒；脾虚及肝，见烦躁、夜惊等症。

治法 健脾益气，补肺固表。

方药 人参五味子汤加减。常用黄芪健脾，补肺益气；党参、白术、茯苓、甘草健脾益气；五味子、酸枣仁、煅牡蛎敛表止汗安神；陈皮、神曲调脾助运。

加减 湿重者，白术易苍术以燥湿助运；汗多者加浮小麦、糯稻根收敛止汗；夜惊烦躁者，再酌加煅龙骨、合欢皮、夜交藤养心安神；大便不实加山药、扁豆以健脾助运。

2. 脾虚肝旺

证候 头部多汗，发稀枕秃，囟门迟闭，出牙延迟，坐立行走无力，夜啼不宁，易惊多惕，甚则抽搐，纳呆食少，舌淡苔薄，脉细弦。

证候分析 本证是由脾虚气弱，化源乏力，气血不足，肝失濡养所致。证候重点在脾虚、肝旺两方面。脾虚证多汗、纳呆、乏力、发稀；肝旺证夜啼、易惊、抽搐。脾虚及肾者，则有囟门迟闭、出牙延迟、骨软立行无力等。

治法 健脾助运，平肝息风。

方药 益脾镇惊散加减。常用人参（或党参）补益脾气；白术、苍术、茯苓健脾助运；煅龙骨、灯心草安神镇惊；煅牡蛎、钩藤平肝息风；甘草调和诸药。

加减 汗出浸衣，加碧桃干、五味子固表止汗；夜间哭吵者加蝉蜕、竹叶清心降火；睡中惊惕者加珍珠母、僵蚕息风镇惊；抽搐者加全蝎、蜈蚣息风止痉。

3. 肾精亏损

证候 有明显的骨骼改变症状，如头颅方大、肋软骨沟、肋串珠、手镯、足镯、鸡胸、漏斗胸等，O型或X型腿，出牙、坐立、行走迟缓，并有面白虚烦、多汗肢软、舌淡苔少、脉细无力。

证候分析 本证多在激期至恢复期、后遗症期，重在肾精亏损。以骨骼改变为主，尤以颅骨软化、囟门晚闭、出牙延迟为多见，恢复期、后遗症期则见鸡胸、漏斗胸、O型或X型腿等症。

治法 补肾填精，佐以健脾。

方药 补肾地黄丸加减。常用紫河车、熟地补肾填精；山茱萸、枸杞子柔肝补阴；山药、茯苓益气健脾；肉苁蓉、巴戟天、菟丝子温补肾阳；远志宁心安神等。

加减 烦躁夜惊加茯神、酸枣仁养血安神；汗多者加黄芪、煅龙骨、煅牡蛎益气止汗；气虚乏力加黄芪、党参健脾益气；纳少腹胀加苍术、佛手、砂仁运脾理气；面白唇淡加当归、熟地滋阴养血等。

四、中药成药

1. **龙牡壮骨颗粒**　2 岁以下每次 5g（1 袋），2~7 岁每次 7g，7 岁以上每次 10g，每日 3 次。可用于各证型。

2. **玉屏风颗粒**　每次 1/2~1 袋，每日 3 次。用于肺脾气虚证以肺虚为主者。

3. **六味地黄丸**　每次 3g，每日 2~3 次。用于肾精亏损证。

【急危重症治疗】

轻者每次用维生素 D_3 20 万单位，肌内注射，每月 1 次，连用 2 次；重者每次用维生素 D_3 30 万单位，肌内注射，每月 1 次，连用 2~3 次。

【预防与护理】

一、预　防

1. 加强孕期保健，孕妇要有适当的户外活动。

2. 加强婴儿护养，提倡母乳喂养，及时添加辅食，多晒太阳，增强体质。早期补充维生素 D。

二、护　理

1. 患儿不宜久坐、久站，不系过紧的裤带，提倡穿背带裤，减少骨骼畸形。

2. 每日做户外活动，直接接受日光照射，同时注意防止受凉。

附　　录

一、小儿推拿疗法

小儿推拿疗法历史悠久，易为患儿接受，对治疗儿科的一些疾病有良好的疗效。

小儿推拿手法应轻快柔和，有的手法虽与成人推拿相同，但手法动作及操作方法却有所不同，采用的穴位也与成人有一定的区别。

（一）常用手法

1．推法　用拇指面（正、侧两面均可）或示、中指面，在选定的穴位上作直线推动，称直推法（附图1）；用双手拇指面在同一穴位起向两端分开推，称分推法（附图2）。

2．揉法　用指端（示、中、拇指均可）或掌根，在选定的穴位上贴住皮肤，带动皮肉筋脉作旋转回环活动，称揉法（附图3）。治疗部位小的用指端揉，大的用掌根揉。

3．捏脊法　用双手的中指、无名指和小指握成半拳状，示指半屈，拇指伸直对准示指前半段（附图4），然后顶住患儿皮肤，拇、示指前移，提拿皮肉（附图5）。自尾椎两旁双手交替向前，推动至大椎两旁，算作捏脊一遍。此法多用于小儿疳积，故又称"捏积"。

4．推脊法　用示、中指（并拢）面自患儿大椎起循脊柱向下直推至腰椎处，称推脊法（附图6）。此法适用于高热。

（二）常用穴位

小儿推拿的常用穴位，见附图7及附表1。

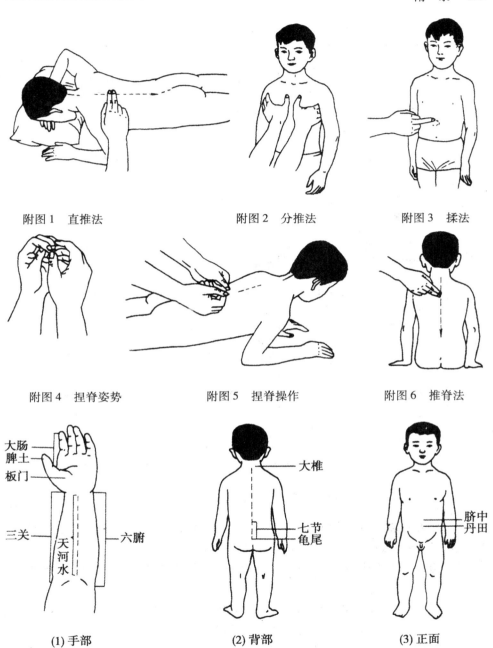

附图 1　直推法　　　　　　附图 2　分推法　　　　　　附图 3　揉法

附图 4　捏脊姿势　　　　　附图 5　捏脊操作　　　　　附图 6　推脊法

(1) 手部　　　　　　　　　(2) 背部　　　　　　　　　(3) 正面

附图 7　小儿推拿的常用穴位

附表1　　　　　　　　　　　小儿推拿常用穴位

穴名	位　置	主　治	操　作
脾土	拇指罗纹面	泄泻、呕吐	用推法，推100~300次
大肠	自示指端桡侧边缘至虎口成一直线	积滞、泄泻	用推法，推100~300次
板门	大鱼际隆起处	胸闷、呕吐、积滞腹满、食欲不振	用推法或揉法，操作50~200次
三关	前臂桡侧边缘，自腕横纹直上至肘横纹成一直线	外感怕冷无汗。营养不良	用推法，自肘部向下推至腕部，推100~300次
六腑	前臂尺侧边缘，自腕横纹直上至肘横纹成一直线	发热、多汗虚证忌用	用推法，自肘部向下推至腕部，推100~300次
天河水	前臂掌侧正中，自腕横纹中点至肘横纹中点成一直线	身热烦躁，外感发热	用推法，自腕部向上推至肘弯处，推100~300次
七节	第四腰椎至尾骶骨成一直线	泄泻、痢疾、食积腹胀、肠热便秘	用推法，自上而下或自下而上均可，推100~300次
龟尾	尾椎骨处	泄泻、脱肛、便秘	用揉法，揉100~300次
丹田	脐下2寸	少腹痛、遗尿、脱肛、小便赤少	用摩法或揉法，操作3~5分钟

（三）几种常见病证的治疗举例

1. **外感发热**　推天河水100~300次，推六腑100~300次，推脊300次，拿风池、肩井各数次。发热无汗加推三关300次。

2. **疳证**　推脾土300次，推大肠200次，推三关300次，摩腹5分钟，捏脊5遍。

3. **泄泻**　推脾土300次，推大肠200次，摩腹5分钟，揉脐3分钟，推七节300次，揉龟尾300次。吐乳加揉板门50次。

4. **脱肛**　揉丹田5分钟，摩腹3分钟，揉龟尾300次，推七节100~300次。

二、7岁以下儿童体重、身高、胸围、头围正常值（附表2、附表3）

附表2　中国九市城郊7岁以下正常男童体格发育的衡量数字（1995年，均值）

年龄组	体重（kg）		身高（cm）		胸围（cm）		头围（cm）	
	城区	郊区	城区	郊区	城区	郊区	城区	郊区
初生~3天	3.30	3.27	50.4	50.3	32.7	32.7	34.3	34.2
1月~	5.10	5.08	56.9	56.5	37.6	37.5	38.1	38.0
2月~	6.16	6.20	60.4	60.0	39.8	39.6	39.7	39.7
3月~	6.98	6.93	63.0	62.5	41.4	41.1	41.0	40.9
4月~	7.56	7.45	65.1	64.4	2.3	41.9	42.1	41.9
5月~	8.02	7.91	67.0	66.2	43.0	42.8	43.0	42.9
6月~	8.62	8.34	69.2	68.3	44.0	43.5	44.1	43.9
8月~	9.19	8.89	72.0	71.0	44.8	44.3	45.1	44.7
10月~	9.65	9.29	74.6	73.4	45.5	44.9	45.8	45.5
12月~	10.16	9.72	77.3	76.1	46.3	45.6	46.5	46.0
15月~	10.70	10.17	80.3	78.7	47.2	46.5	47.1	46.5
18月~	11.25	10.72	82.7	81.3	48.0	47.3	47.6	47.1
21月~	11.83	11.27	85.6	83.8	48.6	48.0	48.1	47.5
2.0岁~	12.57	12.00	89.1	87.0	49.4	48.9	48.4	48.0
2.5岁~	13.56	12.98	93.3	90.9	50.3	49.8	49.0	48.5
3.0岁~	14.42	13.85	96.8	94.3	50.9	50.5	49.4	48.9
3.5岁~	15.37	14.67	100.2	97.6	51.7	51.3	49.8	49.2
4.0岁~	16.23	15.51	103.7	101.0	52.4	51.9	50.1	49.5
4.5岁~	17.24	16.29	107.1	104.2	53.3	52.7	50.4	49.8
5.0岁~	18.34	17.17	110.5	107.5	54.2	53.4	50.7	50.0
5.5岁~	19.38	17.99	113.7	110.4	55.0	54.1	50.9	50.3
6~7岁	20.97	19.33	117.9	114.3	56.3	55.3	51.3	50.5

附表3　中国九市城郊7岁以下正常女童体格发育的衡量数字（1995年，均值）

年龄组	体重（kg）		身高（cm）		胸围（cm）		头围（cm）	
	城区	郊区	城区	郊区	城区	郊区	城区	郊区
初生~3天	3.20	3.18	49.8	49.7	32.6	32.5	33.9	33.9
1月~	4.81	4.78	56.1	55.7	36.9	36.7	37.4	37.3
2月~	5.74	5.73	59.2	59.0	38.9	38.7	38.9	39.0
3月~	6.42	6.40	61.6	61.3	40.2	40.0	40.1	40.0
4月~	7.01	6.97	63.8	63.0	41.3	40.9	41.2	41.0
5月~	7.53	7.37	65.5	64.8	42.1	41.6	42.1	41.9
6月~	8.00	7.81	67.6	66.8	42.9	42.5	43.0	42.8
8月~	8.65	8.37	70.6	69.4	43.9	43.4	44.1	43.7

年龄组	体重（kg）		身高（cm）		胸围（cm）		头围（cm）	
	城区	郊区	城区	郊区	城区	郊区	城区	郊区
10 月~	9.09	8.72	73.3	72.1	44.5	44.0	44.3	44.4
12 月~	9.52	9.23	75.9	75.0	45.2	44.7	45.4	45.0
15 月~	10.09	9.60	78.9	77.3	46.1	45.4	46.0	45.5
18 月~	10.65	10.14	81.6	79.9	46.8	46.3	46.5	46.1
21 月~	11.25	10.70	84.5	82.6	47.4	47.1	46.9	46.5
2.0 岁~	12.04	11.49	88.1	85.9	48.2	47.9	47.4	47.0
2.5 岁~	12.97	12.49	92.0	89.7	49.2	48.9	48.0	47.5
3.0 岁~	14.01	13.39	95.9	93.5	49.9	49.5	48.4	48.0
3.5 岁~	14.94	14.18	99.2	96.6	50.7	50.1	48.8	48.3
4.0 岁~	15.81	14.94	102.8	99.9	51.3	50.6	49.1	48.5
4.5 岁~	16.80	5.84	106.2	103.2	52.1	51.5	49.4	48.8
5.0 岁	17.84	16.70	109.8	106.5	52.9	52.1	49.7	49.1
5.5 岁~	18.80	17.53	112.9	109.5	53.6	52.8	50.0	49.4
6~7 岁	20.36	18.74	117.1	113.5	54.9	53.8	50.3	49.6

三、常见急性传染病的潜伏期、隔离期和检疫期（附表4）

附表4　　　　常见急性传染病的潜伏期、隔离期和检疫期

病　名	潜伏期（常见）	隔　离　期	接触者检疫期
水　痘	10~21 日（13~17 日）	隔离至全部皮疹干燥、结痂、脱落为止，不得少于发病后2周	医学观察21 日
麻　疹	6~21 日（10~12 日）	隔离至出疹后5 日，合并肺炎者延长隔离至出疹后10 日	易感者医学观察21日，接受过被动免疫者检疫28 日
风　疹	5~25 日（10~21 日）	隔离至出疹后5 日	不检疫
流行性腮腺炎	8~30 日（14~21 日）	隔离至症状和体征消失为止或发病后10 日	医学观察21 日
流行性感冒	数小时~4 日（1~2 日）	隔离至症状消失止或热退后2 日	大流行期集体机构人员检疫4 日
猩红热	1~7 日（2~4 日）	隔离至接受治疗后7 日	医学观察7 日

病　名	潜伏期(常见)	隔 离 期	接触者检疫期
白　喉	1~7日(2~4日)	隔离至症状消失后咽拭子培养 2 次阴性为止或于症状消失后 14 日	医学观察 7 日
百日咳	2~21日(7~10日)	隔离至发病后 40 日或痉咳后 30 日	医学观察 21 日
流行性脑脊髓膜炎	1~7日(2~3日)	隔离至症状消失后 3 日或发病后 7 日	医学观察 7 日
流 行 性 乙 型脑炎	4~21日(10~14日)	隔离至体温正常为止,隔离在有防蚊设备室内	不检疫
脊髓灰质炎	3~35日(5~14日)	隔离期不少于发病后 40 日	集体机构儿童检疫 35 日
病毒性肝炎(3~4周)	乙型 2~6 月(60~160 日)甲型 15~40 日	隔离自发病日起不少于 30 日	密 切 接 触 者 检 疫 40 日
细菌性痢疾(2~4日)	数小时至 7 日	隔离至症状消失后粪便培养连续 3 次阴性为止	医学观察 7 日
阿米巴痢疾	4 日至 1 年(7~14 日)	隔离至症状消失后粪便检查 3 次阴性为止	不检疫
食物中毒	沙氏菌 4 小时至 3 日(18 小时)葡萄球菌 0.5~6 小时(2.5~3 小时)肉毒杆菌 2 小时至 10 日(12~36 小时)嗜盐菌(副溶血弧菌)1~99 小时(6~20 小时)	病人集中隔离治疗	不检疫
伤　寒	5~40日(7~14日)	隔离至体温正常后 16 日为止;或症状消失,停药 3 日后大便培养连续 3 次阴性止	医学观察 25 日
副伤寒	2~15日(6~8日)	同伤寒	医学观察 15 日
霍乱、副霍乱	数小时至 7 日(1~3 日)	隔离至症状消失后,大便培养连续 3 次阴性止,或自发病日起至少 2 周	医学观察 5 日,并大便培养 3 次阴性

续表

病　名	潜伏期(常见)	隔　离　期	接触者检疫期
流行性斑疹伤寒	5~21日(10~14日)	彻底灭虱,或体温正常后12日解除隔离	彻底灭虱,医学观察15日
恶性疟	7~15日(12日)	不隔离,住室内应防蚊、灭蚊	不检疫
疟疾、间日疟、卵形疟	10~20日(13~15日)长潜伏期原虫可达6个月以上	不隔离,住室内应防蚊、灭蚊	不检疫
三日疟	14~45日(21~30日)	不隔离,住室内应防蚊、灭蚊	不检疫
流行性出血热	4~60日(7~14日)	隔离至急性症状消失为止	不检疫
布氏杆菌病	3日至1年(14日)	隔离至临床症状消失为止	不检疫
钩端螺旋体病	3~28日(10日)	隔离治疗至痊愈为主	不检疫
鼠疫、腺鼠疫	1~12日(3~4日)	隔离治疗至淋巴结肿完全愈合,菌检3次阴性为止	医学观察9日,接受过预防接种或血清者检疫12日
肺鼠疫	数小时至3日(1~3日)	隔离至症状消失后痰液培养3次阴性	
狂犬病	10日至1年以上(12~99日)	病程中隔离治疗	不检疫,被可疑狂犬咬伤后注射疫苗

四、计划免疫程序 (附表5)

附表5　　　　　　　　　　　计划免疫程序

免疫制剂名称	接种对象	接种方法及剂量	初种和复种时间	免疫期	备注
卡介苗	初生婴儿及结核菌素试验阴性儿童	皮内注射每次0.1ml	初种:出生24~48小时 复种:3~4岁、7~8岁、11~12岁(结核菌素试验阴性者)	3~4年	

免疫制剂名称	接种对象	接种方法及剂量	初种和复种时间	免疫期	备注
脊髓灰质炎减毒活疫苗	2足月龄至7足岁	先服Ⅰ型糖丸1粒,间隔1月后再同时服Ⅱ、Ⅲ型各1粒	初服:2足月龄婴儿 加服:1、2、7足岁时剂量同初服	3年以上	切忌用热开水吞服
百日咳菌苗白喉类毒素破伤风类毒素三联	3足月龄至4足岁	皮下注射0.25~0.5ml,共3次,每次间隔1~3个月	初种:3足月龄婴儿 复种:第2年、4足岁时各加强1次		如5足月龄开始全程,则首次加强在3足岁
麻疹减毒活疫苗	8足月龄以上的易感儿童	皮下注射0.35ml	初种:8足月婴儿 复种:小学一年级学生	4~6年以上	丙种球蛋白注射后至少间隔1~3月才能注射麻疹减毒活疫苗
流行性乙型脑炎灭活疫苗	1足岁以上儿童	皮下注射2次,间隔7~10天,学龄前儿童全程和加强均为0.5ml,小学生为1.0ml	初种:1足岁开始 加强:次年,小学一、四年级各加强1次	1年	
伤寒、副伤寒甲乙三联死菌苗	疫点周围人群(2岁以上儿童)	皮下注射全程3次,每次间隔7~10天,剂量2~6岁0.2ml、0.4ml、0.4ml,7~14岁0.3ml、0.6ml、0.6ml,15岁以上0.5ml、1.0ml、1.0ml	每年加强1次,连续3年(加强剂量为2~6岁0.4ml,7~14岁0.6ml,15岁以上1.0ml)	1年	可采用皮内注射法,剂量均为0.1ml,加强时每年1次,连续2年
霍乱死菌苗	疫区儿童	皮下注射2次,间隔7~10天,剂量6岁以下0.2ml、0.4ml,7~14岁0.3ml、0.6ml,15岁以上0.5ml、1.0ml	每年加强1次,(加强剂量为6岁以下0.4ml,7~14岁0.5ml,15岁以上1.0ml)	3~6个月	要求在流行前1月完成

续表

免疫制剂名称	接种对象	接种方法及剂量	初种和复种时间	免疫期	备注
流行性斑疹伤寒死疫苗	疫区儿童	皮下注射全程3次,每次间隔5~10天,剂量14岁以下为0.3~0.4ml、0.6~0.8ml、0.6~0.8ml,15岁以上0.5ml、1.0ml、1.0ml	每年加强1次,加强剂量为14岁以下0.6~0.8ml,15岁以上1.0ml	1年	
狂犬病死疫苗	被狂犬、疑似狂犬的动物咬伤、抓伤者	肌内注射全程10针,即被咬伤后0、1、2、3、7、10、14、20、30、90天各1次,每次1支疫苗			和狂犬病血清40U/kg联合应用(将抗血清先做过敏试验,再于伤口滴注,局部浸润注射,剩余的血清可肌内注射)可提高预防效果。伤口及早处理
冻干流行性脑脊髓膜炎多糖体菌苗(A群)	与患者密切接触的3~14岁儿童	皮下注射0.5ml		1年左右	作应急接种用的制剂用稀释液稀释
精制白喉抗毒素	与白喉患者密切接触而锡克反应阳性的体弱儿	皮下或肌内注射1000~2000单位		3周	可和白喉类毒素0.5ml分别注射,达联合预防作用。注前先做过敏试验
精制破伤风抗毒素	受伤后有发生破伤风可能者	5年内未经破伤风类毒素全程免疫者,皮下或肌内注射1500~3000单位,伤口严重者加倍量		3周	可和破伤风类毒素0.5ml同时分别注射,注前先做过敏试验

五、儿科常用临床检验正常值（附表 6~9）

附表 6 　　　　　小儿各年龄血液细胞参考值（均数）

测定项目	第 1 日	2~7 日	2 周	3 月	6 月	1~2 岁	4~5 岁	8~14 岁
红细胞（×10^{12}/L）	5.7~6.4	5.2~5.7	4.2	3.9	4.2	4.3	4.4	4.5
有核红细胞	0.03~0.10	0.03~0.10	0	0	0	0	0	0
网织红细胞	0.03	…	0.003	0.015	0.005	0.005	0.005	…
红细胞平均直径（μm）	8.0~8.6	…	7.7	7.3	…	7.1	7.2	…
血红蛋白（g/L）	180~195	163~180	150	111	123	118	134	139
红细胞压积	0.53	…	0.43	0.34	0.37	0.37	0.40	0.41
红细胞平均体积（MCVfl）	35	…	34	29	28	29	30	31
红细胞平均血红蛋白浓度（MCHC）	0.32	…	0.34	0.33	0.33	0.32	0.33	0.34
白细胞（×10^9/L）	20	15	12	…	12	11	8	
中性粒细胞	0.65	0.40	0.35	…	0.31	0.36	0.58	0.55~0.65
嗜酸与嗜碱粒细胞	0.03	0.05	0.04	…	0.03	0.02	0.02	0.02
淋巴细胞	0.20	0.40	0.55	…	0.60	0.56	0.34	0.30
单核细胞	0.07	0.12	0.06	…	0.06	0.06	0.06	0.06
未成熟白细胞	0.10	0.03	0	…	0	0	0	0
血小板（×10^9/L）	150~250			250	250~300			

附表7 尿检查正常参考值

测定项目	法定单位	旧单位
蛋白		
定性	阴性	阴性
定量	<40mg/24h	<40mg/24h
糖		
定性	阴性	阴性
定量	<2.8mmol/24h	<0.5g/24h
比重	1.010～1.030	1.010～1.030
渗透压	婴儿 50～700mmol/L	50～700mOsm/kg·H_2O
	儿童300～1400mmol/L	300～1400mOsm/kg·H_2O
氢离子浓度	0.01～32μmol/L	4.5～8.0pH
	（平均1.0μmol/L）	（平均6.0）
沉渣		
白细胞	<5个/HP	<5个/HP
红细胞	<3个/HP	<3个/HP
管型	无或偶见	无或偶见
Addis计数		
白细胞	<100万/12h	<100万/12h
红细胞	0～50万/12h	0～50万/12h
管型	0～5000/12h	0～5000/12h
尿液化学检测		
尿胆原	<6.72μmol/24h	<4mg/24h
钠	95～310mmol/24h	2.2～7.1g/24h
钾	35～90mmol/24h	1.4～3.5g/24h
氯	80～270mmol/24h	2.8～9.6g/24h
钙	2.5～10mmol/24h	100～400mg/24h
磷	16～48mmol/24h	0.5～1.5g/24h
镁	2.5～8.3mmol/24h	60～200mg/24h
肌酸	0.08～2.06mmol/24h	15～36g/24h
肌酐	0.11～0.132mmol/(kg·24h)	12～15mg/(kg·24h)
尿素	166～580mmol/24h	15～36g/24h
淀粉酶	80～300U/h(somogyi法)	<64U(温氏)
17-羟类固醇	婴儿 1.4～2.8μmol/24h	0.5～1.0mg/24h
	儿童2.8～15.5μmol/24h	1.0～5.6mg/24h
17-酮类固醇	<2岁 <3.5μmol/24h	<1mg/24h
	2～12岁3.5～21μmol/24h	1～6mg/24h

附表8　　　　　　　　小儿脑脊液正常参考值

测定项目	法定单位		旧单位
压力	新生儿　290~780Pa		30~80mmH$_2$O
	儿　童　690~1765Pa		70~180mmH$_2$O
细胞数			
红细胞	<2周　675×10^6/L		675/mm^3
	>2周　0~2×10^6/L		0~2/mm^3
白细胞(多为淋巴细胞)	婴　儿　0~20×10^6/L		0~20/mm^3
	儿　童　0~10×10^6/L		0~10/mm^3
蛋　白			
定性(Pandy试验)	阴　性		阴　性
定量	新生儿　200~1200mg/L		20~120mg/dl
	儿　童　<400mg/L		<40mg/dl
糖	婴　儿　3.9~4.9mmol/L		70~90mg/dl
	儿　童　2.8~4.4mmol/L		50~80mg/dl
氯化物	婴　儿　111~123mmol/L		111~123mEq/L
	儿　童　118~128mmol/L		118~128mEq/L

附表9　　　　　　　　血液生化检验正常参考值

测定项目	法定单位	法定→旧	旧单位	旧→法定
总蛋白(P)	60~80g/L	×0.1	6~8g/dl	×10
白蛋白(P)	34~54g/L	×0.1	3.4~5.4g/dl	×10
球蛋白(P)	20~30g/L	×0.1	2~3g/dl	×10
蛋白电泳(S)				
白蛋白	0.55~0.61	×100	55%~61%	×0.01
α$_1$球蛋白	0.04~0.05	×100	4%~5%	×0.01
α$_2$球蛋白	0.06~0.09	×100	6%~9%	×0.01
β球蛋白	0.09~0.12	×100	9%~12%	×0.01
γ球蛋白	0.15~0.20	×100	15%~20%	×0.01
纤维蛋白原(P)	2~4g/L	×0.1	0.2~0.4g/dl	×10
α$_1$-抗胰蛋白酶(S)	1.5~2.5	×100	150~250mg/dl	×0.01
C-反应蛋白(S)	68~1800μg/L	×1	68~1800ng/dl	×1
免疫球蛋白 A(S)	140~2700mg/L	×0.1	14~270mg/dl	×10
G(S)	5~16.5g/L	×0.1	500~1650mg/dl	×10
M(C)	500~2600mg/L	×0.1	50~260mg/dl	×10
补体 C$_3$(S)	600~1900mg/L	×0.1	60~190mg/dl	×10
铜蓝蛋白(S)	0.2~0.4g/L	×100	20~40mg/dl	×0.01

续表

测定项目	法定单位	法定→旧	旧单位	旧→法定
转铁蛋白（S）	2～4g/L	×100	200～400mg/dl	×0.01
铁蛋白（S）	7～140μg/L	×1	7～140ng/ml	×1
红细胞原卟啉	<0.89μmol/LRBC	×56.26	<50μg/dl	×0.017
葡萄糖（空腹B）	3.3～5.5mmol/L	×18	60～100mg/dl	×0.056
胆固醇（P.S）	2.8～5.2mmol/L	×38.7	110～200mg/dl	×0.026
甘油三酯（S）	0.23～1.24mmol/L	×88.54	20～110mg/dl	×0.011
血气分析（A.B）				
氢离子浓度	35～50nmol/L	－－	7.3～7.45pH	－－
二氧化碳分压	4.7～6kPa	×7.5	35～45mmHg	×0.133
二氧化碳总含量	20～28mmol/L	×1	20～28mEq/L	×1
氧分压	10.6～13.3kPa	×7.5	80～100mmHg	×0.133
			新生儿60～90mmHg	
氧饱和度	0.91～0.97mol/mol	×100	91%～97%	×0.01
	0.6～0.85(V)		60%～85%	
标准重碳酸盐	20～24mmol/L	×1	20～24mEq/L	×1
缓冲碱	45～52mmol/L	×1	45～52mEq/L	×1
碱剩余	－4～+2mmol/L	×1	－4～+2mEq/L	×1
	婴儿－7～－1mmol/L		－7～－1mEq/L	
二氧化碳结合力（P）	18～27mmol/L	×2.24	40～60Vol%	×0.449
阴离子间隙	7～16mmol/L	×1	7～16mEq/L	×1
血清电解质、无机盐和微量元素（S）				
钠	135～145mmol/L	×1	135～145mEq/L	×1
钾	3.5～4.5mmol/L	×1	3.5～4.5mEq/L	×1
氯	96～10⁶mmol/L	×1	96～106mEq/L	×1
磷	1.3～1.8mmol/L	×3.1	4～5.5mg/dl	×0.323
钙	2.2～2.7mmol/L	×4.0	8.8～10.8mg/dl	×0.25
镁	0.7～1.0mmol/L	×2.43	1.8～2.4mg/dl	×0.411
锌	10.7～22.9μmol/L	×6.54	70～150μg/dl	×0.153
铜	12.6～23.6μmol/L	×6.355	80～150μg/dl	×0.157
铅	<1.45μmol/L	×20.7	<30μg/dl	×0.048
铁	9.0～28.6μmol/L	×5.58	50～160μg/dl	×0.179
铁结合力	45～72μmol/L	×5.58	250～400μg/dl	×0.179
尿素氮（B）	1.8～6.4mmol/L	×2.8	5～18mg/dl	×0.357
肌酐（S）	44～133μmol/L	×0.0113	0.5～1.5mg/dl	×88.4
氨（B）	29～58μmol/L	×1.7	50～100μg/dl	×0.588
总胆红质（S）	3.4～17.1μmol/L	×0.059	0.2～1.0mg/dl	×17.1
直接胆红质（P）	0.50～3.4μmol/L	×0.059	0.03～0.2mg/dl	×17.1

续表

测定项目	法定单位	法定→旧	旧单位	旧→法定
凝血酶时间（P）	15～20s	－－	15～20s	－－
凝血酶原时间	12～14s	－－	12～14s	－－
凝血酶原消耗时间（S）	＞35s	－－	＞35s	－－
抗溶血性链球菌素O	－－	－－	＜500U	－－
血清酶				
脂肪酶	18～128U/L	×1	18～128U/L	×1
淀粉酶	35～127U/L	×1	35～127U/L	×1
γ-谷氨酰转肽酶	5～32U/L	×1	5～32U/L	×1
谷-丙转氨酶（赖氏）	＜30U/L	×1	＜30U/L	×1
谷-草转氨酶（赖氏）	＜40U/L	×1	＜40U/L	×1
乳酸脱氢酶	60～250U/L	×1	60～250U/L	×1
碱性磷酸酶（金氏）	106～213U/L	×1	106～213U/L	×1
酸性磷酸酶（金氏）	7～28U/L	×1	7～28U/L	×1
肌酸磷酸酶	5～130U/L	×1	5～130U/L	×1
血清激素				
促肾上腺皮质激素	25～100μg/L	×1	25～100pg/ml	×1
皮质醇（空腹8am）	138～635nmol/L	×0.0362	5～23μg/dl	×27.6
	8pm为8am值的50%			
C-肽（空腹）	0.5～2μg/L	×1	0.5～2ng/ml	×1
胰岛素（空腹）	7～24mU/L	×1	7～24mU/L	×1
三碘甲状腺原氨酸（T_3）	1.2～4.0nmol/L	×65.1	80～260ng/dl	×0.0154
甲状腺素（T_4）	90～194nmol/L	×0.078	7～15μg/dl	×12.9
促甲状腺激素（TSH）	2～10mU/L	×1	2～10mU/ml	×1
抗利尿激素	1～7ng/L	×1	1～7pg/ml	×1
（血渗透压正常时）				

注：（A）动脉血；（B）全血；（C）血清

六、临床常用方剂

二　画

二陈汤（《太平惠民和剂局方》）　半夏　橘红　白茯苓　炙甘草　生姜　乌梅

十味温胆汤（《世医得效方》）　人参　熟地　枣仁　远志　五味子　茯苓　半夏　枳实　陈皮　甘草

七味白术散（《小儿药证直诀》）　藿香　木香　葛根　人参　白术　茯苓

甘草

八正散（《太平惠民和剂局方》） 车前子 瞿麦 萹蓄 滑石 栀子 甘草 木通 大黄 灯心草

八珍汤（《正体类要》） 当归 川芎 熟地 白芍 人参 白术 茯苓 甘草

人参乌梅汤（《温病条辨》） 人参 乌梅 木瓜 山药 莲子肉 炙甘草

人参理中丸（《痃疬机要》） 人参 干姜 甘草 白术

人参五味子汤（《幼幼集成》） 人参 白术 茯苓 五味子 麦门冬 炙甘草 生姜 大枣

三　画

三拗汤（《太平惠民和剂局方》） 麻黄 杏仁 甘草

三子养亲汤（《韩氏医通》） 苏子 白芥子 莱菔子

三黄石膏汤（《伤寒六书》） 黄连 黄芩 大黄 生石膏

下虫丸（《直指小儿方》） 新苦楝根皮 绿色贯众 木香 桃仁 芜荑 鸡心槟榔 鹤虱 轻粉 干虾蟆 使君子

大定风珠（《温病条辨》） 白芍 阿胶 龟板 地黄 麻仁 五味子 牡蛎 麦冬 炙甘草 鳖甲 鸡子黄

大青龙汤（《伤寒论》） 麻黄 桂枝 甘草 杏仁 生姜 大枣 石膏

大承气汤（《伤寒论》） 大黄 厚朴 枳实 芒硝

小儿回春丹（《上海市中药成药制剂规范》） 牛黄 冰片 朱砂 羌活 僵蚕 天麻 防风 麝香 雄黄 胆南星 天竺黄 川贝母 全蝎 白附子 蛇含石 钩藤 甘草

小青龙汤（《伤寒论》） 麻黄 桂枝 芍药 细辛 半夏 干姜 五味子 甘草

小建中汤（《伤寒论》） 桂枝 白芍 甘草 生姜 大枣 饴糖

小蓟饮子（《济生方》） 生地黄 小蓟 滑石 木通 炒蒲黄 淡竹叶 藕节 山栀 甘草 当归

己椒苈黄丸（《金匮要略》） 防己 椒目 葶苈子 大黄

四　画

五皮饮（《中藏经》） 生姜皮 桑白皮 陈橘皮 大腹皮 茯苓皮

五苓散（《伤寒论》） 桂枝 茯苓 泽泻 猪苓 白术

五虎汤（《证治汇补》） 麻黄 杏仁 石膏 甘草 桑白皮 细茶

　　五味消毒饮（《医宗金鉴》）　野菊花　金银花　蒲公英　紫花地丁　紫背天葵子

　　止痉散（经验方）　全蝎　蜈蚣　天麻　僵蚕

　　少腹逐瘀汤（《医林改错》）　小茴香　炒干姜　延胡索　没药　当归　川芎　肉桂　赤芍　蒲黄　五灵脂

　　牛黄清心丸（《痘疹世医心法》）　牛黄　黄芩　黄连　山栀　郁金　朱砂

　　丹栀逍遥散（《内科摘要》）　柴胡　当归　白芍　白术　茯苓　甘草　薄荷　生姜　丹皮　山栀

　　乌梅丸（《伤寒论》）　乌梅　细辛　干姜　川椒　黄连　黄柏　桂枝　附子　人参　当归

　　六一散（《伤寒标本》）　滑石　生甘草

　　六君子汤（《世医得效方》）　人参　白术　茯苓　甘草　陈皮　半夏

　　六味地黄丸（《小儿药证直诀》）　熟地　山茱萸　山药　茯苓　泽泻　丹皮

五　画

　　玉女煎（《景岳全书》）　石膏　熟地　牛膝　知母　麦冬

　　玉屏风散（《医方类聚》）　防风　黄芪　白术

　　甘麦大枣汤（《金匮要略》）　甘草　小麦　大枣

　　甘露消毒丹（《医效秘传》）　滑石　淡芩　茵陈　藿香　连翘　石菖蒲　白蔻仁　薄荷　木通　射干　川贝母

　　石斛夜光丸（《原机启微》）　天门冬　人参　茯苓　麦门冬　熟地黄　生地黄　菟丝子　菊花　草决明　杏仁　干山药　枸杞子　牛膝　五味子　白蒺藜　石斛　肉苁蓉　川芎　炙甘草　枳壳　青葙子　防风　川黄连　水牛角　羚羊角

　　左归丸（《景岳全书》）　熟地　山药　山茱萸　枸杞子　菟丝子　鹿角胶　龟板胶　牛膝

　　左金丸（《丹溪心法》）　黄连　吴萸

　　右归丸（《景岳全书》）　熟地黄　山药　山茱萸　枸杞子　鹿角胶　菟丝子　杜仲　当归　肉桂　制附子

　　龙骨散（验方）　龙骨　枯矾

　　龙胆泻肝汤（《太平惠民和剂局方》）　龙胆草　黄芩　栀子　泽泻　木通　车前子　当归　生地黄　柴胡　甘草

　　归脾汤（《正体类要》）　白术　当归　白茯苓　黄芪　龙眼肉　远志　木

通　酸枣仁　木香　甘草　人参

　　四逆汤（《伤寒论》）　甘草　干姜　附子

　　四神丸（《内科摘要》）　补骨脂　肉豆蔻　吴茱萸　五味子　生姜　大枣

　　四君子汤（《太平惠民和剂局方》）　白术　茯苓　人参　甘草

　　生脉散（《医学启源》）　麦冬　五味子　人参

　　失笑散（《太平惠民和剂局方》）　五灵脂　蒲黄

　　白虎汤（《伤寒论》）　石膏　知母　粳米　甘草

　　白头翁汤（《伤寒论》）　白头翁　秦皮　黄连　黄柏

　　白虎加人参汤（《伤寒论》）　人参　石膏　知母　甘草　粳米

　　瓜蒌薤白半夏汤（《金匮要略》）　瓜蒌实　薤白　半夏　白酒

　　加味六味地黄丸（《医宗金鉴》）　熟地黄　山药　山萸肉　牡丹皮　茯苓
泽泻　鹿茸　五加皮　麝香

六　画

　　至宝丹（《苏沈良方》）　犀角（用水牛角代）　朱砂　雄黄　玳瑁　琥珀
麝香　冰片　牛黄　安息香　金箔　银箔

　　曲麦枳术丸（《奇效良方》）　神曲　麦芽　枳实　白术

　　当归四逆汤（《伤寒论》）　当归　桂枝　芍药　细辛　甘草　通草　大枣

　　当归补血汤（《内外伤辨惑论》）　当归　黄芪

　　朱砂安神丸（《内外伤辨惑论》）　川连　生地　当归　甘草　辰砂

　　竹叶石膏汤（《伤寒论》）　竹叶　石膏　半夏　麦门冬　人参　甘草
粳米

　　华盖散（《太平惠民和剂局方》）　麻黄　杏仁　甘草　桑白皮　紫苏子
赤茯苓　陈皮

　　血府逐瘀汤（《医林改错》）　当归　生地黄　牛膝　红花　桃仁　柴胡
枳壳　赤芍　川芎　桔梗　甘草

　　行军散（《霍乱论》）　牛黄　麝香　珍珠　冰片　硼砂　雄黄　火硝
金箔

　　安宫牛黄丸（《温病条辨》）　牛黄　郁金　犀角（用水牛角代）　黄连
山栀　朱砂　雄黄　冰片　麝香　珍珠　黄芩　金箔

　　羊肝丸（《证治准绳》）　羊肝　砂仁　豆蔻

　　异功散（《小儿药证直诀》）　人参　白术　茯苓　陈皮　甘草

　　导赤散（《小儿药证直诀》）　生地黄　竹叶　木通　甘草

　　防己黄芪汤（《金匮要略》）　防己　甘草　白术　黄芪　生姜　大枣

防己茯苓汤（《金匮要略》）　防己　黄芪　桂枝　茯苓　甘草

七　画

麦味地黄丸（《寿世保元》）　生地黄　山茱萸　山药　茯苓　牡丹皮　泽泻　五味子　麦门冬

苏葶丸（《医宗金鉴》）　苦葶苈子　南苏子

苏合香丸（《外台秘要》）　白术　青木香　水牛角　香附子　朱砂　诃黎勒　白檀香　安息香　沉香　麝香　丁香　荜茇　龙脑　苏合香油　薰陆香

苏子降气汤（《丹溪心法》）　苏子　半夏　当归　陈皮　甘草　前胡　厚朴　枳实

杞菊地黄丸（《医级》）　生地黄　山茱萸　茯苓　山药　丹皮　泽泻　枸杞子　菊花

连翘败毒散（《医方集解》）　黑荆芥　炒防风　金银花　连翘　生甘草　前胡　柴胡　川芎　枳壳　桔梗　茯苓　薄荷　生姜　羌活　独活

牡蛎散（《太平惠民和剂局方》）　煅牡蛎　黄芪　麻黄根　浮小麦

沙参麦冬汤（《温病条辨》）　沙参　麦冬　玉竹　桑叶　甘草　天花粉　白扁豆

补中益气汤（《脾胃论》）　黄芪　人参　白术　甘草　当归　陈皮　升麻　柴胡　生姜　大枣

补阳还五汤（《医林改错》）　黄芪　当归　赤芍　川芎　地龙　桃仁　红花

补肾地黄丸（《医宗金鉴》）　熟地　泽泻　丹皮　山萸肉　牛膝　山药　鹿茸　茯苓

附子泻心汤（《伤寒论》）　附子　大黄　黄芩　黄连

附子理中汤（《三因极一病证方论》）　附子　人参　干姜　甘草　白术

八　画

青蒿鳖甲汤（《温病条辨》）　青蒿　鳖甲　知母　生地　丹皮

固真汤（《证治准绳》）　人参　白术　茯苓　炙甘草　黄芪　附子　肉桂　山药

知柏地黄丸（《医宗金鉴》）　干地黄　牡丹皮　山萸肉　山药　泽泻　茯苓　知母　黄柏

使君子散（《经验方》）　使君子肉　甘草　吴茱萸　苦楝子

金沸草散（《南阳活人书》）　金沸草　前胡　荆芥　细辛　半夏　茯苓

甘草　生姜　大枣

　　金匮肾气丸（《金匮要略》）　干地黄　山药　山茱萸　泽泻　茯苓　炮附子　桂枝

　　肥儿丸（《医宗金鉴》）　麦芽　胡黄连　人参　白术　茯苓　黄连　使君子　神曲　炒山楂　炙甘草　芦荟

　　炙甘草汤（《伤寒论》）　炙甘草　大枣　阿胶　生姜　人参　生地　桂枝　麦冬　麻仁

　　定喘汤（《摄生众妙方》）　白果　麻黄　苏子　甘草　款冬花　杏仁　桑白皮　黄芩　法半夏

　　定痫丸（《医学心悟》）　天麻　川贝　胆星　半夏　陈皮　茯苓　茯神　丹参　麦冬　菖蒲　远志　全蝎　僵蚕　琥珀　辰砂　竹沥　姜汁　甘草

　　实脾饮（《济生方》）　白术　茯苓　大腹皮　木瓜　厚朴　木香　草果仁　附子　干姜　甘草　生姜　大枣

　　河车八味丸（《幼幼集成》）　紫河车　地黄　丹皮　大枣　茯苓　泽泻　山药　麦冬　五味子　肉桂　熟附片　鹿茸

　　泻心汤（《金匮要略》）　大黄　黄连　黄芩

　　泻黄散（《小儿药证直诀》）　藿香叶　山栀子仁　石膏　甘草　防风

　　泻心导赤散（《医宗金鉴》）　生地　木通　黄连　甘草梢

　　参附汤（《世医得效方》）　人参　附子

　　参蛤散（《济生方》）　人参　蛤蚧

　　参苓白术散（《太平惠民和剂局方》）　人参　茯苓　白术　桔梗　山药　甘草　白扁豆　莲肉　砂仁　薏苡仁

　　参附龙牡救逆汤（经验方）　人参　附子　龙骨　牡蛎　白芍　炙甘草

九　画

　　荆防败毒散（《摄生众妙方》）　荆芥　防风　羌活　独活　柴胡　川芎　枳壳　茯苓　甘草　桔梗　前胡　人参　生姜　薄荷

　　茵陈蒿汤（《伤寒论》）　茵陈　栀子　大黄

　　茵陈理中汤（《张氏医通》）　茵陈　人参　干姜　白术　甘草

　　茜根散（《景岳全书》）　茜草根　黄芩　阿胶　侧柏叶　生地　甘草

　　枳实导滞丸（《内外伤辨惑论》）　大黄　枳实　黄芩　黄连　神曲　白术　茯苓　泽泻

　　栀子豉汤（《伤寒论》）　栀子　豆豉

　　香砂平胃散（《医宗金鉴》）　香附　苍术　陈皮　厚朴　砂仁　山楂肉

神曲　麦芽　枳壳　白芍　甘草

保元汤（《博爱心鉴》）　　人参　黄芪　甘草　肉桂

保和丸（《丹溪心法》）　　山楂　神曲　半夏　茯苓　陈皮　连翘　莱菔子

追虫丸（《普济方》）　　雷丸　白芜荑　槟榔　使君子　白术　黑牵牛　大黄　当归

独参汤（《十药神书》）　　人参

养脏散（《医宗金鉴》）　　当归　沉香　木香　肉桂　川芎　丁香

养胃增液汤（经验方）　　石斛　乌梅　沙参　玉竹　白芍　甘草

宣毒发表汤（《医宗金鉴》）　　升麻　葛根　枳壳　防风　荆芥　薄荷　木通　连翘　牛蒡子　竹叶　甘草　前胡　桔梗

济生肾气丸（《严氏济生方》）　　附子　白茯苓　泽泻　萸肉　山药　车前子　丹皮　牛膝　官桂　熟地黄

神犀丹（《医效秘传》）　　犀角（用水牛角代）　石菖蒲　黄芩　生地　金银花　连翘　板蓝根　豆豉　玄参　天花粉　紫草　金汁

十　画

都气丸（《医宗己任编》）　　熟地黄　山药　山茱萸　茯苓　泽泻　丹皮　五味子

桂枝汤（《伤寒论》）　　桂枝　芍药　生姜　甘草　大枣

桂枝加龙骨牡蛎汤（《金匮要略》）　　桂枝　芍药　生姜　甘草　大枣　龙骨　牡蛎

桂枝甘草龙骨牡蛎汤（《伤寒论》）　　桂枝　甘草　龙骨　牡蛎

桃仁承气汤（《伤寒论》）　　桃仁　大黄　甘草　桂枝　芒硝

桃红四物汤（《医宗金鉴》）　　当归　川芎　桃仁　红花　芍药　地黄

真武汤（《伤寒论》）　　茯苓　芍药　白术　生姜　附子

逐寒荡惊汤（《福幼编》）　　胡椒　炮姜　肉桂　丁香　灶心土

透疹凉解汤（经验方）　　桑叶　甘菊　薄荷　连翘　牛蒡子　赤芍　蝉蜕　紫花地丁　黄连　藏红花

柴胡葛根汤（《外科正宗》）　　柴胡　天花粉　葛根　黄芩　桔梗　连翘　牛蒡子　石膏　甘草　升麻

健脾丸（《医方集解》）　　人参　白术　陈皮　麦芽　山楂　枳实　神曲

射干麻黄汤（《金匮要略》）　　射干　麻黄　细辛　五味子　紫菀　款冬花　半夏　大枣　生姜

益脾镇惊散（《医宗金鉴》）　　人参　白术　茯苓　朱砂　钩藤　炙甘草

灯心草

  资生健脾丸（《先醒斋医学广笔记》） 人参 白术 茯苓 扁豆 陈皮
山药 甘草 莲子肉 苡仁 砂仁 桔梗 藿香 橘红 黄连 泽泻 芡实 山
楂 麦芽 白豆蔻

  凉膈散（《太平惠民和剂局方》） 大黄 芒硝 甘草 栀子 黄芩 薄荷
连翘 竹叶 白蜜

  凉营清气汤（《喉痧证治概要》） 水牛角 鲜石斛 山栀 丹皮 鲜生地
薄荷 川连 赤芍 玄参 石膏 甘草 连翘 竹叶 茅根 芦根 金汁

  消乳丸（《证治准绳》） 香附 神曲 麦芽 陈皮 砂仁 炙甘草

  涤痰汤（《奇效良方》） 半夏 陈皮 甘草 竹茹 枳实 生姜 胆星
人参 菖蒲

  调元散（《活幼心书》） 人参 茯苓 茯神 白术 白芍 熟地 当归
黄芪 川芎 甘草 石菖蒲 山药

  通窍活血汤（《医林改错》） 赤芍 川芎 桃仁 红花 红枣 生姜 麝
香 老葱

  桑菊饮（《温病条辨》） 杏仁 连翘 薄荷 桑叶 菊花 苦桔梗 甘草
芦根

  桑白皮汤（《景岳全书》） 桑白皮 半夏 苏子 杏仁 贝母 黄芩 黄
连 山栀 生姜

十一 画

  理中丸（《伤寒论》） 人参 干姜 白术 甘草

  黄连温胆汤（《六因条辨》） 半夏 陈皮 竹茹 枳实 茯苓 炙甘草
大枣 黄连

  黄连解毒汤（《肘后方》） 黄连 黄柏 黄芩 栀子

  黄芪桂枝五物汤（《金匮要略》） 黄芪 桂枝 芍药 炙甘草 大枣

  菟丝子散（《医宗必读》） 菟丝子 鸡内金 肉苁蓉 牡蛎 附子 五
味子

  银翘散（《温病条辨》） 金银花 连翘 竹叶 荆芥 牛蒡子 薄荷 豆
豉 甘草 桔梗 芦根

  麻黄汤（《伤寒论》） 麻黄 桂枝 杏仁 甘草

  麻杏石甘汤（《伤寒论》） 麻黄 杏仁 石膏 甘草

  麻黄连翘赤小豆汤（《伤寒论》） 麻黄 连翘 赤小豆 杏仁 生梓白皮
生姜 大枣 炙甘草

羚角钩藤汤（《重订通俗伤寒论》） 羚羊角片　霜桑叶　川贝母　鲜生地
钩藤　滁菊花　茯神　白芍　甘草

清络饮（《温病条辨》） 鲜荷叶边　西瓜翠衣　鲜金银花　鲜扁豆花　鲜
竹叶心　丝瓜皮

清营汤（《温病条辨》） 犀角（用水牛角代）　生地　玄参　竹叶　金银
花　连翘　黄连　丹参　麦冬

清肝达郁汤（《重订通俗伤寒论》） 焦山栀　白芍　归须　柴胡　丹皮
炙草　橘白　薄荷　菊花　鲜青橘叶

清金化痰汤（《东病广要》引《统旨方》） 黄芩　山栀　桑白皮　知母　瓜
蒌仁　贝母　麦冬　桔梗　甘草　橘红　茯苓

清胃解毒汤（《痘疹传心录》） 当归　黄连　生地黄　天花粉　连翘　升
麻　牡丹皮　赤芍药

清咽下痰汤（经验方） 玄参　桔梗　甘草　牛蒡子　贝母　瓜蒌　射干
荆芥　马兜铃

清热泻脾散（《医宗金鉴》） 栀子　石膏　黄连　生地黄　黄芩　茯苓
灯心

清暑益气汤（《温热经纬》） 西洋参　麦冬　知母　甘草　竹叶　黄连
石斛　荷梗　鲜西瓜翠衣　粳米

清解透表汤（经验方） 西河柳　蝉蜕　葛根　升麻　紫草根　桑叶　菊
花　甘草　牛蒡子　金银花　连翘

清瘟败毒饮（《疫疹一得》） 生石膏　生地黄　犀角（用水牛角代）　黄
连　栀子　桔梗　黄芩　知母　赤芍　玄参　连翘　甘草　丹皮　鲜竹叶

十二　画

琥珀抱龙丸（《活幼心书》） 琥珀　天竺黄　檀香　人参　茯苓　粉草
枳壳　枳实　朱砂　山药　南星　金箔

越婢加术汤（《金匮要略》） 麻黄　石膏　甘草　大枣　白术　生姜

葛根黄芩黄连汤（《伤寒论》） 葛根　黄芩　黄连　甘草

葱豉汤（《肘后备急方》） 葱白　豆豉

葶苈大枣泻肺汤（《金匮要略》） 葶苈子　大枣

紫雪丹（《太平惠民和剂局方》） 滑石　石膏　寒水石　磁石　羚羊角
木香　犀角（用水牛角代）　沉香　丁香　升麻　玄参　甘草　朴硝　硝石
辰砂　麝香　金箔

普济消毒饮（《景岳全书》） 黄芩　黄连　橘红　玄参　生甘草　连翘

牛蒡子　板蓝根　马勃　白僵蚕　升麻　柴胡　桔梗

　　温胆汤（《世医得效方》）　半夏　竹茹　枳实　陈皮　炙甘草　茯苓
人参

　　温下清上汤（经验方）　附子　黄连　磁石　蛤粉　天花粉　补骨脂　覆
盆子　菟丝子　桑螵蛸　白莲须

　　犀角地黄汤（《备急千金要方》）　犀角（用水牛角代）　生地　丹皮
芍药

　　犀角消毒饮（《医宗金鉴》）　防风　牛蒡子　荆芥　犀角（用水牛角代）
金银花　甘草

　　犀角清络饮（《重订通俗伤寒论》）　犀角（用水牛角代）　牡丹皮　连翘
赤芍　生地　桃仁　竹沥　生姜　菖蒲

　　缓肝理脾汤（《医宗金鉴》）　桂枝　人参　茯苓　白术　白芍　陈皮　山
药　扁豆　炙甘草　煨姜　大枣

十三　画

　　槐花散（《本事方》）　槐花　侧柏叶　荆芥穗　枳壳

　　解肌透痧汤（《喉痧证治概要》）　荆芥　牛蒡子　蝉蜕　浮萍　僵蚕　射
干　豆豉　马勃　葛根　甘草　桔梗　前胡　连翘　竹茹

　　解毒内托汤（《医宗金鉴》）　生黄芪　荆芥　防风　连翘　当归　赤芍
金银花　甘草节　木通

　　新加香薷饮（《温病条辨》）香薷　金银花　鲜扁豆花　厚朴　连翘

十四　画

　　磁朱丸（《千金方》）　磁石　朱砂　神曲

　　缩泉丸（《校注妇人良方》）　益智仁　台乌药　山药

十五　画以上

　　增液汤（《温病条辨》）　生地　玄参　麦冬

　　镇惊丸（《医宗金鉴》）　茯神　麦冬　朱砂　远志　石菖蒲　枣仁　牛黄
黄连　钩藤　珍珠　胆南星　天竺黄　犀角（用水牛角代）　甘草

　　藿香正气散（《太平惠民和剂局方》）　藿香　紫苏　白芷　桔梗　白术
厚朴　半夏曲　大腹皮　茯苓　陈皮　甘草

七、临床常用中成药

二　画

二冬膏　天门冬　麦门冬

十全大补丸　党参　白术　茯苓　甘草　当归　川芎　白芍　熟地黄　黄芪
肉桂

十灰散　大蓟炭　小蓟炭　牡丹皮炭　侧柏叶炭　大黄炭　茜草炭　陈棕炭
荷叶炭　栀子炭　白茅根炭

人参归脾丸　人参　苡仁　远志　甘草　白术　黄芪　当归　木香　茯苓
龙眼肉

人参健脾丸　人参　白术　山药　莲子　白扁豆　木香　草豆蔻　陈皮　青
皮　六神曲　谷芽　山楂　芡实　薏苡仁　当归　枳壳　甘草

儿康宁口服液（糖浆）　党参　白术　薏苡仁　大枣　桑枝

三　画

三九感冒灵颗粒　三叉苦　岗梅　金盏银盘　薄荷油　野菊花　马来酸氯苯
那敏　咖啡因　对乙酰氨基酚

大青叶合剂　大青叶　金银花　羌活　玄参　大黄

大补阴丸　熟地黄　知母　黄柏　龟板　猪脊髓

千金散　全蝎　僵蚕　牛黄　朱砂　冰片　黄连　胆南星　天麻　甘草

川芎嗪注射液　川芎嗪

小儿回春丸　防风　羌活　雄黄　牛黄　天竺黄　川贝母　胆南星　麝香
冰片　朱砂　蛇含石　天麻　钩藤　全蝎　僵蚕　白附子　甘草

小儿金丹片　胆南星　橘红　羌活　前胡　天麻　防风　葛根　大青叶　山
川柳　玄参（去皮）　甘草　生地　钩藤　木通　枳壳　牛蒡子　桔梗　赤芍
川贝母（去心）　朱砂粉　冰片粉　清半夏　羚羊角粉　犀角（用水牛角代）
粉　薄荷冰　荆芥穗

小儿香橘丹（丸）　苍术　白术　茯苓　甘草　山药　白扁豆　薏苡仁
莲子肉　泽泻　陈皮　砂仁　木香　法半夏　香附　枳实　厚朴　六神曲　麦芽
山楂

小儿健脾丸　人参　白术　炙甘草　山药　莲子　扁豆　木香　草豆蔻　陈
皮　青皮　神曲　麦芽　谷芽　山楂　芡实　苡仁　当归　枳壳

小儿羚羊散　羚羊角　水牛角浓缩粉　人工牛黄　黄连　金银花　连翘　西

河柳　牛蒡子　葛根　浮萍　紫草　赤芍　天竺黄　川贝　朱砂　冰片　甘草

　　小儿生血糖浆　大枣　山药　熟地等

　　小儿清肺颗粒　茯苓　半夏　川贝　百部　黄芩　胆南星　白前　石膏沉香

四　画

　　元胡止痛片　醋制元胡索　白芷

　　云南白药　参三七等

　　木香顺气丸　木香　砂仁　香附　槟榔　陈皮　厚朴　枳壳　苍术　青皮甘草

　　五子衍宗丸　枸杞子　菟丝子　覆盆子　五味子　车前子

　　五福化毒丹（散）　连翘　犀角（用水牛角代）　黄连　玄参　生地　赤芍　青黛　桔梗　炒牛蒡子　芒硝

　　午时茶颗粒　苍术　柴胡　羌活　防风　白芷　川芎　藿香　前胡　连翘陈皮　山楂　枳实　炒麦芽　甘草　炒六神曲　桔梗　紫苏叶　厚朴　红茶

　　牛黄镇惊丸　牛黄　全蝎　僵蚕　珍珠　麝香　朱砂　雄黄　天麻　钩藤防风　琥珀　胆南星　白附子　半夏　天竺黄　冰片　薄荷　甘草

　　化积口服液　茯苓　莪术　雷丸　海螵蛸　三棱　红花　鸡内金　槟榔鹤虱　使君子

　　丹参滴丸　丹参

　　丹参注射液　丹参

　　丹栀逍遥丸　柴胡　当归　白芍　茯苓　白术　甘草　薄荷　丹皮　栀子

　　乌鸡白凤丸　乌鸡　鹿角胶　鳖甲　牡蛎　桑螵蛸　人参　黄芪　当归　白芍　香附　天冬　甘草　生地黄　熟地黄　川芎　银柴胡　丹参　山药　芡实鹿角霜

　　六神丸　人工牛黄　蟾酥　珍珠　冰片　麝香　雄黄粉　百草霜

　　六味地黄丸　熟地黄　山茱萸　牡丹皮　山药　茯苓　泽泻

　　孔圣枕中丹　龟板　龙骨　远志　菖蒲等

　　双料喉风散　珍珠粉　人工牛黄　冰片等

　　双黄连口服液　黄芩　金银花　连翘

　　双黄连注射液（粉针剂）　黄芩　金银花　连翘

五　画

　　玉枢丹（紫金锭）　麝香　雄黄　山慈菇　千金子霜　红大戟　朱砂　五

倍子

玉屏风颗粒 黄芪 白术 防风

玉屏风口服液 黄芪 白术 防风

甘露消毒丹 滑石 连翘 茵陈 黄芩 石菖蒲 川贝母 木通 土藿香
射干 薄荷 豆蔻

龙胆泻肝丸（片） 龙胆草 柴胡 黄芩 栀子 泽泻 木通 车前子
当归 地黄 甘草

龙牡壮骨颗粒 党参 茯苓 白术 龙骨 牡蛎 龟板 黄芪 山药 五
味子 麦冬

归脾丸 党参 白术 黄芪 甘草 茯苓 远志 酸枣仁 龙眼肉 当归
木香 大枣

生脉注射液 红参 麦冬

生脉饮口服液 人参 麦冬 五味子

白金丸 白矾 郁金

半夏露 生半夏 枇杷叶 远志 紫菀 麻黄 甘草 桔梗

宁血糖浆 花生衣

六 画

西瓜霜 西瓜 硝石 芒硝 冰片

百令胶囊 发酵虫草菌粉

至宝丹 牛黄 麝香 水牛角粉 玳瑁等

当归龙荟片 当归 龙胆 芦荟 青黛 栀子 黄连 黄芩 黄柏 大黄
木香 麝香

血康口服液 肿节风

冰硼散 冰片 硼砂 朱砂 玄明粉

安宫牛黄丸（散） 牛黄 水牛角浓缩粉 麝香 珍珠 朱砂 雄黄 黄
连 黄芩 栀子 郁金 冰片 金箔衣

如意金黄散（金黄散） 姜黄 大黄 黄柏 苍术 厚朴 陈皮 甘草
生胆南星 白芷 天花粉

导赤丹 大黄 栀子 生地黄 木通 茯苓 滑石 甘草

七 画

杞菊地黄丸 枸杞子 菊花 熟地黄 山茱萸 丹皮 山药 茯苓 泽泻

医痫丸 白附子 天南星 半夏 猪牙皂 僵蚕 乌梢蛇 蜈蚣 全蝎 白

矾　雄黄　朱砂

抗病毒颗粒（口服液）　板蓝根　石膏　芦根　生地　藿香　连翘等

良附丸　高良姜　香附（醋炒）

启脾丸　人参　白术　茯苓　陈皮　山药　莲子　山楂　六神曲　麦芽　泽泻　甘草

局方至宝丹　犀角（用水牛角代）　牛黄　玳瑁　麝香　朱砂　雄黄　琥珀　安息香　冰片

附子理中丸　附子　党参　白术　干姜　甘草

纯阳正气丸　藿香　半夏　木香　陈皮　丁香　肉桂　苍术　白术　茯苓　朱砂　硝石　硼砂　雄黄　金礞石　麝香　冰片

八　画

板蓝根颗粒　板蓝根

肾炎消肿片　桂枝　泽泻　陈皮　苍术　大腹皮　南五加皮　茯苓　淡姜皮　西瓜皮　益母草　黄柏等

肾炎清热片　白茅根　连翘　杏仁　大腹皮　蒲公英　泽泻　茯苓皮　桂枝　车前子　蝉蜕　赤小豆　生石膏等

固本咳喘片　党参　白术　茯苓　麦冬　甘草　五味子　补骨脂

明目地黄丸　熟地黄　山药　山萸肉　丹皮　泽泻　茯苓　枸杞子　菊花　当归　白芍　白蒺藜　石决明

罗汉果止咳糖浆　罗汉果　百部　杏仁　北沙参　白前　桑白皮　枇杷叶　桔梗　薄荷油

知柏地黄丸　知母　黄柏　熟地黄　山茱萸　牡丹皮　山药　茯苓　泽泻

肥儿丸　肉豆蔻　木香　六神曲　炒麦芽　胡黄连　槟榔　使君子仁

鱼腥草注射液　鱼腥草

炎琥宁粉针剂　炎琥宁

河车大造丸　紫河车　熟地黄　天冬　麦冬　杜仲　牛膝　黄柏　制龟甲

参附注射液　人参　附子

参麦注射液　人参　麦冬

九　画

茵陈五苓丸　茵陈　泽泻　茯苓　猪苓　白术　肉桂

茵栀黄注射液　茵陈　山栀子　黄芩苷

枳实导滞丸　枳实　大黄　黄连　黄芩　六神曲　白术　茯苓　泽泻

柏子养心丸 柏子仁 党参 黄芪 川芎 当归 茯苓 远志 酸枣仁 肉桂 五味子 半夏曲 炙甘草

香砂六君丸 木香 砂仁 党参 白术 茯苓 陈皮 甘草 半夏

香砂枳术丸 木香 砂仁 枳实 白术 陈皮 六神曲 麦芽 香附 山楂 枳壳

香砂养胃丸 白术 厚朴 木香 砂仁 陈皮 茯苓 半夏 香附 枳实 藿香 甘草

复方阿胶浆 熟地黄 党参 山楂 阿胶 人参

复方丹参注射液 丹参 降香

脉络宁注射液 玄参 牛膝 红花 党参 石斛 金银花 炮山甲等

急支糖浆 炙麻黄 野荞麦根 四季青 前胡等

养阴清肺口服液 生地黄 川贝母 甘草

穿琥宁注射液 穿心莲内酯

济生肾气丸 熟地黄 山茱萸 牡丹皮 山药 茯苓 泽泻 肉桂 附子 牛膝 车前子

十 画

珠黄散 珍珠 牛黄

哮喘颗粒 麻黄 石膏粉 白果 前胡 桑白皮 旋覆梗 半夏 大青叶 平地木 甘草 砂糖

健脾丸 白术（炒） 党参 陈皮 枳实（炒） 麦芽（炒） 山楂（炒）

健儿清解液 金银花 陈皮 连翘 山楂 菊花 杏仁

健脾八珍糕 党参（炒） 茯苓 薏仁（炒） 芡实 陈皮 白术（炒） 白扁豆（炒） 山药（炒） 莲子 粳米（炒）

健脾生血颗粒 黄芪 党参 茯苓 白术 鸡内金 大枣 硫酸亚铁等

桑菊感冒冲剂 桑叶 菊花 薄荷油 杏仁 连翘 桔梗 甘草 芦根

十一 画

黄芪颗粒 黄芪

黄栀花口服液 黄芩 金银花 大黄 栀子

黄病绛矾丸 绛矾 苍术 陈皮 厚朴 甘草 大枣

蛇胆川贝液 三蛇胆汁 杂蛇胆汁 川贝母 杏仁水 蜂蜜 薄荷脑

银黄片（口服液） 金银花 黄芩提取物

羚羊清肺散　羚羊角　川贝　川军　甘草　朱砂　青礞石　黄芩　牛黄　生石膏

清开灵颗粒　胆酸　去氧胆酸　水牛角　珍珠母　黄芩　金银花　栀子　板蓝根

清开灵注射液　水牛角　黄芩苷　珍珠粉　栀子　板蓝根　金银花　胆酸

清咽滴丸　薄荷脑　青黛　冰片　诃子　甘草　人工牛黄

清胃黄连丸　黄连　石膏　桔梗　甘草　知母　玄参　地黄　牡丹皮　天花粉　连翘　栀子　黄柏　黄芩　赤芍

清热化滞颗粒　大黄　大青叶　北寒水石　焦麦芽　焦山楂　焦槟榔　草豆蔻　广藿香　薄荷　化橘红　前胡

清热解毒口服液　金银花　连翘　黄芩　栀子　知母　生地黄　石膏　玄参　板蓝根　麦冬

十二　画

琥珀抱龙丸　琥珀　竹黄　檀香　党参　茯苓　甘草　山药　枳壳　枳实　胆南星　朱砂　牛黄

琥珀镇惊丸　琥珀　麝香　僵蚕　浙贝母　牛黄　珍珠　朱砂　雄黄　胆星　橘红　法夏　天麻　钩藤　全蝎　麦冬　天竺黄等

葛根芩连微丸　葛根　黄芩　黄连　炙甘草

喜炎平注射液　水溶性穿心莲总内酯

紫金锭（玉枢丹）　山慈菇　红大戟　千金子霜　五倍子　麝香　朱砂　雄黄

紫雪丹　石膏　寒水石　滑石　磁石　玄参　木香　沉香　升麻　甘草　丁香　芒硝　水牛角浓缩粉　羚羊角　麝香　朱砂

猴枣散　猴枣　羚羊角　贝母　天竺黄　礞石　伽楠香　月石　麝香

强肾片　鹿茸　人参茎叶皂苷　熟地　山药　山茱萸　茯苓　丹皮　泽泻　补骨脂　杜仲　枸杞子　桑椹子　益母草　丹参

十三　画

雷公藤多苷片　雷公藤苷类

锡类散　冰片　珍珠　人工牛黄　象牙屑　人指甲

腮腺炎片　大青叶　板蓝根　连翘　夏枯草　蒲公英　牛黄等

十四　画

静灵口服液　熟地　山药　山茱萸　丹皮　茯苓　泽泻　石菖蒲　远志　龙齿　知母　黄柏等

赛金化毒散　大黄　黄连　人工牛黄　珍珠（飞）　朱砂（飞）　雄黄（飞）　乳香（制）　没药（制）　赤芍　冰片　川贝　天花粉　甘草

缩泉丸　益智仁　乌药　山药

十五　画以上

醒脑静　麝香　冰片　黄连　郁金　栀子　黄芩

礞石滚痰丸　礞石　沉香　大黄　黄芩

藿香正气液　苍术　陈皮　厚朴　白芷　茯苓　大腹皮　生半夏　甘草浸膏　藿香油　苏叶油

鹭鸶咳丸（鹭鸶涎丸）　鹭鸶涎　牛蒡子　栀子　生石膏　天花粉